全国高等中医药行业"十二五"创新教材

黑龙江中医药大学特色教材

儿科临床方剂学

（供中医学、中西医临床医学、针灸推拿学等专业选用）

主　编　侯树平（黑龙江中医药大学）

副主编　柳琳琳（黑龙江中医药大学）

　　　　陈雁雁（黑龙江中医药大学）

　　　　李志军（黑龙江中医药大学）

　　　　塔　娜（黑龙江中医药大学）

编　委　赵　微（黑龙江中医药大学）

　　　　关洋洋（黑龙江中医药大学）

　　　　翟文生（河南中医学院）

　　　　王孟清（湖南中医药大学）

　　　　张葆青（山东中医药大学）

中国中医药出版社

·北京·

图书在版编目（CIP）数据

儿科临床方剂学/侯树平主编 . —北京：中国中医药出版社，2015.9
全国高等中医药行业"十二五"创新教材
黑龙江中医药大学特色教材
ISBN 978 - 7 - 5132 - 2555 - 7

Ⅰ . ①儿…　Ⅱ . ①侯…　Ⅲ . ①中医儿科学－方剂学－高等学校－教材
Ⅳ . ①R289.5

中国版本图书馆 CIP 数据核字（2015）第 118566 号

中 国 中 医 药 出 版 社 出 版
北京市朝阳区北三环东路 28 号易亨大厦 16 层
邮政编码　100013
传真　010 64405750
廊坊市晶艺印务有限公司印刷
各地新华书店经销

*

开本 787×1092　1/16　印张 10.75　字数 236 千字
2015 年 9 月第 1 版　2015 年 9 月第 1 次印刷
书　号　ISBN 978 - 7 - 5132 - 2555 - 7

*

定价　25.00 元
网址　www.cptcm.com

全国高等中医药行业"十二五"创新教材

黑龙江中医药大学特色教材

《儿科临床方剂学》

审　定　汪受传（南京中医药大学）

俞景茂（浙江中医药大学）

朱锦善（深圳市儿童医院）

丁　樱（河南中医学院）

王素梅（北京中医药大学）

张　伟（黑龙江中医药大学）

张凤春（黑龙江中医药大学）

主　审　汪受传（南京中医药大学）

朱锦善（深圳市儿童医院）

修订说明

众所周知，中医药对于儿科疾病的治疗具有独特的疗效，且历史悠久，为中华民族的繁衍昌盛做出了巨大贡献。然而，儿科临证遣药组方思路与方剂运用技能是制约儿科临床诊疗水平提高的瓶颈之一。为了缩短中医药院校中医专业毕业生的临床适应期，提高教学质量，完成教学目标，培养知识结构更为合理、有一定知识深度和独立工作能力的高级中医儿科专门人才，黑龙江中医药大学附属第一医院中医儿科学教研室于1999年7月出版了校自编教材《儿科临床方剂学》（侯树平主编），并于1999年9月在中医专业开设了"儿科临床方剂学"（36学时）选修课。通过15年的理论与临床实践教学，效果满意，受到广大师生的好评。

教材是体现教学内容和教学方法的知识载体，是进行教育教学的基本工具，是全面推进素质教育、培养新世纪创新人才的重要保证。为深入贯彻落实《教育部财政部关于实施高等学校本科教学质量与教学改革工程的意见》和《教育部关于进一步深入本科教学改革全面提高教学质量的若干意见》，为落实黑龙江中医药大学《关于实施"十二五"教学改革行动计划的决定》的文件精神，进一步加强学校的教材建设，逐步完善国家级规划教材、特色教材和自编教材的教材建设体系，我校于2012年启动了"黑龙江中医药大学特色教材建设工程"，2013年12月9日发布了《关于公布黑龙江中医药大学特色教材遴选结果的通知》（校教发［2013］26号文件），《儿科临床方剂学》等16部教材被评为校首届特色教材。特色教材旨在结合人才培养目标、专业建设、课程建设、科研工作、教学方式改革和教学辅助资源建设，充实新知识和新成果，反映教育教学改革的趋势，通过立项、扶持、资助，开发出一批体系新、内容新、方法新，具有地域特色、能解决实际问题的高水平教材，为提高教学质量、培养创新型人才提供有力支持。

本教材根据2012年黑龙江省高等教育综合改革试点专项项目——"基于卓越教育模式下的中医儿科拔尖人才培养的研究"思路，是在充分吸收使用者和专家建议的基础上对1999年自编教材的修订。本次修订注重突出中医临床思维方法和儿科实践技能，以及培养学生分析问题和解决问题的能力，强调以提高临床疗效为中心，注重启发性、实用性和可操作性。本次修订包括：①增补了编委会成员，实行跨校、跨区域联合编写，参编院校由1所扩大为8所，范围更广。②增加了部分内容，更有利于学生临证选方用药，如增加了小儿生理特点和小儿病理特点；治法中增加了儿科常用治法等。③对儿科的名词术语进行了重新审核，使其进一步规范。本课程配套实习用书《小儿方证直诀》已于2014年9月由中国中医药出版社出版，可供学生临床见习使用。

　　本教材各编委按分工负责编写与修改，侯树平主编统稿，黑龙江中医药大学针灸推拿学院中医儿科学教研室的教师协助统稿。本教材特邀国家级教学名师、南京中医药大学中医儿科研究所所长、国家重点学科学术带头人汪受传教授和著名中医儿科学专家朱锦善教授担任主审。编写过程中得到了黑龙江中医药大学校教学指导委员会、校教务处的大力支持、指导与帮助，亦得到儿科前辈俞景茂教授、丁樱教授、王素梅教授的具体指导。同时得到翟文生教授、丛丽教授、李燕宁教授、王孟清教授、张葆青教授、张伟教授、张凤春教授等同仁的指导，在此表示衷心感谢。

　　中医药学是一个伟大的宝库，历史悠久，博大精深，中医临床方剂学是这个宝库中一颗璀璨的明珠。由于作者学识水平有限，虽经多次易稿，但在体例结构、学术内容等方面仍有待完善，不足之处望广大读者提出宝贵意见，以便再版时修订提高。

《儿科临床方剂学》编委会

2015 年 6 月 16 日

目 录

绪言 ……………………………………………………………… 1

一、开设"儿科临床方剂学"课程的重要性和必要性 …… 1

二、《儿科临床方剂学》的编写宗旨 ……………………… 1

三、儿科临床方剂学与相关学科的关系 ………………… 1

四、《儿科临床方剂学》教材的架构 ……………………… 2

第一章　总论 …………………………………………………… 3

第一节　方剂命名原则及方法 …………………………… 3

一、功用、主治加剂型命名 ……………………………… 3

二、药物加剂型命名 ……………………………………… 4

三、综合命名 ……………………………………………… 6

四、按五行及古代哲理命名 ……………………………… 7

第二节　方剂与儿科特点、辨证论治模式 ……………… 7

一、小儿生理特点 ………………………………………… 7

二、小儿病理特点 ………………………………………… 10

三、儿科辨证论治与治疗思路 …………………………… 12

四、方剂与治法的关系 …………………………………… 17

第三节　儿科方剂组成原则 ……………………………… 29

一、儿科方剂组成原则特点 ……………………………… 29

二、剂型与给药途径 ……………………………………… 30

三、用法 …………………………………………………… 31

附　古今度量衡对照表 …………………………………… 32

第四节　儿科常用方剂特点 ……………………………… 33

一、常用方剂 ……………………………………………… 33

二、常用合伍方剂 ………………………………………… 34

三、危急重症，峻猛救危 ………………………………… 34

第五节　儿科临证选方思路 ……………………………… 34

一、临证选用成方思路 …………………………………… 34

二、临证加减成方思路 …………………………………… 36

第六节　儿科临证遣药组方思路 ………………………… 39

一、制方基础与思路 ……………………………………… 39

二、外邪所致病证组方思路 ……………………………… 42

三、内因所致病证组方思路 ……………………………… 44

第二章　外邪所致证方 …………………………………… 46
　第一节　邪盛初期方 ……………………………………… 46
　一、卫表证方 ……………………………………………… 46
　　（一）风热犯表证方 …………………………………… 46
　　　银翘散 ………………………………………………… 46
　　　银翘解表宣肺散 ……………………………………… 48
　　　宣透散 ………………………………………………… 49
　　　清热双解散 …………………………………………… 49
　　　桑菊丸 ………………………………………………… 50
　　（二）风寒袭表证方 …………………………………… 51
　　　葱豉汤 ………………………………………………… 51
　　　杏苏散 ………………………………………………… 51
　　　宣消散 ………………………………………………… 52
　　　解热镇惊散 …………………………………………… 52
　　（三）寒湿兼暑证方 …………………………………… 53
　　　新加香薷饮 …………………………………………… 53
　　　四味香薷饮 …………………………………………… 54
　　（四）湿郁肌表证方 …………………………………… 55
　　　薛氏辛香解表方 ……………………………………… 55
　　　藿朴夏苓汤 …………………………………………… 56
　二、表里兼病方 …………………………………………… 57
　　（一）邪客半表半里证方 ……………………………… 57
　　　金沸草散 ……………………………………………… 57
　　　小青龙汤 ……………………………………………… 58
　　　苓甘五味姜辛汤 ……………………………………… 59
　　　止嗽散 ………………………………………………… 59
　　　桑菊饮 ………………………………………………… 60
　　　清金化痰汤 …………………………………………… 61
　　　清金宁嗽散 …………………………………………… 61
　　　化痰清肺散 …………………………………………… 62
　　　三仁汤 ………………………………………………… 63
　　　顿咳散 ………………………………………………… 64
　　　化痰口服液 …………………………………………… 64
　　　清肺百咳散 …………………………………………… 65
　　　葶苈散 ………………………………………………… 65
　　　小柴胡汤 ……………………………………………… 66
　　　清热抗炎口服液 ……………………………………… 67
　　　柴胡葛根汤 …………………………………………… 68

柴夏散结散 ················· 69

连败丸 ····················· 70

消疬丸 ····················· 70

雷氏宣透膜原法 ··········· 71

达原饮 ····················· 72

达原散 ····················· 72

蒿芩清胆汤 ··············· 73

健肝丸 ····················· 74

（二）表里（卫气）同病方 ········· 74

清热解毒散 ··············· 75

疏解散 ····················· 75

第二节　邪盛极期方 ··············· 76

一、里证邪盛中期方 ··············· 76

（一）风寒郁肺证方 ··············· 76

冷嗽干姜汤 ··············· 76

寒咳散 ····················· 76

杏子汤 ····················· 77

（二）气分期方 ····················· 78

清肺散 ····················· 78

麻芩止咳糖浆 ············· 79

牛黄千金散 ··············· 80

清气化毒饮 ··············· 80

三黄石膏汤 ··············· 81

宣白承气汤 ··············· 82

羚羊清肺散 ··············· 82

白虎汤 ····················· 83

牛黄散 ····················· 84

加减升降散 ··············· 85

一捻金 ····················· 85

清瘟丹 ····················· 86

牛黄利咽丹 ··············· 87

清咽理肺丸 ··············· 87

香连化滞丸 ··············· 88

香柏散 ····················· 88

止痢散 ····················· 89

玉枢丹 ····················· 89

加味平胃散 ··············· 90

扶脾止泻散 ··············· 91

猪苓汤 …… 92

宣清导浊汤 …… 93

解毒散 …… 93

王氏连朴饮 …… 94

甘露消毒丹 …… 95

三石汤 …… 96

蚕矢汤 …… 97

（三）寒滞胃肠证方 …… 97

小儿时症散 …… 97

藿香正气散 …… 98

（四）虫积肠道证方 …… 99

驱虫散 …… 99

五消散 …… 100

消疳理脾丸 …… 100

（五）外邪化毒证方 …… 101

通圣消毒散 …… 101

犀角化毒散 …… 102

二、营分证方 …… 102

（一）邪入卫营证方 …… 102

银翘散去豆豉加细生地丹皮大青叶倍元参方 …… 102

银翘散加生地丹皮赤芍麦冬方 …… 103

（二）邪犯肝心证方 …… 104

千金龙胆汤 …… 104

清热散 …… 105

小儿回春散 …… 105

镇惊百效散 …… 106

清热定宫丸 …… 107

调元散 …… 107

（三）湿热酿痰、蒙蔽心包证方 …… 108

菖蒲郁金汤 …… 108

卫生宝散 …… 109

（四）痰浊闭阻证方 …… 109

小儿保元丹 …… 110

太极丸 …… 111

三、血分期方 …… 111

（一）气血两燔证方 …… 111

玉女煎去牛膝熟地加细生地元参方 …… 111

化斑汤 …… 112

　　（二）热炽血分证方 ················ 112
　　　赛金化毒散 ···················· 113
　　　加味犀角地黄汤 ················ 113
第三章　内因所致证方 ················ 115
　第一节　调节脏气不平剂 ·········· 115
　　　逍遥散 ························ 115
　　　芍术冲剂 ···················· 116
　　　痛泻要方 ···················· 117
　　　益脾镇惊散 ·················· 118
　　　缓肝理脾汤 ·················· 119
　第二节　肺证方 ·················· 119
　　　玉屏风散 ···················· 120
　　　息风缓哮雾化吸入液 ·········· 121
　　　定喘息风散 ·················· 121
　　　清宁散 ······················ 122
　　　加味泻白散 ·················· 123
　　　桃花散 ······················ 123
　　　青黛丸 ······················ 124
　　　泻白散 ······················ 124
　　　二陈汤 ······················ 125
　　　曲麦二陈汤 ·················· 126
　　　清气化痰丸 ·················· 127
　　　六君子汤 ···················· 128
　　　益肺化痰冲剂 ················ 129
　　　沙参麦冬汤 ·················· 129
　　　醒脾养肺散 ·················· 130
　第三节　肠胃脾证方 ·············· 131
　　　消乳丸 ······················ 131
　　　保和丸 ······················ 131
　　　消胀保和散 ·················· 132
　　　消食安中丸 ·················· 133
　　　导赤散 ······················ 134
　　　泻心导赤散 ·················· 135
　　　泻黄散 ······················ 135
　　　清胃散 ······················ 136
　　　清脾散 ······················ 137
　　　清热泻脾散 ·················· 138
　　　曲麦枳术丸 ·················· 138

不换金正气散 ································· 139

四君子汤 ································· 140

加味异功散 ································· 140

参苓白术散 ································· 141

加味启脾丸 ································· 142

增液汤 ································· 143

第四节 肝心证方 ································· 143

牛黄化风散 ································· 144

定痫散 ································· 144

化痫止抽Ⅰ号方 ································· 145

小儿牛黄清心散 ································· 145

化痫止抽Ⅱ号方 ································· 146

定风散 ································· 147

醒脾散 ································· 147

化痫止抽Ⅲ号方 ································· 148

第五节 肾证方 ································· 149

加味桑螵蛸散 ································· 149

补肾地黄丸 ································· 150

附录 ································· 151

考试样卷 ································· 151

方剂索引 ································· 154

主要参考书目 ································· 157

绪　　言

　　儿科临床方剂学是指导学生临证如何选用或变化成方，是医学理论与临床实践相结合的桥梁，是中医儿科学与方剂学交叉、融合的产物，对培养学生中医临床思维方式，以及中医基本功、临床能力的训练有着重要的意义。

一、开设"儿科临床方剂学"课程的重要性和必要性

　　中医儿科学是运用中医理论和中医思维方法研究并阐述小儿生理特点、生长发育规律、预防保健以及疾病防治的一门综合性学科，是中医学临床学科的主干课程之一。为培养和造就具有创新精神和实践能力的高素质人才，我们进行了多项教学研究，进行了"理论联系实际，注重能力培养——从中医儿科临床教学谈缩短中医院校毕业生适应期的初步研究""中医专业开设'辨证论治技能训练'课程的探索与实践""中医儿科学教学中加强素质教育及临床实践能力培养方法和途径的研究""创建'小儿古医籍选'课程的构想与意义""高等中医药院校中医专业开设'临证治则治法学'课程的构想与实践"，以及"基于卓越教育模式下的中医儿科拔尖人才培养的研究""中医类专业儿科方向拔尖创新型人才实践能力培养方法与对策的研究"等十余项教学研究，研究发现，中医临床理论、辨证论治模式程序及临证立法遣药组方思路对缩短中医药院校中医专业毕业生临床适应期有着重要作用。为此，根据中医类专业培养目标，以及中医儿科学学科建设和课程设置的需要，我们开设了用于儿科临证组方思路与能力训练的"儿科临床方剂学"课程。

二、《儿科临床方剂学》的编写宗旨

　　现行各版方剂学教材均属基础方剂学性质，其所载方剂以经典、常用内科方剂为主，而《中医儿科学》教材所载方剂较少，未涉及儿科方剂特点、组方思路。为提高教学质量，顺应社会需求，需要中医学生在本科掌握《方剂学》和《中医儿科学》的基础上，学习本教材，通过儿科方剂的学习，掌握儿科的组方原理、遣药组方规律与技巧，提高学生运用理论解决实际问题的能力。

三、儿科临床方剂学与相关学科的关系

1. 儿科临床方剂学与方剂学　　方剂学是研究和阐明中医制方原理、方剂配伍规律

及其临床运用的一门基础学科。儿科临床方剂学是在中医理论的指导下，结合小儿的生理病理特点，指导学生临证选用、变化成方及研究遣药组方思路、规律的一门应用学科，是儿科临证的基础，是一门实践性很强的课程。其目的是揭示儿科疾病治疗的原理与规律，把握方剂配伍的共性与个性。

2. 儿科临床方剂学与中医儿科学　中医儿科学是研究小儿生理病理的特点及疾病防治的一门临床学科，是从横的方面揭示儿科疾病的证治规律，注重对儿科疾病病因病机、辨证论治的讲解，对儿科方剂的制方原理、配伍技巧等方面的特殊规律探讨较少。儿科临床方剂学是从纵的方面揭示外感、内伤所致儿科疾病的组方思路、规律，有其特殊性、独立性，不同于其他学科。儿科临床方剂学与中医儿科学结合学习，病、证（期、阶段）、方等各个层次结合研究，有助于更好地把握疾病的全貌。

3.《儿科临床方剂学》与《小儿方证直诀》　《小儿方证直诀》作为本门课程的配套教材，主要是指导学生临证如何选用、加减成方，如何遣药组方，可供学生临床实习选用。《儿科临床方剂学》是用于课堂教学的教材，主要探讨儿科外感、内伤所致病证的组方思路与规律。

四、《儿科临床方剂学》教材的架构

1. 框架结构　本教材中，外邪所致病证方以邪正消长盛衰分类，内因所致病证方以脏腑分类法为主。在遵循儿科生理、病理、治法、用药特点及临床实用性的同时，注重儿科常用方剂的配伍理论、特点的探讨。

2. 内容设置　第一章总论，为儿科遣药组方思路、规律，主要内容为儿科制方基础、原则、特点，以及外邪、内因所致儿科病证的组方原则、思路。方剂命名的原则和方法从功用合剂型、主治合剂型、药物合剂型命名式分别立论。儿科方剂组成原则除遵循方从法立、君臣佐使外，尚遵循维护稚弱、适宜制偏、同治兼顾等原则。儿科临证遣药组方思路，主要探讨临证如何选用成方思路，外邪所致病证的组方思路从针对病因组方、针对病机及病理改变组方、依邪正消长情况组方、针对突出症状组方。第二章为外邪所致证方，第三章为内因所致证方，首先论述该证的辨证要点，之后精选3~6首实用方（包括经典方及协定处方），方剂选择以临床实用、疗效确切为原则，每首方下设方名、方源、组成、用法、功效、主治、制方原理、制方特点、临床应用等项。其中制方原理以功效主治选药，从相同功效主治的一组药中精选疗效最好的药物，先列出选药思路，在思路指导下精选君臣佐使药，以所选病证的辨证论治思想为核心阐述证治机制，以药效、临床实际、历代方论为依据阐述君臣佐使。

本教材在学科定位准确、理论阐述系统、结构设计合理、内容精练实用等方面做了多方面的努力。在继承的基础上进行了大胆的改革与创新，在编写过程中，突出病因是否存在疾病的始终及病因的地位，以及其在病机、辨证论治中的重要作用与意义，注重分期、分阶段治疗。既往教材将清脏腑热混为一谈，本教材认为，脏腑热内外有别，外邪引起的肺热用桑菊饮、清气化毒饮、清金化痰汤、千金苇茎汤等进行治疗；而脏气动（内因）引起的肺热用清宁散、泻白散、桑白皮汤等。

第一章 总 论

第一节 方剂命名原则及方法

物固有形，形固有名。在浩瀚的方剂中，方剂的名称各有千秋，不仅与我国悠久的传统文化紧密相连，更是直接源于中医学传统的辨证论治、理法方药组合的理论特点，也是该处方组成、功效或主治的高度集中概括。了解方剂命名的一般原则与方法，对于应用和研究方剂颇有益处。通过对功用加剂型、主治加剂型、药物加剂型及其他命名式的探讨，以提高方剂命名的规范化。

一、功用、主治加剂型命名

（一）功用加剂型命名

以方剂的功用命名，主要依据方剂功用为其命名的方法，在表述药方的功用时，有的是以平实朴素的方法直接表达，有的则采用比喻、夸张等手法间接表达。具体分为直接功用和功用比喻两种。

1. 直接功用加剂型命名 此类命名以平实朴素的文字指出该方剂的主要功效。此命名方式在中医界较为多用，但有专指性不强、模糊含混，又不易被非中医人士掌握的缺点。如回阳救急汤、理中化痰丸、生化汤、补阳还五汤、肥儿丸、驱虫丸、保和丸（散）、消乳丸、大补阴丸、补中益气汤、当归补血汤、健脾丸、资生丸、暖肝煎、透脓散、达原饮等，以及现代研制的解热口服液、疏解散、宣透散、养血安神糖浆、益智安神片、息风缓哮雾化吸入液、化痰口服液、化痰清肺散等。

2. 功用比喻加剂型命名 此方式将功用比喻为自然界之气候、山石、人文、神话、兽类、陈设，或用隐含成语、典故，或取义于书名、人名，以比喻、夸张等手法间接说明方剂的价值、地位和效果，易于理解。这类命名形象生动，使人印象深刻。如再造丸、舟车丸、阳和汤、玉液汤、金锁丸、泰山磐石散、九仙散、至宝丹、玉女煎、真武汤、六神丸、真人养脏汤、牵正散、青龙汤、白虎汤、玉屏风散、华盖散、孔圣枕中丹、逍遥散、失笑散等。

（二）主治加剂型命名

1. 治疗病证加剂型命名   如痛泻要方、腹水丸、痞气丸、定痫散、健脾消疳汤、安蛔汤、咯血方、消渴方等，以及现代研制的尿床散、肺炎方、感冒冲剂（片、颗粒、胶囊）、鼻渊丸、鼻炎片、乙肝丸、小儿惊风散、百日咳片（散）等。

2. 治疗症状加剂型命名   此方式具有明确的治疗目的和适应症状，但多为对症治疗，因此，需要在医生的指导下合理运用。如消风散、止嗽散、定喘汤、消痞丸、化（导、涤、滚）痰汤、血府逐瘀汤、导滞丸、缩泉丸、固精丸等。

3. 病位治疗加剂型命名   按脏腑命名，如治脏病的泻心汤、养心丸、泻肝汤、抑肝理脾汤、清肺散（口服液）、醒脾养肺散、归脾汤、泻脾散、补肾丸、补心丹等，治腑病的清胆汤、养胃丸、益胃汤等。按部位命名，如解肌汤、利咽丹、凉膈散、清营汤、清气饮、凉营清气汤、理中汤、清咽丸等。

（三）功用、主治加剂型命名

此命名方式既科学、专指性强，又便于掌握。如生脉散、清气化痰汤、通脉四逆汤、镇肝息风汤、益脾镇惊散、健脾助消丸等，以及现代的扶脾止泻散、定喘息风散、益肺化痰冲剂、和肝利胆冲剂等。

（四）病因、病机治疗/治法加剂型命名

1. 病因病机治疗加剂型命名   此类命名方式适宜于中医学界内。如蠲痹胜湿汤、清燥救肺汤、平肝息风汤、萆薢分清饮、消风散、消暑丸、滋阴降火汤等，以及现代研制的化浊降气汤、疏风解毒胶囊。

2. 治法加剂型命名   此命名方式宗于治法，是"方从法出"的典型代表，而功用加剂型命名方式乃从方药学立论。如探吐方、下瘀血汤、清瘟败毒饮、暖肝煎、回阳汤、消痞丸、导痰汤、导水汤、降气汤等。

二、药物加剂型命名

（一）君药加剂型命名

大多数方剂为复方，其药物组成比较复杂，要在方名中包含所有组成药物的名称往往比较困难，因此，很多方名只列出其中的一种或少数几种药物的名称作为代表，这些代表性的药物通常是该方剂中的主要药物（即君药）。此命名方式，从方剂学角度，最具权威性、代表性，此方式既能提出君药，又能提示出该方剂的功用、主治。如麻黄汤、香薷饮、银翘散、茵陈蒿汤、牛黄散、桑白皮汤、菟丝子散、桑螵蛸散、二陈汤、薏苡仁汤、竹叶柳蒡汤、丁香柿蒂汤等，以及现代研制的芍术冲剂、茵陈蒿口服液、天麻丸、银黄口服液等。

（二）药物组成加剂型命名

此类方剂命名较为科学，可体现方剂原貌。其宗于"法随证立""方从法出""方即是法"的指导思想。这类方剂以该方中包含的所有药物名称命名，比较适合药味少的方剂，也常常采取缩略的方法。此式既可从方名中了解该方的全部药物，又可体会或掌握确切适应证、病因病机、治法及主治。如参附汤、独参汤、芪附汤、术附汤、橘半枳术丸、香砂枳术丸、曲麦枳术丸、麻杏甘石汤、枳术丸、苓桂术甘汤、己椒苈黄丸、甘草干姜茯苓白术汤、厚姜半甘参汤等，以及现代研制的双黄连注射液、全天麻胶囊等。

（三）药物增减加剂型命名

此命名式适用于对某一基础方加减而成的方剂的命名，常在原基础方的名称上加用"加""去""加味""加减"等字样。

1. 增加（更换）君药加原剂型命名 此命名方式即在原方、原剂型前加药名。如香砂六君子汤、桃红四物汤、知柏地黄丸、麦味地黄丸、香砂平胃散、当归四逆汤、附子理中汤、黄芪建中汤、龟鹿二仙胶等。

2. 方后加药加原剂型命名 此命名即是原方后加药名命名方式。如桂枝加桂汤类、桂枝加芍药汤、桂枝加厚朴杏子汤、桂枝加龙骨牡蛎汤、白虎加人参汤类、四逆加人参汤类、当归四逆加吴茱萸生姜汤、白头翁加甘草阿胶汤等。

3. 方后加（去）药加原剂型命名 此命名即是原方后去或加药名命名式。如银翘散去豆豉加细生地丹皮大青叶倍玄参方等。

4. "加减"命名 此命名方式即是"加减"或"加味"合原方命名式。如加减复脉汤、加味泻白散、新加香薷散、加减葳蕤汤、新加黄龙汤、加味逍遥散、加味乌药散、加减正气散、加味肾气丸等，以及现代研制的加味银翘散、加减升降散、加味一捻金、加味保和散、加味解毒散等。

5. "复方"命名 此命名方式即是"复方"合原方命名方式。如复方大承气汤、复方大柴胡汤、复方丹参片、复方五味子糖浆等。

6. "大小"命名 用大、小来提示对应方剂作用力量的强弱和适应范围的大小，此命名方式即原方前加"大"或"小"字命名式。如大/小青龙汤、大/小柴胡汤、大/小定风珠、大/小承气汤、大/小陷胸汤、大/小半夏汤、大/小建中汤、大/小活络丹、大/小营煎等。

（四）数字命名

1. 药物品种数加剂型命名 此命名方式即是方中全部药物味数冠于方前。多数是数字冠于美化比喻词（通常用赞美用药珍贵、治方效佳的字词）前，亦有冠于原方名、君药前，或冠于功用前。因此类命名式多数只能宏观了解该方药物种类数量，少数提示功用。如二妙散、二冬膏、二至丸、三妙散、三圣散、三物备急丸、三子养亲汤、四君子汤、四苓散、四妙散、四妙勇安汤、四磨汤、四逆散、四物汤、四神丸、五皮饮、五神汤、五苓散、五味消毒饮、五磨饮子、五汁饮、六君子汤、六味地黄丸、七味白术散、八珍汤、九味羌活汤、九仙散等。

2. 君药或非君药种数加剂型命名　此命名方式即君药或非君药种类数量冠于方前。如三仁汤、三甲复脉汤、五仁丸等。

（五）其他命名方式

主要是以方剂制法、用法、形态等特点命名，往往可以反映该方剂中所含药物的采集、炮制，方剂的服用方法，或制剂的形态等特点。

1. 药物特点加剂型命名　如二陈汤、三生丸、五仁丸等。

2. 药物用量比例加剂型命名　如六一散、九一丹、一六甘露散等。

3. 药物成品颜色加剂型命名　如桃花散、碧玉散、白膏药、紫雪、琥珀煎、紫金锭等。

4. 治疗病证或功用数量命名　根据功用数量命名，如六和汤等；依病证数量命名，如五淋散、五积散等。

5. 依炮制方法命名　如十灰散、九制大黄丸、七制香附丸等。

6. 依服用剂量命名　如七厘散、十滴水、五粒回春丹等。

7. 依服用方法命名　如珠黄吹喉散、十枣汤、川芎茶调散、一抹金、牛黄噙化丸、开喉剑等。

8. 依成品的形态命名　如三品锭等。

（六）君药合功用/主治加剂型命名

以方剂组成结合功用命名，此类命名法，既有全部或主要药物，又有功用或主治。虽有繁杂之嫌，但清晰明了的特点是诸多命名方式无以媲美的。

1. 君药、功用加剂型命名　如羌活胜湿汤、柴葛解肌汤、荆防败毒散、半夏泻心汤类、黄连解毒汤、龙胆泻肝汤、附子理中汤、黄芪建中汤、当归补血汤、人参养荣汤、百合固金汤、朱砂安神丸、萆薢分清饮、枳实导滞丸、柏子养心丸、厚朴温中汤、牛黄清心丸、牛黄化风散、羚羊清肺散等。

2. 功用、君药加剂型命名　如内补黄芪汤、清心莲子饮、补肺阿胶汤、安宫牛黄丸等。

3. 君药、主治加剂型命名　如当归四逆汤、柴胡陷胸汤、当归拈痛汤等。

三、综合命名

此命名方式就是综合两种或多种方法。如《外科正宗》三品一条枪之"三品"是指方中有明矾、砒石、雄黄三种主要药物，"一条枪"是指该方的使用方法是将药搓成药条、像"枪"一样插进疮孔之内，从而达到祛除腐肉、治愈瘘管之作用，该方是结合药物组成与制剂形态而命名的。《证治准绳》五子衍宗丸中"五"是指药有五味（即菟丝子、五味子、枸杞子、覆盆子、车前子），"子"言用药皆取"种子"，取"以子补

子”之义，“衍宗”则为其功用。《痘疹世医心法》万氏牛黄清心丸方名之中既包括了
“君药”牛黄，又包括了“功用”清心，还包括了“创制者”明代医家万全。

四、按五行及古代哲理命名

如百合固金汤、导赤散、泻青丸、泻白散、泻黄散、左金丸、定坤丸等。

第二节　方剂与儿科特点、辨证论治模式

一、小儿生理特点

小儿自出生到成人，始终处在不断生长发育的过程中，年龄越小生长发育越快。小
儿时期无论在形体结构，还是生理功能方面都与成人有显著的区别。作为儿科学独立存
在的、基础的小儿生理特点，若仅提及脏腑娇嫩、形气未充，生机蓬勃、发育迅速，其
阐述极为宏观粗浅。所以无论在阴阳或五脏方面都具有与成人显著不同之处。

（一）阴阳特点

1. 阴长阳充　从胚胎到初生、从初生到成人，小儿处于一生中生长发育最快的阶
段。小儿之阴阳，从无到有、从弱到强，处于阴长阳充过程中，也就是小儿的阴阳在不
断地发展变化着，从稚弱到强盛、从不成熟到成熟、从不完善到完善。

2. 阴阳稚弱　小儿之阴阳处于阴长阳充过程中，这就决定了“小儿阴阳之气嫩
弱”。清代医家吴鞠通提出了“稚阴未长”，冯楚瞻提出了“稚阳未充”。小儿稚阴未
长，如形体短小嫩弱，躯干、四肢细小，囟门未闭，骨软筋弱，肌腠空疏，肉脆、血少
等。小儿稚阳未充，如呼吸、脉搏次数均快，脏腑之气软弱，神识未开等。“稚阴稚
阳”说是指小儿在物质与生理功能方面都是稚弱的。正因为小儿体属“稚阴稚阳”，才
有不断的生长发育，并随着年龄的不断增长而逐步趋向完善、成熟，因此，生长发育是
小儿时期不同于成人的最根本的特点。同时稚阴稚阳说又揭示了小儿生理反应性，即小
儿阴阳不足，患病后也比成人更易发生寒热虚实转化的趋势，其生命力弱，易受伤残，
易发生阴阳衰竭表现。

3. 阳强阴弱　人体只有在“阴平阳密”的阴阳平衡中才能维持生命活动。小儿在
这种阴阳平衡的相对运动中，阳为主导、占优势，只有生长之气旺盛，才有小儿不断而
迅速的发育。所谓“阳常有余、阴常不足”是指小儿在健康水平内，阴阳相对平衡状
态下的相对有余、相对不足而言；一则气阳功能活动、生机旺盛有余，精血津液、形体
结构不足，一则为阴阳对比而言，即在稚弱、充长的前提下，阳强于阴。所谓“阳常有
余”，若从气阳功能活动、生机旺盛而论，则是有余的；若从阳气充实、成熟的程度而
论，又是稚弱、不足的。

古人观察到小儿生机盎然、阳常有余，进而提出了“纯阳”说。“纯阳”说的含
义：①小儿阳气纯真，因小儿阳气未受七情五味的浸渍，故小儿阳气是纯粹的，即“纯

阳"者，阳气纯也。②"纯阳"说揭示了小儿生长发育迅速，小儿体内的阴阳平衡处于不断的发展变化中，旧的阴阳平衡不断被新的阴阳平衡所取代，这种阴阳平衡的不断更迭和替换构成了小儿生长发育的全过程，小儿的生长发育全赖阳气的生发，年龄愈小，阴阳平衡更迭替换的速度愈快。③"纯阳"说揭示了小儿阳常有余、气阳功能活动旺盛，"纯阳"说是形容小儿脏气清灵、活力充沛、生机蓬勃、反应敏捷等气阳功能活动旺盛，表现为小儿在生长发育的阴长阳充的过程中，无论从体格，还是智力以及脏腑功能活动上，均在迅速趋向完善和成熟，就像旭日之初升、草木之方萌，蒸蒸日上、欣欣向荣。④"纯阳"学说揭示了小儿生理反应性，小儿阳气对于某些致病因子的刺激具有潜在的反应强烈、泛化、阳热征象的特点。由于小儿正气幼稚，对于病因的分辨能力较差，其反应（与病因抗争），一则全力抗争、反应过强过大，蠢蠢欲动，动则过强、搏不惜衰竭（易激惹、易衰竭），如湿热痢中的疫毒痢，小儿多于成人，多发生在强实之小儿，又如哮病、脱证、厥证、闭证在儿科亦多见，正如"初生牛犊不怕虎"；一则缺少特异性（针对性或专指性）而表现泛化，也就是小儿正气易从多角度、多方位驱邪外出，如感冒邪客卫表，小儿之正气不仅从卫表驱邪外出，亦可从胃肠道驱邪外出而见吐泻；湿热等邪客于肠胃时，不仅气阳鼓动驱邪外出而排便次数增多，亦聚津于肠道驱邪外出而有稀水便；小儿为"纯阳"之体，阳气幼稚，加之小儿抗邪迅速，小儿病证则易从阳化、热化，即在小儿病证中，阳证、热证无论在种类还是次数上，均比阴证、寒证多，即使在同一病证中，阳证、热证小儿也多见于成人。

4. 关联脆弱　小儿在生理上就存在着阴阳稚弱与不平衡，其阴阳相互滋生、相互制约的关系脆弱；在病理上易出现阳盛阴亏、阴阳同时衰竭。

（二）五脏特点

1. 形气未充　小儿五脏处在从无到有、从小到大、从稚弱到成熟的发育过程中，这就决定了小儿五脏娇嫩、形气未充，"成而未全""全而未壮"，也就是小儿五脏的形态结构和各种生理功能都处于稚弱阶段，未臻成熟、未臻完善，要随着小儿年龄的增长，其形态与功能才会不断充盛。心脏稚弱，心主血脉的功能稚弱，突出地表现在至数上，年龄愈小至数愈快；心主神明功能稚弱，心神怯弱未定，表现在智力、语言上，易受惊吓，思维、行为的自我约束能力及二便的自控能力较差。小儿出生后肺气始用、娇嫩尤甚，其主气司呼吸的功能稚弱，表现在呼吸不匀，年龄愈小呼吸频率愈快。脾主运化的功能稚弱，易饥易饱、大便不调。肝主疏泄、主风，小儿肝气未实、经筋刚柔未济，表现在易亢奋、升逆、动风、抑郁。肾气稚弱，其主骨及主生殖之精的功能稚弱，如出生后 5～10 个月方萌乳牙，6 岁左右换恒齿，12～18 个月囟门方闭，"二七""二八"天癸方至等。

2. 强弱不均　五脏强弱不均衡性是小儿五脏生理的突出特点，古代医家（钱乙、朱丹溪、万全）从五脏强弱不均衡性最为明显的小儿时期入手，发现、揭示、总结、阐述了这一特点，并运用于临床实践，使儿科学有了飞跃的发展，为研究儿科学奠定了基础。由于五脏生成、发育速度、峰值的不同，以及五脏"体弱而用强"的生理特点，决定了小儿五脏强弱的不均衡性，其具体表现为肝常有余、心常有余、肺常不足、脾常不足、肾常虚，即"三不足、二有余"。

肝常有余，肝应少阳春木，内寄生长之气，"此有余为生长之气自然之有余"，但"少阳之气方长而未已"。肝常有余又是相对的：①肝之生成较晚，但发育速度快，水平较其他四脏为高为快；②肝主疏泄，其性刚而不柔，为将军之官，这就决定了易抑郁、横逆、动风；③肝"有余"为升，故有余胜过君火下济肾水之心火；④阴常不足，则阴弱而肝阳偏亢；⑤肺常不足、脾常不足则肝少克制。肝之"有余"也是稚弱未充的：①五脏娇嫩、形气未充，肝亦不例外，在小儿生长发育过程中，肝亦是从无到有，从小到大，在小儿阶段肝之形、气亦未成熟完善；②肾常虚、脾常不足、阴常不足，肝无以滋生；③小儿气血尚未充盛，则肝血不足。"肝（本脏）常有余"是相对的有余，是稚弱的有余，是相对于其他各脏而言的，并非强实、成熟之谓。

心常有余，"心为火脏"，火属阳，火阳为生命活动的动力、源泉，为小儿生长发育的能量和动力。心常有余，乃自然之有余，从而保证小儿生机蓬勃、发育迅速。心常有余，又是相对的：①心之发育速度、水平比肺、脾、肾较快较高，"小儿八岁以前为纯阳""心火已炎"；②心主神明，"心为火脏"，动则亢奋、炎上、外现、内热；③肾常虚、阴常不足，水不上济、心火偏旺、心少克制。心之"有余"也是稚弱的：①五脏娇嫩、形气未充，心亦不例外，在小儿生长发育过程中，心亦是从无到有、从小到大，在小儿阶段心亦未完善成熟；②肾常虚、阴常不足，心无以滋助；③小儿气血尚未充盛，则心血不足，如心主血脉功能稚弱，脉象未成熟、脉象在变化，心神亦稚弱，突出表现在语言、智力上。心常有余，为相对有余，并非强实、成熟、完善之有余。心常有余，次于肝常有余。

肾常虚：①肾之生成较早，但发育速度最慢，处于低水平，成熟较晚，"八岁以前，真水未旺"；②维持小儿生长发育，温养脏腑等生命活动，肾之精不断被消耗；③肾为先天之本、脾为后天之本，二者相互滋养，脾常不足、水谷精微不足，不能充养肾精；④"一水不胜二火"，君火、相火消铄。

脾常不足：①脾之生成较晚，发育速度较慢、水平较低；②在形体结构上脾胃薄弱，在功能上脾常不足而虚弱；③"断乳前，水谷未入，脾未用事"，初生小儿所食为乳，后水谷渐入，脾渐用事，故气弱；④为了满足小儿生长发育的需要，相对水谷较多，脾胃负荷较重；⑤肝常有余、心常有余，脾受克抑。脾常不足，是谷气自然不足，所谓"自然"是指小儿脾之所以不足，乃自然的生理现象。

肺常不足：①肺之生成较晚，生后始用，发育速度较慢、水平又较低；②《素问·阴阳应象大论》云："脾生肉，肉生肺。"脾与肺为母子关系，肺之主气赖脾运化之精微不断充养，脾常不足、水谷精微不足，则肺养不足；③肝常有余、心常有余，肺受克抑；④肺脏娇嫩，恶寒、恶热、恶窒塞，正如《万氏家藏育婴秘诀》云："娇肺遭伤不易愈。"

"三不足"是指肾、脾、肺三脏的发育水平较低、成熟较晚，主要是本脏自身之不足，其中以肾虚最著，次为脾，肺之不足则不如肾、脾为著。

3. 五脏关联脆弱、异常　由于五脏娇嫩、形气未充及五脏强弱的不均衡性，导致小儿五脏相互关系的特殊性，即脆弱、异常。

（1）小儿五脏关联是很脆弱的、不稳定的。某一脏腑的轻微变化，很容易引起相关脏腑、甚至五脏关系的破坏，导致病证。仅以肝肾关系为例，肝肾关联常表现为精血关系，即"精血同源"，若小儿肾精不足，易致肝血不足；若小儿肝血不足，则易导致肾精不足，而易引起生长发育障碍。肝肾关联脆弱，又表现在阴阳偏盛方面，如小儿肾精不足、真水未旺，则肝阴不足、肝阳偏旺，故常有多动、精神涣散。

（2）小儿五脏关联的特殊性，又表现在承制关系的异常，即五脏生克乘侮的偏（单）向性。由于小儿五脏有"三不足、二有余"，一般情况下，可呈现脾虚肝旺、肾虚肝旺、肺虚肝旺、肾虚心（火）旺及肝克（乘）脾、肝侮肺、心侮肾。而这种克、乘、侮，既有以强凌弱，又有自虚受乘（侮）。如小儿的肝和脾，不仅由于肝常有余而克制脾土太过，而又由于脾常不足而成脾虚肝乘，从而使得小儿多有脾虚肝旺之象。他脏关联类此。这种小儿五脏关联的单（偏）向性，出现了由于"二有余、三不足"而使"二有余、三不足"更加突出。

由于禀赋、四时的影响，而致五脏强弱的不均衡性，但不是所有小儿都存在、都明显、程度都相同。因此，不是所有小儿五脏关联都存在或明显存在这种偏（单）向性。

二、小儿病理特点

（一）小儿发病特点

正邪相搏是疾病从发生、发展到结局的基本原理与规律。发病与否，发病易否，在条件（致病因素）相同的情况下，则取决于正气。正是小儿与成人之正气有显著的差异，决定了小儿较成人容易发病。即小儿的发病特点——发病容易。

1. 易病原因

（1）内虚多而著：小儿脏腑、阴阳稚弱，形气未充，"肌肤嫩，神气怯，易于感触"。或由父母，或因孕母调摄，或因孕母病证、治药伤害，导致先天禀赋不足。小儿阴阳、脏腑、气血等具有显著的强弱不均衡状态及其相互关联脆弱，即脏气不平，这种维持在生理状态边缘的强弱不均，易被内外因素破坏而发病。

（2）调护失宜：与成人显著不同的特点之一，是小儿处于迅速生长发育过程中，不能或不能完好地独立生活，因此，小儿需要保育调护。一旦调护失宜，则易引起小儿正气的变化，或失和，或偏虚，或偏盛，而容易发病。小儿需要调护的范围有起居、饮食、衣着、劳逸、精神等，其中以饮食、衣着最为重要，如衣着，若薄少而不耐外寒，则阳气易耗；若厚裹则阳盛、积热内蕴、肌腠开泄、阴液内耗。

（3）适应环境与抵御外邪能力低下：由于小儿生活时间短、接触外界环境少，适应外界环境及抵御外邪的能力均较成人低下。

2. 易发病证　从小儿的常见病、多发病来看，除先天胎禀病证、与胎产护理有关病证及后天营养失调有关病证外，由于小儿娇嫩稚弱、饮食不知自节、寒暖不能自调，故一旦调护失宜，则易为外邪侵入，饮食所伤，而常见脾、肺病证和时行病证。

（二）病发特点

1. 发病迅速 由于小儿正虚多而显著，故邪气易于鸱张；由于幼稚而一触即发；由于脏气清灵、反应敏捷，故能迅速与邪气抗争。很多外感时行病证及内伤病证，较成人发病迅速。

2. 易化 小儿疾病发生之后，病性易于转化。

（1）易虚易实：由于小儿阴阳、脏腑、气血娇嫩稚弱，形气未充，邪气客犯易于鸱张而盛；又由于小儿脏气清灵、生机旺盛、活力充沛、反应敏捷，对于病因能迅速做出反应，全力与邪气抗争，则形成邪盛正抗之实证。由于小儿脏腑、气血娇嫩稚弱，形气未充、脆弱，起病后则易出现邪气消耗、伤害正气，致正气不足、消耗、受伤，而呈虚证；如诸热证之伤津、伤阴、伤气、伤阳，均比成人容易出现。

（2）易寒易热：由于小儿"阳常有余"，病则易于化热；由于"稚阴未长"，阴易伤阳易亢，而呈阳亢或阴虚阳亢之热证；亦有外感诸邪化热所致；一为稚阴易伤而生热，一为阳强而化热。由于小儿"稚阳未充"，阳气稚弱又脆弱，故阳气易伤，而呈寒证；一为稚阳易耗，一为稚阳不化寒湿；如肺炎喘嗽并发心阳虚衰、脾阳衰败及脱证。

3. 传变迅速 由于小儿阴阳、脏腑、气血稚弱，强弱不均及相互关联脆弱，故病易传变，而且传变迅速。

（1）病变范围迅速扩大深入：①一经而及多经：如感受风邪，病感冒于手太阴肺经，但可及手阳明大肠经而泻；痄腮病发于少阳经，而可及太阴经出现咽红。②由经进腑入脏：由经进腑入脏指的是本经由表入里的传变。这一传变亦很迅速。如湿热之邪初病阳明经发热头痛，可迅速传及阳明经之腑（胃），见呕吐、泄泻，其可病及脾脏见腹胀、倦怠。③病及多腑多脏：小儿发病传变迅速，又表现在五脏之间、六腑之间、脏腑之间传变迅速。如肺炎喘嗽起病部位在肺，但可迅速传及肝、心出现神昏、抽搐，亦可迅速累及于肠而见泄泻；水痘、痄腮可并发外感急惊风；丹痧可传变为怔忡、水肿、痹证。

（2）病情属性的相互转化迅速：小儿在疾病发展过程中，病性容易发生转化，甚至错杂互见。由于小儿阴阳、脏腑、气血娇嫩稚弱及幼稚脆弱，故正气易伤败而易由实转虚；稚阳易伤而由热证转寒证，甚或寒热错杂；由于生机蓬勃、脏气清灵、活力充沛，正气易复而由虚转实，阳复则阴消而由寒证转为热证。亦有因阴邪致发，如感受寒湿之邪，因小儿阳盛而热化，风寒闭肺而变为肺热，寒湿泄泻变为湿热泻。

（三）转归特点

疾病的转归主要为痊愈或死亡，其次还有缠绵、复发及后遗等情况。

1. 易速恶化 由于小儿正虚多而显著及传变迅速，同一病证小儿比成人易恶化，且恶化迅速，甚或夭折。如泄泻，小儿易伤阴、伤阳；肺炎喘嗽，小儿易并发心阳虚衰；疫毒痢等某些时行病证可迅速暴脱。

2. 易速康复　除病因单纯，病中少七情影响外，小儿病证易速康复的主要原因是生机旺盛、活力充沛、脏气清灵、反应敏捷，发病之后表现出较强的生命力和恢复能力。一则被邪气、病证耗伤之形气，能迅速康复；一则对药物反应敏捷，"随拨随应"，所以小儿病证易速康复。

（四）病理改变特点

1. 病变广泛　病变广泛是指在同一病因、同一病证、同一阶段、同一时数的条件下，小儿的病变部位比成人累及得多。其表现为多脏腑同病、多经同病；如痄腮不仅原病（肿）在少阳耳垂下，而且可咽赤（手太阴肺经），亦可病及足厥阴肝经而见睾丸肿痛或少腹疼痛；感冒不仅病位在手太阴肺经有咽喉红肿疼痛，亦可病及手太阳小肠经而见脐腹疼痛。

2. 病变强烈　其原因为正虚多而著，邪气易鸱张，病情进展迅速凶猛；脏气清灵、反应敏捷，加之幼稚，因而正气抗邪迅速、泛化、缺少特异性。其具体表现为：①症状、病情：如发热一症，若风邪等邪气刚一客犯，小儿即感冒，为邪客卫表，旋即出现壮热，或病发即抽搐等；与成人比较，同一病证亦是小儿的病情程度较重。②进展迅速：即传变迅速，病位迅速扩大，病情属性进展、改变迅速。③泛化、缺少特异性：由于小儿正气幼稚，对于病因的分辨能力较差，其反应（与病因抗争），一则全力抗争，反应过强过大，搏不惜衰竭（易激惹、易衰竭）；一则缺少特异性（针对性或专指性），因而表现泛化，也就是小儿正气易从多角度、多方位驱邪外出；如感冒，邪客犯表，小儿之正气不仅从卫表驱邪外出，还可以从胃肠道驱邪外出而见吐泻。④易从热化、阳化：小儿为"纯阳之体"、阳气幼稚，加之小儿抗邪迅速、泛化，小儿之病证则易从阳化、热化。即在小儿病证中，阳证、热证无论在种类还是次数上，均比阴证、寒证多；即或在同一病证中，小儿的阳证、热证也比成人多。如外感诸病、时行病证，突出地表现在疫毒痢上，小儿多于成人，多发生在强实小儿。

3. 错杂互见　病理的错杂互见是从病证属性而论，这一病理现象小儿比成人多见、常见。表现在阴阳、虚实、寒热同时错杂互见，非指新旧互见。既是同一时间同一部位的互见，又有同一时间不同部位的互见；既有阴阳、虚实、寒热每项（对）的互见，又有三对之间的错杂。

4. 五脏病偏　小儿多表现为相关两脏同时发病，一脏偏盛偏衰接近成人，表现为：①以强凌弱：如肝气犯胃（脾）、肝脾不和、肝亢肺风等。②因虚受袭：如脾虚肝旺、肾虚水泛等。③多偏相关之脏：如肝心、脾肺、肾肝、肝脾、心肺。④虚实偏盛：肝、心多实，肾、脾多虚，肺亦实亦虚。

三、儿科辨证论治与治疗思路

（一）临证思路

1. 正确的临证思路在儿科临床的重要意义　儿科是临床各科中较大的学科，涉及的范围非常广泛，病种繁多，证候复杂。临证思路，是指临床医师对疾病进行分析、判断，从而提出治疗方案的思维过程，是医学理论知识和科学思维的综合运用。思想是行动的指南，一位儿科医师其思维方法是否正确、科学，对于临床诊疗的效果有着决定性的影响。因此，要提高临床诊治水平，仅有渊博的医学知识还不够，还要掌握自然辩证法、医学辩证法、逻辑学等有关思维科学，更要注意思维方法、思维形式的锻炼和修养。一个正确的临床诊断、治疗，不仅反映一名医师的学术水平，同时反映了他的科学思维能力。可见，正确的临证思路对临床医师的重要性。

2. 临证思路的基本指导原则 要进行正确的临证思维，除了要有渊博的医学基础知识和尽可能多的临床经验之外，还要掌握和遵循一些基本原则。

（1）整体观原则：临证思路的整体观原则有两层含义。一是中医学把人体看成一个以五脏为中心，配以六腑，通过经络系统"内属于脏腑，外络于肢节"的作用，形成了机体的整体统一性；同时认为人和自然界以及社会有密切的联系，也是一个不可分割的整体。因此，在进行临证思维时，必须从整体出发，全方位地去观察分析临床资料，并进行全面分析、综合判断，从整体上探讨疾病的发病机制、病理改变，重视局部病变所引起的整体病理反应。二是在立法选方时，既要注意局部，更须重视整体，通过整体调节以促进局部病变的恢复，并从天时、地理、体质等方面通盘考虑。总之，中医学主要从宏观的角度，用哲学的方法，从整体上对人体的生命和疾病进行研究，整体观贯穿了整个中医学，成为中医理论体系的主要特点。在临证时，须时时注意这一特点。

（2）动态观原则：中医学在运用阴阳五行、五运六气等学说时，认为天地间一切物质都在不停地运动变化。人体的生命现象也是在一刻不停地运动变化着，在内外环境的相互影响下，生理病理的斗争也在时刻进行变化，疾病是不断发展、变化的，不是静止和一成不变的。因此，在进行临证思维时必须用发展的、动态的眼光去观察和分析病情，根据病情的发展变化，及时改变或调整治疗方案。因此，动态观察病情，分阶段论治，是中医临证的原则之一。

（二）辨证论治模式

辨证论治是中医学体系的核心，是中医方法论的精髓、支柱，是中医治病（诊断和治疗疾病）的基本原则、方法，也是中医治疗的全过程，包含从收集病情资料，到辨病识证，确定治疗原则，据法遣药组方，也是理、法、方、药的集中体现和具体实施。

辨证包括辨病和辨证两方面的内容，是如何去认识疾病；论治是怎样来确定治疗，为中医理论在临床实践中的具体运用和体现，是在辨证清楚的基础上，对该病确定恰当的治疗原则（病因学治疗、病机学治疗、对症治疗），并对该病证的现阶段证候，确定具体的治法，在治法的指导下选用适宜的药物组成方剂。辨证是以理论为指导，医疗实践为基础，又为医疗实践所检验有效的方法。四诊是辨证的前提，辨证是治疗的依据，而疗效是检验辨证正确与否的标准。辨证论治是根据患儿所表现的各种病情资料，在中医学理论及正确思维方法的指导下，进行分析、综合，概括出病名和证名，从而拟出治疗方针与原则，予以适当的治疗。

辨证论治模式、程序要合理、理想、实用，一是学生缺乏感性认识，在无临床基础的情况下，要让学生系统地接受临床诊疗知识，一是要与临床实际操作、临床诊疗程序一致。

完整的辨证论治模式包括搜集临床资料、辨病识证、提出合理的治疗方案、验证和随访等过程。现分述如下。

1. 搜集临床资料　临床资料是辨证和治疗的依据，必须全面、真实可靠，正确反映患儿的实际情况。要达到这一要求，应以实事求是的态度，全面、完整、真实、客观地去搜集临床资料。临床资料包括病史、症状、体征及实验室检查结果等。

2. 辨病识证　从收集病情资料，到做出病、证诊断，是一个完整的认识过程，是由感性认识到理性认识的飞跃，是医学理论知识和科学思维的综合运用。在辨病识证时，一定要独立思考，认真细致地分析病情，自觉地应用辩证法，同时要调动、发挥多种思维方式（逆向思维、排除法思维）进行思考。总之，辨病识证是临证思维过程中的中心环节，也是儿科医师的基本功。

在宏观上，首要辨病次要辨证，单因性疾病主要辨邪正消长盛衰，多因性疾病先辨病因及其性质、再辨邪正消长盛衰。辨证的目的是探求、识别病因病机及定性、定位、定期。

3. 提出合理的治疗方案　得到及时正确的治疗是患儿就诊的最终目的。如果病证已经辨识清楚，就可以按照中医理论拟出相应的治法和方药，这时的基本思维方式应该是依理立法，依法选用适宜的药物组成方剂，即理法方药贯通一致。治疗既有原则、措施及对因、对机、对症等的有效疗法，又要有具体步骤、方法。

成方是前人的处方用药经过实践有效后遗留下来的宝贵财富，必须加以重视。临床用药组方时，必须掌握处方原则，根据病情对方剂进行灵活加减变化，还可师其组方大意，另外选药组方。

4. 验证和随访　疾病是多种多样的，病情是错综复杂的，兼之医师对疾病往往认识不足或经验不足，对每一种疾病的认识和处理未必能做到百分之百正确或万无一失。因此，在对病人进行初步处理之后，还有一个进一步验证和再认识的过程。同时，疾病是不断发展变化着的，特别是经过治疗后，机体对治疗也会产生不同的反应，因此，辨证治疗是一个动态的过程，需要随时修正和调整自己的认识和治疗方法。

（三）儿科治疗思路

中医儿科临证治疗思路是指临床医师对疾病进行分析、判断，进而提出合理治疗方案的思维过程，是中医临床治疗中总的思维轨迹。中医学是一个非常广博的医学理论体系，它是以整体，即活着的人体为其实践研究对象，但是它把人体看作是自然界整体的一部分，把人体放在自然界的整体运动和动态平衡之中来进行研究。因此，要进行正确的临证治疗思路，除了要有渊博的中医学基础和尽可能多的临床经验之外，还要掌握和遵循一些基本原则和观点。

1. 整体论治与局部施治相结合　临证治疗思路的整体观原则有两层含义：中医学

理论体系非常重视人体自身的统一性、完整性及其与自然界的相互关系。具体地说，一是在进行临证思维时，必须从整体出发，全方位地观察、分析临床资料，从整体上探讨疾病的病因及其性质、发病机制、病理改变，重视局部病变所引起的整体病理反应，重视邪正相争所引起的整体反应性。二是在立法、遣药组方时，既要注意局部，更须重视整体，还应考虑到天时、地理的变化。总之，中医学主要从宏观的角度，用哲学的方法，从整体上对人体生命活动和疾病进行研究。中医学对于疾病治疗原则和方法的确立，亦遵循整体观原则。

2. 及时正确审慎 小儿生理病理上具有脏腑娇嫩、形气未充、体属"稚阴稚阳"，以及患病后传变迅速、易虚易实、易寒易热的特点，因此，要掌握有利时机，及时采取有效措施，争取主动，力求及时控制病情的发展变化。治疗用药又必须果断，否则易于贻误病情，造成疾病发展，轻病转重，重病转危。只要诊断辨证无误，则需大胆果断用药，不可犹豫不决。由于小儿阴阳稚弱、脏腑娇嫩、形气未充，用药稍有不当，极易损害稚弱之脏腑功能，并可促使病情变化，所以，在治疗过程中，对治疗措施、手段、方法都要谨慎选择使用，避免伤正，用药要精当，特别对大苦、大寒、大辛、大热、大补的药物更应审慎选用。《温病条辨·解儿难》指出："其用药也，稍呆则滞，稍重则伤，稍不对证，则莫知其乡，捉风捕影，转救转剧，转去转远。"指出了儿科用药的难点和注意点。因此，治疗儿科病证，既要及时正确，果断、大胆用药，又要细心思索、审慎从事。

3. 抓住疾病的主要矛盾 中医学认为人体本身就是一个有机的对立统一体。在"阴平阳密，精神乃治"的相对动态平衡中，才能维持正常的生命活动，一旦这种平衡遭到破坏，又不能自行调节时，疾病就会发生。中医治疗疾病，本着治病必求于本的原则，主要在于解决疾病过程中的主要矛盾，调整其内在的不平衡，使其在新的基础上恢复其相对平衡，正所谓"澄其源而流自清，灌其根而枝乃茂，无非求本之道"（《类经·论治》）。中医治疗思路贯穿着丰富的唯物辩证法思想。

4. 处方轻巧灵活 小儿生机盎然，脏气清灵，对药物反应较成人灵敏，在治疗时，处方要根据患儿的体质特点、病情轻重及脏腑功能，轻巧灵活，不宜呆滞，不可重浊，不得妄加攻伐。特别对于峻下攻伐、毒性剧烈之品，更当慎用，即便有是证而用是药，达到一定的效果，也应中病即止，本着《素问·六元正纪大论》中"衰其大半而止"的原则，不可过剂，及其衰者，待其来复，以恢复机体的生理平衡为要务，并要注意使用时机、法度和剂量。正如万全在《幼科发挥·五脏虚实补泻之法》中所说："小儿用药，贵用平和，偏寒偏热之剂，不可多服。"汪广期《医述·幼科集要》所说："小儿勿轻服药，药性偏，易损萌芽之冲和；小儿勿多服药，多服耗散真气。"应"以平为期而不可过。"（《素问·六元正纪大论》）。充分发挥机体内在的调节机能，恢复机体的生理平衡，否则非但不能达到治疗的目的，还会导致其他脏腑新的不平衡，不利于疾病恢复，甚或影响生长发育。

5. 随证先证而治 疾病过程中证候不是孤立、静止不变的，而是始终处于不断地发展变化之中，儿科疾病尤其如此。患病之后，邪正交争、消长转化，产生表里、寒热、虚实的不断演变，如《景岳全书·卷之一传忠录·论治篇》所言："治病之则，当知邪正，当权重轻。"因此，除强调整体观外，要以发展变化的动态观去认识疾病的过程，重视疾病发生、发展过程中邪正消长盛衰变化，随证而治。甚至要能预测病情的变化，先证而治，挫病势于萌芽之时，挽病势于欲成未成之际，防止传变，达到治病防变的目的。尤其是外感热病，病情发展迅速，小儿体质稚嫩，易于损阴伤阳，取药煎药服药需要一段时间，更需要熟谙各种热病的传变规律，在相应的证候出现之前预先落实治疗措施。

6. 动态调治原则　中医学在运用阴阳五行、五运六气等学说时，认识到自然界的一切事物（包括人体在内）都是处于永恒的运动变化中，人体的生命现象也是在一刻不停地运动变化着。在内外环境的相互影响下，生理病理的斗争也在时刻进行变化，疾病不是孤立、静止不变的，而是始终处在不断的运动发展变化之中。因此，在进行临证治疗时，必须用发展的、动态的眼光去观察和分析病情，了解证候的演变转化和追踪观察药后反应，尤其注意邪正消长的动态变化，根据病情的发展变化，及时改变或调整治疗思路。因此，要以发展变化的动态观去认识疾病的过程，重视疾病发生、发展过程中的邪正消长盛衰变化，全面把握疾病全貌的同时，注重分期、分阶段治疗。

7. 注意顾护脾胃　脾胃为后天之本，气血生化之源，水谷之精微是由脾胃所运水谷之气以化生。小儿的生长发育、脏腑的充实，全赖后天脾胃化生精微之气以充养，疾病过程中正气的恢复也要靠脾胃健运生化，对于先天不足之病证更加需要后天脾胃之气来充养。而小儿脾常不足，易遭损伤。儿科医师应十分重视小儿脾胃的特点，处处维护脾胃，尤其是在患病之后，治疗用药勿伤脾胃、饮食调理顾护脾胃，以期保证水谷精微之气的化生，养正却病。

8. 不可乱投补益　补益之剂对体质虚弱的小儿有增强机体功能、助长发育的作用。但是，由于药物每多偏性，有偏性即有偏胜，故虽补剂也不可乱用。正如朱丹溪所说："虽参、芪辈，为性亦偏"（《格致余论·病邪虽实胃气伤者勿使攻击论》）。小儿生机蓬勃，只要乳哺得当，护养适宜，自能正常生长发育。健康小儿不必靠药物来补益，长期补益可能导致壅滞脾胃、妨碍运化功能，甚成性早熟等疾病，危害小儿健康。或者小儿偶受外邪，或痰湿食滞，未能觉察，若继续服用补益之剂，则是闭门留寇，恋邪助邪。即使确有虚证，也要明确虚的性质、部位、程度，分辨五脏六腑、气血阴阳，并顾及小儿脾胃的运化能力，合理应用各种补益之法，切不可滥用补益之剂。

9. 综合治疗思路　疾病的多样性、病情的复杂性和中医治疗的多维性特点，决定了临床医师的治疗思维亦具有多元、综合化的特点。包括治疗原则的综合运用（因人、因时、因地、对因、对机、对症的统一），多种治法的综合运用，多种治疗措施的联合应用。

总之，一位儿科医师其思维方法是否正确、科学，对于临床治疗的效果有着决定性的影响。要提高中医临床诊治水平，不仅要全面掌握中医理论、知识、技能，以及丰富的临床经验，还要掌握自然辩证法、医学辩证法等有关的思维科学，更须注重思维能力、思维方法、思维形式的锻炼和培养。

四、方剂与治法的关系

治法是中医辨证论治理论与经验的总结，是中医独特思维方法与临床经验密切结合的产物，是中医根据病、证、症设立的治疗方法与措施，是临床治疗经验的理论化产物，在中医辨证论治中治法作为病证和方药的中介，起到承前启后的作用，在理、法、方、药体系中有上贯理、下统方药的作用，使中医辨证论治的药物治疗学内容构成联系的、统一的整体，高度概括了中医治疗学的基本规律与原则，其形成和发展与方药、病因病机理论及中医理论的发展密切相关，即据证立法、方随法出、由方见法。治法是从一定数量有关联的方剂中总结提炼出来的共性规律，对方剂的发展产生深远的影响，指导着方剂的分类、临证治疗，是制方的基础。

（一）中医治则治法的特征

治则是治疗疾病时必须遵循的基本治疗原则，它是从长期临床实践中，在认识、掌握疾病发生发展的普遍规律的基础上逐步总结出来的治疗规律，是在整体观念、辨证论治、动态治疗、综合治疗的精神指导下制定的治疗疾病的准绳，对临床的具体立法、处方、用药具有普遍的指导意义。《素问·移精变气论》称治则为治之大则。

治则可分为两类，一类是概括治疗疾病的总则或为治疗一类病的总则，包括急则治其标、缓则治其本、标本兼治、因时制宜、因地制宜、因人制宜、扶正祛邪、扶正固本、祛邪扶正、攻补兼施、正治法、反治法、调理阴阳等。另一类为各种疾病的治疗原则，包括病因学治疗原则、病机学治疗原则、对症治疗，以及辨病治疗等原则与方法、措施。

治法的内涵，一方面蕴含着病证、病因、病机和制方配伍规律等内容，另一方面亦包含着方－证、方－病相关的内在逻辑性。治法对病、证、方、药具有提纲挈领和逻辑分类的重要作用。

治法是从属于一定治则的具体治疗大法、措施与手段，其针对性及可操作性较强，较为具体而灵活，对临证运用方剂、遣药组方具有重要的价值。治法是中医根据病证设立的治疗方法，是临床治疗经验基础上的理论化产物，其形成和发展与方药和对病因病机理论的深化有密切关系。中医治法有明显的整体观，是对机体多因素、多层次的综合调节，并随疾病的发展变化而有质的变化。治法内容非常丰富，治法分为一般治疗大法、具体治法及针对证而立的制方配伍法等不同层次意义上的内涵，根据治法抽象程度及其在临床中的地位、作用，治法在临床上具体可分为三个层次：

第一类是一般治疗大法，属于"八法"范畴，如汗、和、下、消、吐、清、温、补、利、化湿、理血、理气、消导、固涩等法，其具有一定的概括性，基本涵盖了临床所有治法，为临床治疗疾病的基本法则。

第二类是针对病证的病因、病机、症状进行治疗的具体治法，如针对虫证之杀虫法、安虫法；祛邪之祛风、祛湿、祛寒、祛暑、清热、祛燥、解毒诸法；病机治疗之疏利肝胆、开肺、疏通经络、疏通气机、解表、透疹、助膀胱气化；以及对症治疗之解热、止咳、化痰、平喘、止血、止泻、止呕、止带、缓哮、止汗、止遗、固脱、安神、回阳救逆等，其亦涉及各种治疗大法的综合应用，既能提供整体性原则，又能提供具体的治疗途径与方法，是中医学治疗疾病的基本原则与方法之一。

第三类是针对具体证而定的制方配伍法，即各种治疗大法、治疗措施的综合运用，诸法同用，或以一法为主、他法辅佐，或多种治法并进，其具有标本兼顾、综合考虑、治防兼顾的特点，如针对气陷证、气道挛急证、气虚不固证、风热闭肺证、痰热壅肺证等制定的具体治疗方法，既是治则的具体化，又可直接落实到方剂应用、药物的配伍上，是辨证论治的基础和中心环节，亦是治疗疾病的具体方法与措施。在临床中只有准确地把握具体治法，才能保证治疗对具体病证有较强的针对性、可靠性，亦是在法随证立、方从法出的指导下，针对具体证所确立的直接指导方剂的具体治法，体现了"方即是法""法即是方"的原则。

（二）儿科常用治法

方剂是治法的具体体现，临证治法必须落实到具体方药上，治法是通过具体的方药及其配伍来体现的。中医对内治法的研究源于《黄帝内经》，经历代医家的不断积累、探索与深化，形成了深厚的理论与实践基础。北宋徐之才提出的"十剂"、明代张景岳提出"八略""八阵"、清代程钟龄明确提出"医门八法"。总之，中医治法的八法、八略对当今临床实践具有重要的作用与意义。正如《医学心悟·医门八法》云："论病之原，以内伤、外感四字括之；论病之情则以寒、热、虚、实、表、里、阴、阳八字统之；而论治病之方，则又以汗、和、下、消、吐、清、温、补八法尽之。"

儿科的内治法则，在某种意义上讲，与成人基本相同；但从具体来看，又不完全相同。首先因为小儿体属"纯阳"及"稚阴"，病则易从阳化、热化及伤阴，患病后又传变迅速、易虚易实，其次是小儿病因最多的是外感六淫、疠气，以及内伤饮食、脏气不平、惊恐、禀赋等，再次是儿科病证除先天禀赋、营养失调病证外，以肺脾病证及时行病证多见，故儿科的常用治法与成人内科不尽相同。中医对治法的研究从古迄今源远流长，内容丰富，但从它反映的实质来看，不外乎以下三个方面，即针对病因而治的方法，有疏风散寒、疏风清热、温肺散寒、清肺、清热解毒、消食导滞、驱虫、治湿（燥湿、利湿、化湿）等；针对病机及病性而治的方法，有解表、透疹、开肺、宣肺、健脾助运、理气、清心泻肝、清泻心脾等；针对症状治疗的方法，有止血、止汗、止呕、止泻、止痒、息风、止咳、平喘、缓哮、退热、止遗等。现将目前在儿科临床上应用广泛的内治基本法则分述如下。

1. 汗法　汗法是通过开泄腠理、调和气血、宣发肺气、促进发汗，以达到祛邪、解表、透疹、退热、散火、消肿作用的治疗方法。汗法主要适用于外邪犯表、里证兼表、时行病证、疮疡早期、风水等病证；欲透邪外出，或透邪于表，或畅通气血，或调和营卫，或欲散郁热时亦可酌情选用汗法。临证在运用汗法时，当注意正邪之盛衰、邪气性质及邪客部位的不同，正确掌握运用汗法的法度、使用时机，如《素问·热论》："未满三日者可汗而已"，以"遍身漐漐微似有汗"为法度，使汗出邪去而不伤正。汗法主要作用在肺卫、营卫，使营卫调和、腠理调畅、玄府开阖正常，以达解表透疹、祛邪消肿、开泄郁热之目的。

（1）汗法在外邪所致表证中的应用：汗法开泄腠理、调和气机，解除邪在肌表之郁结，以达解表之目的。主要适用于外邪犯表、里证兼表等病证。疏风清热解表法适用表热证，如银翘散、桑菊饮等；疏风散寒解表法适用表寒证，如荆防败毒散、葱豉汤等。多种外邪犯表皆可借汗法驱散，如《儒门事亲·凡在表者皆可汗式》说："风寒暑湿之气，入于皮肤之间而未深，欲速去之，莫如发汗。"

（2）汗法在外湿所致疾病中的应用：汗法的祛湿作用通过发散通透、以收祛风除湿之效。如《金匮要略·痉湿暍病脉证治》说："风湿相搏，一身尽疼痛，法当汗出而解。"进而提出"发其汗，但微微似欲出汗者"，方能"风湿俱去也"。如治风湿在表、风湿化热、风湿痹证之羌活胜湿汤、九味羌活汤、麻杏苡甘汤、白虎加桂枝汤等方皆辅以汗法。

（3）汗法在水肿病中的应用：汗法的消肿作用通过发散通透，既可使水液从肌肤随汗而外出，又可宣肺利水、助膀胱气化以消肿，《金匮要略·水气病脉证并治》云："腰以上肿，当发汗乃愈。"如越婢加术汤、越婢汤、疏凿饮子之羌活、生姜等，皆佐以汗法以"开鬼门"；治疗风水之麻黄连翘赤小豆汤则主用汗法。

（4）汗法在出疹性疾病中的应用：汗法的透疹作用是指通过发散将疹毒透达于外。出疹性疾病系外邪由表入里，疹透为邪气外泄的表现，汗法透疹可使疹毒随汗透而散于外。透疹之汗法一般用辛凉，少用辛温、苦寒，如治疗出疹性疾病的宣毒发表汤、清解透表汤、透疹凉解汤、解肌透痧汤、大连翘汤等。

（5）汗法在郁热内蕴证中的应用：有些疾病虽发病与外邪无关，但有"郁"象者，对于此类病证欲散郁热时亦可酌情选用汗法，通过微微发汗，启毛窍、行气血、泄郁热，内外通达，使脏腑之热或内郁之热从汗而解。如凉膈散之薄荷，泻黄散之藿香叶、防风等。

（6）汗法在头痛等病中的应用：汗法具有升浮上达之性，对于某些病因与外邪有关的、发病部位偏上的病证主用汗法。如专治外感风邪头痛之代表方剂川芎茶调散。另鼻疾、喉疾亦为汗法之长，如治鼻渊之苍耳子散等均选用辛香通窍、轻浮上达发散之品。

（7）汗法在脾胃疾病中的应用：治痛泻及惊泻的要方之一痛泻要方中配少量防风，与术、芍相伍，辛能散肝郁，香能舒脾、鼓舞脾胃清阳之气。逍遥散用法中加薄荷少许，取其疏散郁遏之肝气、透达肝经之郁热，加生姜少许，取其降逆和中、且能辛散达郁。

2. 下法 下法是通过通便、下积、泻实、逐水，以达到荡涤实热、排除胃肠积滞、攻逐水饮积聚、降气祛邪、化痰平喘等作用，使有形实邪从下窍排出体外的治疗方法。《素问·阴阳应象大论》："其下者，引而竭之；中满者，泻之于内；其实者，散而泻之。"吴又可明确指出承气汤类方是"为逐邪而设，非专为结粪而设也"，把下法引申作为祛邪的重要方法和途径之一。下法主要适用于里实证。运用此法时，要掌握好下的时机、下的峻缓，分清虚实，中病即止，久用此法可伤正、破气。根据证候的性质不同，又有寒下、温下、润下、逐水之别。下法主要作用于大肠、胃，使腑气通畅，邪、痰、水、积、热得以从后阴分消。

（1）下法在便秘、乳食壅滞证中的应用：下法主要作用于大肠，通利大便，排出肠道内宿食积滞，以达到泻下通便的目的。临床上凡因乳食壅滞之发热、便秘、呕吐、腹痛等实证征象明显者皆可应用下法。如一捻金中用大黄配黑丑、白丑使肠中食滞尽去，大便通畅而腹满得除，由于下法药物峻猛，不用食滞、秽浊不去，用之又恐损伤稚弱之正气，故临证又佐用人参益气护正，防伐脾胃生生之气。

（2）下法在外感病证及温热病中的应用：下法作用于大肠、胃，通过泻下通便，以排出谷道、肺或体内其他部位的邪气，使邪有出路，下法与利法、汗法被视为祛邪的主要方法和手段。下法通过通腑以驱逐邪气，使"邪有出路"。因此，下法又是治疗外感病证中重要的祛邪方法、途径之一。同时，通过下法"釜底抽薪"，在热病中还可有"存阴"之功，如《温病条辨·中焦篇》云："在温疫为内发伏邪，脉厥体厥，乃阳郁热极，气道壅闭之危候，自宜大承气汤急下存阴。"治疗急性外感热病的泻下药物首推大黄，吴又可《温疫论·上卷》云："大黄走而不守，功专在通下，使邪热有随大便外出之机。"

（3）下法与消法配伍在瘀血、顽痰、肠痈中的应用：下法与祛痰法配合应用以治痰核、颈痈、痰热，及实热老痰所致癫痫等病证，通过下法开痰火下行之路，达到涤痰之功，代表方剂有控涎丹、滚痰丸、竹沥达痰丸。下法与活血法配合应用以治疗瘀血证，代表方剂有桃核承气汤、抵当丸（汤）。下法与清热凉血法配合应用治疗疮疡，特别是肠痈，《成方便读·卷四》云："然肠中既结聚不散，为肿为毒，非用下法，不能解散"以顺应"六腑以通为用"的生理特点，代表方剂有大黄牡丹汤等。

（4）下法在咳喘病中的应用：下法作用在三焦、肠、肺，通利大便，排出肺、大肠及其他脏腑之湿浊及内生之痰浊，以达到祛邪化浊、降气化痰的作用；下法又通过去其大肠之壅滞，使气机得以通畅及通过通腑下行而调整肺气功能失调。在治疗咳喘病时，可主以或配合应用下法，通过通腑泄热、降泄气机，达宣肺开闭、肃肺下气之功，为咳喘证的平喘治疗提供了一条重要途径。

（5）下法在乳蛾病中的应用：下法通过通腑泻下，使实热壅滞解除，荡涤实热。如实证乳蛾，多见肠腑燥结、腑气不通之证，此时除祛邪、解毒利咽剂外，常加入通腑泄热之大黄、玄明粉、全瓜蒌，即上病下取、釜底抽薪之意。

（6）下法在虫证中的应用：下法通过通腑导下，借其通泻之功而排出虫体，从而达到驱虫的目的。下法与驱虫法配合应用的代表方剂有槟榔承气汤。

（7）下法在外感高热中的应用：下法通过通腑泻下，达到泄热泻火之目的；且下法通过去其大肠之壅滞及下行之势而宣通气机，使气津得布以助汗法退热。在外感高热中主以或辅以下法，常加入通下之大黄、玄明粉等药以达退热之功。

3. 利法　利法即分利水道法，是通过淡渗水湿、通利小便的方法，以达祛除湿浊、分清泌浊、调整气机、导热下行、通利膀胱、疏利肝胆、疏邪外出、利水消肿等作用的治疗方法。《素问·至真要大论》云："湿淫于内，治以苦热，佐以酸淡，以苦燥之，以淡泄之。"为利法的立论依据及使用原则。利法具体又分为清热祛湿法、利水渗湿法、温化水湿法，主要适用水肿、泄泻、淋证、胎黄、顿咳等病证，外感高热、积热内蕴、厌食、积滞等病证亦可佐用利法。利法主要作用在三焦、小肠、心肺、肝胆、脾、肾、膀胱，以达淡渗水湿、通利小便之功。

（1）利法在泄泻病中的应用：李中梓在《医宗必读》中将淡渗（利法）列为治泻九法之首。利法在泄泻治疗中，主要作用于小肠，通过增加小便，以排出湿热之邪及体内的水湿；通过强化小肠泌别功能，使谷道内水液归于膀胱，而使留于或渗于肠中的水液减少，达到"利小便所以实大便"的目的。对于湿泻或湿重于热之泄泻，主用分利法，如胃苓汤、五苓散、四苓散之类方中，均以利法药物为主。《伤寒论》中具有利水清热养阴作用而治水热互结，小便不利、发热、下利之"猪苓汤"，方中寒利占 3/5、温利占 1/5、养阴占 1/5，用于湿热泻而见津液不足者。对于热重于湿之泄泻，在清热解毒、燥湿泻火基础上佐以微利，既能祛除水湿以泻热，又能强化泌别功能。

虚泻首先辨别虚位（脾、胃、肠），次辨虚性（气、阳），再辨有无乘侮。病因学治疗为健脾益气，常选人参、太子参、党参、白术、山药、四君子汤之类等。病机学治疗为恢复肠胃脾功能，常用茯苓、车前子、白扁豆、薏苡仁等既分利又扶正。对症治疗为止泻、治兼症，兼气滞者佐以行气法、药；兼食滞者佐以消食导滞法、药；若因土弱木乘者，可佐以柔肝之白芍、疏肝之柴胡、平肝之钩藤。

（2）利法在咳喘病中的应用：利法在咳喘病治疗中具有降气化痰作用，利法通过增加小便，排出痰湿，以达到祛邪化浊、化痰的目的；又通过分利下行、调整肺之升降功能、达到降气之目的。如三仁汤中薏苡仁、滑石、通草、竹叶，王氏连朴饮之栀子，清金化痰汤之栀子、茯苓，桑白皮汤之栀子，清宁散之赤茯苓、车前子等。

（3）利法在实证口疮、鹅口疮等病证中的应用：利法通过增加小便，首先导出小肠、心之热，继而缓导其他脏腑之热下出。利法在实证口疮、鹅口疮治疗中有祛除秽浊、清泄心脾作用，如清热泻脾散之栀子、赤茯苓，凉膈散之竹叶、栀子，泻心导赤散之竹叶、川木通等。

（4）利法在外感高热治疗中的应用：利法在外感高热治疗中具有退热作用，利法通过增加小便，导小肠、心及其他脏腑之热下出，从而减轻或缓解热势。温病初起，邪在卫分，通过发汗、清热、利小便、通大便的方法，使邪、热、毒分消。利法退热在《温病条辨》银翘散（芦根、竹叶）中已有论及。其他如甘露消毒丹之川木通、滑石、茵陈蒿，新加香薷饮之白扁豆等。

（5）利法在淋证中的应用：利法在淋证治疗中，主要作用于小肠、膀胱，通过增加小便，以排出水湿之邪；又利法通过分利下行、疏通气机，以达通利膀胱助气化之作用，如导赤散之川木通、竹叶，四苓散主用淡渗分利药等。

（6）利法在胎黄病中的应用：利法用于胎黄、黄疸、肝热病，通过分利下行、疏通气机，以达疏利肝胆之作用。疏利肝胆除采用疏肝解郁、行气解郁、活血通络法外，尚可用分利疏利。如茵陈五苓散之用泽泻、猪苓等。

（7）利法在厌食、积滞等脾胃病证中的应用：利法在厌食、积滞治疗中有助脾运作用，利法祛除水湿以减轻脾胃之运化负担，可使脾无湿困之苦。如逍遥散、保和丸之茯苓，调脾散之佩兰、苍术等。

（8）利法在水肿病中的应用：利法主要作用于小肠，通过增加小便，以排出湿热之邪及水湿，达到利水消肿之目的。利法用于治疗水肿除了选用茯苓、猪苓、车前子、泽泻、薏苡仁、滑石、金钱草等渗湿分利法外，还须灵活配伍通阳化气、补气、健脾、温阳诸法。阳水可用麻黄连翘赤小豆汤、五皮饮、越婢加术汤等，阴水可用防己黄芪汤、实脾饮、真武汤等方剂。

（9）利法在外感病中的应用：利法主要作用于三焦、肝胆、膀胱、小肠、肺，通过增加小便，以排出体内水湿及其他邪气，使邪从前阴排出。因此，利法与下法、汗法一样是治疗外感病证中重要的祛邪方法。特别是湿邪为患的病证，祛除湿浊的方法与途径主要采用利法。在诸多外感疾病治疗中均主以或辅以利法。

4. 和法 和法是指具有和解少阳、调和肝脾、调和胃肠、抑阳益阴、益脾抑肝、益肺抑肝等作用，以治疗少阳病、脏气不平所致病证的治疗方法。该法具有作用缓和、性质平和、兼顾整体、内涵丰富、应用广泛、适应证复杂等特点。主要适用于少阳病、哮证、癫痫、注意力缺陷多动综合征、厌食、泄泻、多发性抽动障碍、慢惊风、积聚等病证。本法可用于治疗半表半里证、脏腑气血阴阳不和、寒热失调、虚实夹杂之证，可见适应范围相当宽广。和法临床分和解少阳、调节脏气不平、调和营卫、调和气血等方面。

（1）和法在少阳病中的应用：少阳位于半表半里之间。若邪在其中，治疗时既要疏解半表之邪、又要清泄半里之邪，既不可发汗、又不可吐下，只宜用随其所在而调之的和解少阳一法最为切当，使邪气从表里同时分消，以达和里解表的目的。

和法原为和解少阳而设，主治少阳病。少阳病多因太阳病不解，邪气内侵，郁于胆腑；亦可由病邪直犯少阳所致。和解少阳法以大、小柴胡汤为代表方。小柴胡汤方中柴胡苦平、入肝胆经，透达与清解少阳之邪，并能疏泄气机之郁滞，使少阳之邪得以疏散；配黄芩苦寒、清泄少阳之热，黄芩配柴胡以达到和解之目的。大柴胡汤系小柴胡汤合小承气汤加减而成，方中柴胡、黄芩和解少阳；大黄、枳实攻里，内泄阳明热结；白芍敛阴，助柴胡、黄芩清肝胆之热，配大黄治腹中实痛；半夏和胃止呕，姜枣调和营卫，并缓其枳实、大黄攻下之力，如此配合，既不悖于少阳禁下、禁汗之原则，又可使少阳、阳明、太阳之邪并解，实为一举三得之法。

（2）和法在脏气不平所致病中的应用：张景岳云："和方之制，和其不和者也""务在调平元气，不失中和为贵也。"①和法在慢惊风病中的应用：慢惊风脾虚而生风，土虚为本，木亢为标，《医宗金鉴》之缓肝理脾汤拟此方是为慢惊风脾虚肝亢而设，扶土而抑木、柔肝养肝，从而达到止搐、止惊、止泻目的。②和法在泄泻中的应用：治疗小儿痛泻之痛泻要方具有调和肝脾之功。惊泻系肝脾不和、脾虚肝旺或肝胆热盛，致肠胃脾功能失调所致，临床多见肝胆热盛及脾虚肝旺二证。肝胆热盛证治以清肝泻火，抑肝、轻利，抑肝常用平肝、疏肝、柔肝之品，并注意辛凉疏泄法的应用，轻利既可调整小肠泌别清浊、又可去其肠内壅滞利脾助运。脾虚肝旺证治以健脾益气，疏肝、柔肝、镇肝、平肝等以抑肝，尚可扶土抑木，另可用轻利之品以调整泌别功能，如白术、茯苓等。③和法在厌食病中的应用：厌食病脾虚肝旺证有脾弱运化功能不足和肝阳旺盛的表现，常用健脾益气、扶土抑木法，选疏肝、养肝、缓肝三法，若肝热甚者可佐泻肝法，尚可应用消食导滞法、利法以减轻胃肠负担利于脾运，方如逍遥散。④和法在多发性抽搐障碍、注意力缺陷多动症等病中的应用，病系脾虚肝亢、虚风内动，治当健脾益气，抑肝理脾，抑肝可用扶土抑木、疏肝、柔肝、平肝之法。

5. 清法 清法是使用寒凉药物，以清除邪热的治疗方法。主要作用于里，以达到清热、泻火、凉血、解毒之目的。主要适用于外邪入里化热、热从内生的各种热性证候，如温热病、湿热病、斑疹、血证、丹毒、疮痈、痄腮、黄疸、痢疾等。应用清法时须掌握好用药时机、法度、配伍、时间，勿伤及小儿脾胃功能及肾、心、脾胃之阳气。清法主要作用于三焦、卫气营血、脏腑，通过直清，以达清除邪热之功。

（1）清气分热法在儿科的应用：热在气分，应注意区别热势的外浮与内郁的两种趋向。如热势浮盛于外，治疗以辛寒之剂为主，代表方为白虎汤等。对邪热在气分而内热炽盛者，治以苦寒之剂为主，代表方为黄连解毒汤等。

（2）清热解毒法在儿科的应用：清热解毒法适用于三焦火毒热盛，以及邪郁生热、胸膈热聚，或风热疫毒发于头面等证，常用药物有黄连、黄芩、黄柏、蒲公英、紫花地丁、野菊花等。如热在气分应着重清气，热在血分着重凉血，疔疮痈肿初起则应适当选用活血通络之品，若脓肿已成则应配伍活血凉血、行气通络排脓之品，如热聚胸膈可配伍玄明粉、大黄通下之品，以导热下行。代表方剂为普济消毒饮、仙方活命饮、五味消毒饮等。

（3）清营凉血法在儿科的应用：清营凉血法具有清营透热、凉血散瘀、清热解毒的作用，适用于邪热传入营分、血分，已有动血及热毒炽盛的表现。清营凉血常用药物有水牛角、生地黄、玄参、赤芍、羚羊角等。营分邪热多由气分传变而来，故组方时常配伍金银花、连翘、淡竹叶等以透热转气。邪热入血分多有迫血、动血而出血、发斑之象，且络伤血溢易留瘀、热与血结亦可成瘀，故常配伍凉血散瘀之牡丹皮、赤芍等。代表方剂如清营有清营汤、神犀丹，凉血有犀角地黄汤、紫雪等。

（4）清热祛暑法在儿科的应用：清热祛暑法适用于暑类疾病，暑多夹湿，祛暑常用药物有香薷、金银花、连翘、芦根、竹叶心、鲜荷叶、扁豆花等。代表方剂有香薷饮、新加香薷饮等。

（5）清热祛湿法在儿科的应用：清热祛湿法适用于湿热俱盛，或湿从热化之证，常用药物有茵陈蒿、栀子、黄连、黄柏、连翘、滑石、薏苡仁、藿香、金钱草、大黄等。代表方剂有茵陈蒿汤、甘露消毒丹、八正散等。

（6）清脏腑热在儿科的应用：根据邪热所在脏腑及其证候不同，选用不同的药物治疗。如邪热在心经，常选用黄连、栀子、竹叶、莲心、川木通等，代表方剂有导赤散等；邪热在肝经，常选用龙胆草、夏枯草、青黛、柴胡等，代表方剂有龙胆泻肝汤、泻青丸等；邪热在肺经，常选用黄芩、生石膏、桑白皮等，代表方剂有泻白散、加味泻白散等；邪热在胃经，常选用黄连、知母、生石膏等，代表方剂有清胃散、白虎汤等；邪热在大肠，常选用黄连、黄柏、白头翁等，代表方剂有白头翁汤等。

6. 补法　补法是通过补益人体气血阴阳，以增强体质，改善机体虚弱状态的治疗方法。通过扶正固本，不仅可以提高小儿的体质水平，还可以达到扶正祛邪的目的。主要适用于小儿元气不足、体质虚弱、脏腑功能减退之证。《素问·五常政大论》："虚者补之。"《素问·阴阳应象大论》："形不足者，温之以气；精不足者，补之以味。"明确了补法运用的理论基础。以正虚的性质来分，可分为补气法、补血法、补阴法、补阳法；从脏腑虚弱来看，又有分补五脏之说，由于"肾为先天之本""脾为后天之本"，故儿科尤其重视健脾、益肾法。扶正固本，不仅可以提高小儿体质水平，还可以达到驱邪之目的。肾为先天之本、脾为后天之本，本着"正气存内、邪不可干"的理论，尤对脾肾的调护更为重要。补气常以补肺脾之气为主，常用的药物有人参、党参、黄芪、白术、炙甘草、茯苓等，代表方剂有四君子汤、补中益气汤、生脉散、人参蛤蚧散等。补血法常用药物为熟地黄、当归、白芍、何首乌、阿胶等，前人有谓"有形之血不能自生，生于无形之气"，故常于补血药中配以党参、黄芪之类，以达益气生血之功，代表方剂有四物汤、当归补血汤、归脾汤等。补阴常以补肝肾为主，其次为心、肺，补阴法常用生地黄、龟甲、旱莲草、女贞子、鳖甲等药，如心阴虚代表方剂有天王补心丹等；肝阴虚代表方剂有杞菊地黄丸等；肺阴虚代表方剂有百合固金汤等；肾阴虚代表方剂有左归丸等。阳虚又有肾阳虚、脾阳虚、心阳虚等，补阳法常以辛热、甘热、甘温之药合用，常用药物有附子、肉桂、鹿茸、仙灵脾、巴戟天等，代表方剂有右归丸、肾气丸等。

由于药物每多偏性，有偏性即有偏胜，补益之剂不可乱用，健康小儿不必服用补益药，长期补益可致厌食、积滞、疳证，甚至致成性早熟，或邪毒留恋、闭门留寇，为害非浅。

7. 温法　温法是选用甘温辛热的药物，以达到温里祛寒、温补阳气、回阳救逆、温经散寒作用的治疗方法。主要通过扶助人体阳气，以达散寒回阳之目的。主要适用于里实寒证、虚寒证、阳脱证等。《素问·至真要大论》云："寒者热之""劳者温之""热之而寒者取之阳"，为温法的发展奠定了理论基础。宋代陈文中首创儿科温补治法。根据脏腑不同，温法又有温肺散寒法、温中祛寒法、温补脾肾法、温络通腑法的不同，尚有回阳救逆法、引火归原法。温法主要作用于气血阴阳、脏腑，通过温阳散寒，以扶正祛邪。

（1）温里散寒法在儿科病中的应用：用于寒邪直中脏腑，或阳虚内寒。选用辛热之温法以达祛邪、散寒、行气之功，常用药物有干姜、附子、肉桂、川椒、吴茱萸等，代表方剂有理中丸、吴茱萸汤等；若见阳虚水肿又宜选真武汤、济生肾气丸。

（2）温经散寒法在儿科病中的应用：寒邪凝滞于经络、血脉不通，当温经散寒通脉，除选用温法之干姜、附子、桂枝外，尚应配伍养血、活血之品，代表方剂有当归四逆汤。

（3）温经通痹法在儿科病中的应用：用于寒邪凝滞经脉、血液运行不畅，或兼阳气虚弱之痹证、鹤膝风、阴疽、寒凝腹痛等证，当温经散寒、活血通痹，代表方剂有阳和汤。

（4）温法在虚证口疮、鹅口疮等病中的应用：肾火上升而虚火上浮，治疗时除选用滋肾、降火之品外，参以少量温法之肉桂或附子作为佐使，以引火归原。代表方剂有潜龙丸或知柏地黄丸加肉桂。

8. 吐法　凡是通过催吐方式，以涌吐药为主组成，具有排除宿食、痰涎、毒物等作用，以治疗上焦、中焦有形实邪的治疗方法，称为吐法。是祛邪的方法和途径之一。《素问·阴阳应象大论》："其高者，因而越之。"已阐述了吐法的立法依据。吐法主要适用于停留于咽喉、胸膈、胃脘的有形实邪所致的病证。即凡痰涎阻塞咽喉、呼吸不利，热闭胸膈、内窍不宣，食物、痰涎停滞胃脘，误食毒物尚未入肠，以及干霍乱吐泻不得、痰厥痰盛气闭等急症，均可应用吐法祛邪。吐法有引导、促使呕吐之功。吐法在儿科临床的主要作用有：其一为祛邪，吐法主要作用于胃、胸膈、肺，通过气机逆升，以排出胃、肺或体内偏上之邪气，以达祛痰利咽、祛除宿食、排出毒物之作用，使邪有出路，从口腔排出。

吐法方剂常以瓜蒂、藜芦、胆矾、食盐等气味苦寒酸咸的药物为主，一般用药精当，甚或单药为方。其常苦味药配酸味药，如瓜蒂配赤小豆、取其"酸苦涌泄"之意；配轻宣之品，如瓜蒂配淡豆豉以宣散胸中郁结；配辛温豁痰之品，如瓜蒂配皂角以开窍通关。代表方剂有瓜蒂散、救急稀涎散、盐汤探吐方、参芦饮等。临床药物引吐中有的偏于涌吐祛痰、有的重在涌吐排除宿食和毒物，又有峻吐法、缓吐法之别。峻吐法适用于有形实邪滞于胸膈、胃脘等处，病属急症，当急驱之，代表方剂有救急稀涎散、瓜蒂散等；缓吐法适应于虚中夹实（痰壅）证，非吐痰难祛、当缓吐之，又当扶正，以达邪正兼顾，代表方剂有参芦饮等。

吐法类方剂属于治标之法，一般用于某些急症、重症。使用该类方剂时，应中病即止、不可过剂，以防伤正；在具体运用时，当注意用药剂量、用法、禁忌、过量中毒的解救措施，以及药后调理。

9. 化湿法　凡具有芳香化湿、辛温燥湿、辟秽除瘟、温化寒湿、苦寒燥湿等作用，通过辛散、芳化、苦燥、淡渗、温化、通导、分消走泄等，以化除外感或内生湿邪的一种治疗方法称为化湿法。临床上祛湿的方法与措施，除用化湿之法（温化、清化、燥化、芳化、直清）外，尚有利湿、淡渗之利法，逐水、下湿之下法，胜湿、宣湿之汗法，以及调理脏腑功能之补法、理气法等。根据湿邪所犯部位以及兼夹病邪之不同，化湿法又分为芳香化湿、温化水湿、燥湿解毒、祛风胜湿等具体治法。化湿法主要用于外感湿邪或津液代谢障碍、水湿停蓄所致的病证，当根据湿的性质、从化、兼邪、客犯部位，以及正气情况，主以或佐以或辅以燥湿法，主以或佐以或辅以芳香化湿法，主以或佐以或辅以清利湿浊，主以或佐以或辅以宣散湿浊，主以或佐以或辅以温化寒湿等。用于化痰、调整脏腑功能、调整气机等之治疗作用时，当根据病情、兼夹邪情况、体质情况，辅以或佐以化湿之法。

化湿法对于病证的治疗，既有病因学、病机学治疗意义，又有对症治疗意义，而且是治疗的一种技巧。历代医家强调治湿当分三焦，如张景岳云："上焦不治则水泛高原，中焦不治则水留中脘，下焦不治则水乱二便。三焦气治则脉络通而水道利，故曰决渎之官。"因此，治湿时应顺应脏腑的生理病理特征，以及湿之特性，依据湿之所在部位因势利导、为水湿之邪寻找出路，诚如张景岳所言："治湿之法，凡湿从外入者，汗而散之；湿在上者，亦宜微汗之；湿在中下二焦，宜疏利二便，或单用淡渗以利小便。"常需化湿法与利法、下法、消导法等其他治法配伍应用，即利之于下、泄之于下、清之于内、温之于内、化之于内、散之于外。对于外感疾病，病因学治疗意义，既能祛除湿邪，又是重要的祛邪方法与措施之一，有消、散、化之作用与意义，既能消化外邪、消除病因，又调整脏腑功能、治疗内生性病理产物而达到病机学治疗目的；化湿法亦为祛邪（散、消、化）的主要形式与方法之一。其对症治疗作用与意义，是通过宣散、燥化或芳香等作用，达到化痰、利水、止痛、退黄、消肿、止咳、散结、除胀、消痞、止泻、止带、宣痹等作用。

在湿与其他性质之邪合邪为患时，运用适宜的方法将病邪分而治之，在此类疾病治疗中具有重要的指导性意义。对于风、湿、热相合者，运用汗法、清法、利法分邪，则疏风透热、淡渗利湿，使之孤立，使风、湿、热之邪各有消散之路；对于邪热夹湿者，用畅肺气而宣湿邪于上、行气畅中而分消于中、利水分利而渗湿于下，达到分消走泄之目的。当代温病大家赵绍琴在《温病纵横》中将这种分邪方法概括为："通太阳以利三焦，宣肺气以畅水道。"通过宣肺、利水、畅中，将湿与热分开，将邪分而治之。

化湿法虽不如下法、汗法峻烈，但因其燥湿、芳化等品可伤及阴津，临床在应用时须把握时机、中病而止，以免伤津耗气。

10. 活血法　凡以消除瘀滞、调理血行、通畅血流为主要作用的治疗方法称活血法。活血法是根据《素问·阴阳应象大论》"疏其血气，令其条达，而致和平""血实者，宜决之"的精神而确立的治法。活血法是通过调血理血的作用，治疗血分病证的方法，主要适用于各种血行不畅或瘀血内停之证。如肺炎喘嗽、哮喘口唇青紫，肌肤有瘀斑瘀点，以及腹痛如针刺、痛有定处、按之有痞块、半身不遂等，以及瘀血所致的疼痛、肿块、出血、痈肿等。活血法又分为行血化瘀、破血化瘀、攻下逐瘀、和营行瘀等不同治法；又根据瘀血化热、化寒之不同，又有凉血化瘀、清热化瘀、温通化瘀等不同治法。临证可根据具体情况灵活应用各种活血、化瘀的方法与措施。

活血化瘀法是以疏利血脉、祛除瘀血为主要治疗作用的一种特殊治法，本法所属方药其性味多辛、温，辛能散瘀化滞、消散瘀血，温能通行经脉、促进血行，对于疾病治疗除具有消散瘀血、通利血脉、祛瘀通滞、祛瘀生新、凉血散瘀、祛瘀通络、祛瘀舒筋、疏利气机、降泄气机、利气疏导、疏通壅滞、通络透疹、凉血消斑等病因学、病机学治疗作用外，尚能通过活血、化瘀之作用达到行滞、调经、下乳、止痛、舒筋、消积、散结、软坚、消癥、利水、消肿、宣痹、通痹、解郁、止血、止痛、定痛、止痒、安胎、下胎、止咳、平喘、宣肺、宽心、宽胸、消痈、疗伤及去瘀生新等对症治疗的目的与意义。对于多种外感疾病、内伤病证的治疗，在立法、组方时均可主用，或辅用，或佐用活血化瘀法，并与其他治法配伍，以达病因学、病机学及对症治疗的目的与作用，达到预期的治疗效果。

随着清代叶天士提出的"久病入络""久痛入络"学说，以及后世对络病治法用药的探索，明确了活血法是通络的主要方法与措施之一。如王清任在《医林改错》中将补气与活血通络相结合创立了益气活血以通络的方法，以及唐容川在《血证论》从血证方面对络病理论进行了阐发，为活血以通络奠定了基础。临证除用活血法通络外，一是遵叶天士"络以辛为治"，选用辛润通络、辛温通络、辛香通络、虫蚁通络诸法；二是遵叶天士"络病"当以"通补最宜"之理论，选用辛甘通络、补气通络、滋润通补、补益奇经等措施。

活血法亦属攻法范畴，能活血通络、攻下逐瘀，因其性破泄，易于动血、伤胎，治当中病即止，不可过用，亦不可久服，以防逐瘀过猛或久用伤正，变生他疾。应做到活血而不破血、化瘀而不伤正，并根据瘀血阻滞的程度选用适宜的活血法方药，以使药物活血作用与病情轻重相适应。新瘀证急病重，宜用汤剂，取其力大效速；久瘀证缓病轻，宜用丸剂、散剂，取其力小性缓，缓消瘀血而不伤正气。

11. 止血法 凡制止血溢脉外，具有调理血行、收敛止血或制止出血为主要作用，以治疗出血病证的一种对症治疗方法，统称为止血法。止血法属中医理血法中的一类，其具有收敛、凝固、凉血、止血等作用。止血法主要适用于血溢脉外而出现的不同部位、不同性质的各种出血证，如咯血、吐血、鼻衄、齿衄、紫癜、尿血、便血等诸种出血、失血证候，以及胃疡等病证。止血法又分为固涩止血、凉血止血、祛瘀止血、益气摄血止血、温阳摄血止血、和络止血、养血止血、调理止血等具体措施。止血防瘀，防瘀是止血法的又一重要的用药法则，除突然大出血，或病情危重急需止血外，一般应少用寒凝收涩止血药物，以防寒凉凝血致瘀之弊，或选用既止血又活血的药物，或适当配伍祛瘀活血之品，使其血既止而又无瘀滞之弊。临床常用茜草、牡丹皮、蒲黄、赤芍、大蓟等，正如唐容川在《血证论·卷二·吐血》中提出的："凡治血者，必先以去瘀为要。"如十灰散之配伍牡丹皮、大黄等活血化瘀之品，这种配伍可以起到有瘀可消、无瘀可防，达到止血而不留瘀、活血而不动血之功，是治疗血证的配伍技巧之一。根据出血部位合理配伍引经药。对于上部之出血，一般忌用升提之品，可根据病情适当配以少许引血下行、引热下行、重镇潜阳、降泄气机、釜底抽薪之品。对于下部之出血，一般忌用沉降之品，可根据病情适当配以少许升提、举陷之品。一般对于咯血者应配合应用收涩敛肺之品，如咯血方之配伍诃子之类。对于尿血者应配合应用利水通淋之品，如小蓟饮子之配伍栀子、竹叶、滑石、木通之类利法，以增强其止血效果、提高疗效。临床应用止血法时仍可遵循止血类中药"炒炭存性"的传统炮制方法与经验，以加强其止血之力。如《十药神书》陈修园注释十灰散时指出："各药一经火炼，色虽变易，而本来之真性俱存，所以用之有效。"张秉成《成方便读》在注释十灰散时亦云："此方汇集诸凉血涩血、散血行血之品，各烧灰存性，使之凉者凉，涩者涩，散者散，行者行。"炒炭是中药炮制法中清炒的一种，用武火炒至表面焦黑，部分炭化，中心焦黄或焦褐色，体质酥脆，但仍有药物本来气味者称炒炭。炒炭除能缓和药性、副作用外，更能增强其收敛止血的功效。

12. 化痰法 化痰法是指运用排除、祛除、消除或消散痰饮为主要作用，以消除脏腑、经络、皮膜及肢节中的痰液、痰核，用于治疗痰浊为病的一种治疗方法，属重要的对症治疗手段与措施之一。属于"消法"范畴。痰证临床表现颇为复杂，有形之痰和无形之痰之分，有形之痰，既有包括排除体外之痰浊，又有凝结于躯干肢体局部呈有形之痰核、痰块；无形之痰主要为流注于内脏或经络之间，症状表现为痰征，如精神异常、抽动、关节疼痛、哮鸣等。临床上化痰的方法与措施可概括为"制源""畅流"两方面内容：

化痰治疗时的"制源"，主要从滋生痰涎的各种因素考虑，采取相应的治疗方法和措施，调整脏腑功能、去其生痰之因，因痰的产生与肺、脾、肾、三焦密切相关，金元明清医家在临床实践中提炼出脾为生痰之源、肺为贮痰之器、肾为生痰之本说，成为中医理论的重要组成部分，如王旭高《环溪草堂医案》中有："痰之标在肺胃，痰之本在脾肾，肾虚则水泛、脾虚则湿聚，二者均酿痰之本也。"同时痰之生成亦与肝、心、三焦等其他脏腑的功能失调有关。痰是在多种因素的综合作用下产生的，其生痰之因除取决于脏腑功能失调外，亦与饮食因素、七情因素、外感因素有关，如《仁斋直指方·痰涎》中杨士瀛有"风搏寒凝，暑烦湿滞，以致诸热蒸郁，啖食生冷、煎爆、腥膻、咸藏动风发气等辈，皆能致痰"之论。化痰治疗时的"制源"，应特别是重视调理脾肾的功能，包括补益肺脾肾、调整肺脾肾功能。灵活运用祛邪、消食、补虚等治疗方法，即《景岳全书·卷之三十一杂证谟·痰饮》："善治痰者，惟能使之不生，方是补天之手。"特别重视调理脾肺肾及三焦，即《景岳全书·卷之三十一杂证谟·痰饮》："脾主湿、湿动则为痰，肾主水、水泛亦为痰，故痰之化无不在脾，而痰之本无不在肾。"又近代丁甘仁谓："痰饮生源于土湿，土湿本源于水寒，欲化其痰，先燥土湿，欲燥土湿，先温水寒。"此皆治本之法。《临证指南医案》中有"善治者，治其所以生痰之源，则不消痰而痰自无矣"的固本之法。

化痰治疗时的"畅流"系针对已形成之痰，首先辨别痰的性质，采取化痰、消痰、涤痰三大法则，热痰宜清之、寒痰宜温之、燥痰宜润之、湿痰宜燥之、风痰宜散之、郁痰宜开之、顽痰宜软之，灵活运用燥湿、芳化、淡渗、温化、润燥等具体方法；并针对病位采取"因势利导、顺其生机"的原则，重视祛痰途径的各种方法运用，除用利法、下法祛痰、从前后分消，尚应重视活血通络法的应用。如方隅《医林绳墨·痰》中有"热痰则清之，湿痰则燥之，风痰则散之，郁痰则开之，顽痰则软之，食痰则消之，在上者吐之，在中者下之，在下者提之"的重要论述。化痰法在临床中应用最为普遍，其作用较平和，主要是根据痰之性质，采用化解、稀释、排出痰液的方法，据痰的不同性质，可采用燥湿化痰、温化寒痰、清化热痰、润燥化痰、宣肺化痰、搜风化痰、芳香化痰等具体治疗方法。消痰法则能消散、软化痰结，善治痰阻经络、肌腠之痰核、瘰核肿大、瘰疬、瘿瘤、痄腮腮肿等病证。其所用方药较为峻猛，主要用于久积不化之顽痰、老痰，常与下法、下气法合用，以驱逐痰液。

化痰时当与其他疗法配合应用，如常配以理气、分利、化瘀诸法。其一为理气祛痰，有治痰必治气、气顺则痰消之说。化痰应先理气，由于痰随气升、气壅则痰聚、气顺则痰消；另外，治气应针对气滞、气逆、气虚进行舒气以顺之、调理以顺之、补气以顺之，冀以气机通顺、津液四布、流行无阻、痰涎消散，如王肯堂《证治准绳·第二册诸气门·痰饮》"善治痰者，不治痰而治气，气顺则一身之津液亦随气而顺矣。"《杂病源流犀烛·卷十六》云："气道顺，津液流通亦无痰，故曰：治痰必理气。"赵彦晖《存存斋医话稿·卷一》："余谓'不治痰而治气'一语，为治痰妙谛。"其二为分利祛痰，又因痰饮常因湿聚而成，如《诸病源候论·痰饮候》云："痰饮者，由血脉闭塞，津液不通，水饮气停在胸府，结而成痰。"故化痰法方剂中又常配伍治湿（利湿、芳香化湿、燥湿）之品，使湿去痰消。其三为活血祛痰，有善治痰者，必先治气，同时也要治血。并据痰瘀相关理论，为临床提供了"痰瘀互治"原则，治痰勿忘祛瘀、祛痰勿忘逐瘀，唐容川主张疗痰应从活血、行血、化瘀入手，如《血证论·卷六·咳嗽》云："须知痰水之壅，由瘀血使然，但去瘀血则痰水自清，宜代抵当丸加云茯苓、法半夏，轻则用血府逐瘀汤加葶苈、苏子。"因此，疗痰应从治血、行血、化瘀入手。

第三节　儿科方剂组成原则

儿科方剂组成原则遵循方从法出、君臣佐使，突出维护稚弱、适宜制偏、多治兼顾在组方中的指导作用。

一、儿科方剂组成原则特点

儿科方剂亦是遵循"法随证立""方从法出""君臣佐使"等组方基本原则，但小儿有其生理、病理特点，故在制定方剂时既须依法遣药，又需妥善配伍、周密设计；既要遵循维护稚弱、适宜制偏、多治兼顾等原则，又要轻灵活泼、顺应小儿脏气。

（一）维护稚弱

小儿阴阳稚弱、五脏娇嫩，因此，在立方遣药上，必须时刻维护稚弱、少伤正气，扶益虚弱。主要表现为护稚、扶益。

1. 不伤稚弱　小儿阴阳稚弱，五脏娇嫩，肌腠空疏，经脉未盛，气血未充，故凡立方遣药，当以护稚为先，既要中病，又不可伤及稚弱之正气。一为稚弱易于耗伤，不利康复；一为耗伤正气，有碍生长发育，可影响小儿身心健康。又小儿气质嫩弱，生机旺盛，治疗用药时既要不伤正气，又要轻灵有法、纯正不呆，注意扶助其生生之气。故凡大辛大热、大苦大寒、峻猛有毒之方药，均宜谨慎用之，如非用不可，亦应中病即止，不可过剂。这一点在儿科常用方剂上表现得尤为突出。如小儿外感风寒，少用麻黄汤、桂枝汤，而常用葱豉汤、荆防败毒散；心经热盛之导赤散；泻黄散之生石膏、栀子占种类之2/5，其药量占总量之1/13等。

2. 扶益虚弱　小儿稚弱易患病，因此立方遣药，既要治病，又要扶益虚弱。既有反映在君药的，如导赤散用生地黄泻心火又养心阴而不用苦寒燥湿伤阴之品；阿胶散之阿胶，桃花散之川贝母。又有反映在臣药的，如泻白散中用地骨皮以（少）养阴生津。而表现在佐使药中的更为多见，如治风寒外感之荆防败毒散中，用人（党）参；治肺热咳喘之清气化毒饮中，用麦门冬；泻白散中之甘草、粳米；泻青圆之用当归等。

（二）适宜制偏

小儿生理特点，除有阴阳稚弱、五脏娇嫩外，尚有强弱不均衡之特点，即"阴常不足、阳常有余""肾常虚、脾常不足、肺常不足、肝常有余、心常有余"。因此，在儿科方剂上亦必须顾及这一特点，适其所宜，制其所偏，使阴阳调和、五脏安定。如钱乙改崔氏桂附八味丸为六味地黄丸，是为适其小儿阴常不足、阳常有余而设；小儿常用、多用方剂中，多用抑阳益阴方剂，或于其他方剂中佐抑阳、益阴之品更常用、多用。补（和、扶、益）脾、补肺、益肾之方剂比成人多用，清泻肝、心之方剂比成人多用，补（和、扶、益）脾、肺、肾较清泻脾、肺、肾多用，清泻肝、心比补益肝、心多用，清泻脾、肺、肾比清泻肝、心亦轻柔，补肝、心比补益脾、肺、肾轻少。如《小儿药证直诀》中，清泻心、肝，用黄连、龙胆草，且量大而专；清泻脾、肺、肾则用生石膏、桑白皮，轻而少。《证治准绳·幼科证治准绳·五脏补泻法》云："泻青丸又名泻肝丸。钱乙谓肝无补法，故无补肝药，王海藏以四物汤内加防风、羌活等分，为细末，炼蜜丸，名补肝丸。又以泻青丸去栀子、大黄，名镇肝丸，治肝虚。导赤散泻丙小肠。泻心汤泻丁心。安神丸治心虚疳热、神思恍惚。海藏八物定志丸，补心正药。益黄散又名补脾散，海藏云：此剂补脾以燥湿。东垣云：治胃中寒湿呕吐，腹痛泻利清白之圣药也。泻黄散又名泻脾散，海藏云：泻脾热。阿胶散又名补肺散，海藏云：杏仁本泻肺，非若人参、天门冬、麦门冬之类也。泻白散又名泻肺散，海藏云：治肺热骨蒸自汗，用此直泻之。栀子、黄芩亦泻肺，当以气血分之。地黄丸即金匮八味丸去桂附，海藏云：治肾虚解颅，即魃病也，治脉毛而虚。钱氏谓肾无泻法，故无泻肾药。海藏泻肾丸治脉洪而实，即前地黄丸熟地改生地、去山茱萸是也，此治左手本部脉，若右尺洪实，以凤髓丹泻之。"王肯堂主张，肝用泻青丸、抑肝散，心用安神丸、八物定志丸、泻心汤、导赤散、生西散、神旨安神丸，脾用益黄散、人参安胃散、泻黄散，肺用阿胶散、泻白散，肾有地黄丸。儿科在五脏证治中，方剂有适其所宜、制其所偏，肝主泻少补、心泻多于补、脾补多于泻、肺补多于泻、肾主补。

（三）多治兼顾

小儿病发后传变迅速、病变广泛，常见、多见表里同病，经、腑、脏同病，多脏腑同病，虚实、寒热错杂互见。因此，儿科在制定方剂时必须依据证候的同病、互见，而同治兼顾。表现在君、臣、佐、使等各组成部分，均可与成人不同。"奇""偶""大方""重方""复方"为儿科常见、多见。即在儿科方剂中有多君、多臣、多佐、多使的现象。多君药者，如荆防败毒散、小儿回春丹、参苓白术散、资生健脾丸、时症散等；多臣佐药者，如泻青丸、清瘟败毒饮、普济消毒饮、五味异功散、七味白术散等。

二、剂型与给药途径

方剂组成之后，根据病证的需要和药物的特性制成一定的形态，称为剂型。由于小儿病发后传变迅速、易虚易实，以及由于各种剂型、给药途径本身的特点，且小儿经口给药困难，因此，为了达到预期的理想疗效，选择适当的剂型与给药途径，在儿科的治疗中显得更为重要。

（一）儿科临床选用剂型的原则

历代医药学家在长期的医疗实践中论述了正确选择剂型是提高临床疗效的重要途径，并探讨了儿科临床选用剂型的原则及思路。

1. 从临床实际需要的角度合理选择剂型　为了提高儿科临床疗效，在临床工作中根据剂型的特点选用不同的剂型或配合应用非常重要。如李杲在《汤液本草·东垣先生用药心法》指出：“大抵汤者，荡也，去大病用之；散者，散也，去急病用之；丸者，缓也，不能速去之，其用药之舒缓而治之意也。”由于汤剂剂量大，煎取的有效成分多，服用后有效成分很快被吸收，所以宜治大病重症；散剂是分散的固体剂型，它的粒子越小，被分散吸收得越快，但与汤剂相比，它需要分散、溶解过程，服用剂量少，其作用不如汤剂强，但比丸剂吸收要快，因而可以治疗急而较轻的病证；丸剂在体内需要经过崩解、分散、释放与吸收等过程，其作用速度不及汤剂与散剂，所以用以治疗慢性病较为合适。也就是说，相同的药物，因为选择的剂型不同，其临床治疗的效果亦有较大的差异。随着科学技术的发展，剂型与疗效关系的研究一定会有突破性的进展。

2. 从药物性质的要求选择剂型　方剂是由药物组成的，复方的成分更复杂。故临床亦应根据不同处方、不同药物、不同的有效成分制成各自相宜的剂型。如雷丸的主要有效成分雷丸素是蛋白分解酶，患绦虫病及蛔虫病患儿服雷丸粉后其蛋白分解酶被虫体吸收，使虫体蛋白质逐渐被分解、破坏，虫体失去附着能力而被排出体外；因雷丸素受热易被破坏，所以1995年版《中国药典》规定该药不宜入煎剂，应研粉调服；又因雷丸素在酸性环境中易失活变性，而在碱性环境中则其作用最强，故应用雷丸最好将其直接打粉制成肠溶丸、片剂，以保证雷丸驱除肠道虫证的效果。

（二）儿科给药途径

经口给药是一种传统的给药途径，古今皆广泛应用。适当选择便于服用、小儿喜于接受的剂型，如除传统的汤、丸（水、蜜、微小型）、散、膏、丹外，还有糖浆、冲剂、片剂、口服液等。尚有经鼻给药之散剂涂敷，经肛肠给药之各种栓剂、煎剂，而经皮（内）、肌肉、静脉给药亦较多见。

三、用法

非经口给药，其用法由各种方药、剂型、给药途径所决定。

经口给药的服用方法特点有三：一是少量多次，一次药量可间歇性分次服用，既可“无时”“数少与之”，又可依据病情而定，新病、急病分4～6次，慢病势缓可分3次服。二是喂药方法，既要耐心又要得法，除汤剂外均宜温水调和至稀水状，调在米汤、豆浆、乳汁内服用。三是可以加入适量调味品。

小儿用方（药）剂量，取决于年龄大小、病情轻重、个体差异。为了达到治疗目的（一定药量），又由于小儿处于发育中、各年龄组情况不同，以及小儿用药时间短、中病即止，进服时多有浪费，故小儿用量一是与成人有所不同，一是各年龄组用量不同，即绝对量小、相对量大。对于一般药物及病证，可按以下比例计算：一般新生儿用成人量的 1/6，婴儿用成人量的 1/3，幼儿用成人量的 1/3 ~ 1/2，幼童用成人量的 1/2 ~ 2/3，学龄儿童用成人量的 2/3 或接近成人用量。当然，这是指汤剂方的用药总量，具体的药味多少、每味药的用量，还要根据药性、常用量、病情需要，以及医师的经验来确定。

附 古今度量衡对照表

古方用药分量，从数字看，和现代相差很大，这是由于古代度量衡制度在各个历史时期有所不同。

古秤（汉制）以黍、铢、两、斤计量，而无分名。到了晋代，则以十黍为一铢，六铢为一分，四分为一两，十六两为一斤（即以铢、分、两、斤计量）。直至唐代医方仍沿用之。及至宋代，遂立两、钱、分、厘、毫之目，即十毫为厘，十厘为分，十分为钱，十钱为两，以十进累计，积十六两为一斤。元明以至清代，沿用宋制，很少变易，故宋、明、清之方，凡言分者，是分厘之分，不同于晋代二钱半为一分之分。清代之称量称为库平，后来通用市称（其实库平与市秤还有相差）。

引自《药剂学》（南京药学院编，1960 年版）历代衡量与市称的对照表（表 1 - 1），作为参考。

表 1 - 1 历代衡量与市称的对照表

时代	古代重量（两）	折合市制（市两）	古代容量（升）	折合市制（市升）
秦代	1	0.5165	1	0.34
西汉	1	0.5165	1	0.34
新莽	1	0.4455	1	0.20
东汉	1	0.4455	1	0.20
魏晋	1	0.4455	1	0.21（弱）
北周	1	0.5011	1	0.21（弱）
隋唐	1	1.0075	1	0.58（强）
宋代	1	1.1936	1	0.66（强）
明代	1	1.1936	1	1.07（强）
清代	1	1.194	1	1.0355

附注：上表古今用药衡量比较，仅系近似数值。

至于古方有云"等份"者，非重量之分，是谓各药斤两多少皆相等，大都用于丸散剂，在汤酒剂中较少应用。古方有刀圭、方寸匕、一字等名称，大多用于散药。所谓方寸匕者，作匕正方一寸，抄散取不落为度；钱匕者，是以汉五铢钱抄取药末，亦以不落为度；半钱匕者，则为抄取一半；"一字"者，即以开元通宝钱币（币上有开元通宝四字）抄取药末，填去一字之量；至于刀圭者，乃十分方寸匕之一。其中一方寸匕药散约合五分，一钱匕药散约合三分，一字药散约合一分（草本药散要轻些）。另外，药有以取类比象作药用量的，如 1 鸡子黄 = 40 梧桐子 = 80 粒大豆 = 160 粒小豆 = 480 粒大麻 = 1440 粒小麻 ≈ 9g。

古今医家对古代方剂用量，虽曾作了很多考证，但至今仍未得出结论。为便于学习古代医方的用药剂量，将古代衡量与现代公分制和市制列表如表 1 - 2。

表 1 - 2　古代衡量与现代公分制和市制列表

汉晋制				公分制	现代市制（1 斤 = 16 两）			
斤	两	分	铢		厘	分	钱	两
1 =	16 =	64 =	384 =	150	= 4800	= 480	= 48	= 4.8
1 =	4 =	24 =		9.375	= 300	= 30	= 3	
1 =	6 =			2.344（弱）	= 75	= 7.5	= 0.75	
1 =				0.391（弱）	= 12.5	= 1.25		
				1	= 32	= 3.2		

从 1979 年 1 月 1 日起，全国中医处方用药计量单位一律采用以 "g" 为单位的公制。附十六进制与公制计量单位的换算关系如下：

1 斤（16 两）= 0.5kg = 500g

1 市两 = 31.25g

1 市钱 = 3.125g

1 市分 = 0.3125g

1 市厘 = 0.03125g

在临床应用时，当按近代中药学和参考近代各家医案所用剂量，并随地区、年龄、体质、气候及病情需要来决定。

第四节　儿科常用方剂特点

小儿有其生理病理特点，小儿常用治法又与成人不尽相同，"法随证立""方从法出"，故儿科常用方剂种类与成人不同。

一、常用方剂

由于小儿有其生理、病理特点，小儿有特有病证（先天禀赋不足有关病证、与胎产护理有关病证），儿科常见病证又不尽与成人相同，时行疾病又多发，所以小儿常用治法与成人不尽相同，又"法随证立""方从法出"，所以儿科常用方剂与成人亦不尽相同。如解表剂（特别是辛凉解表剂）、止咳平喘剂、祛痰剂、运脾和胃剂、调节脏气不平剂、消食化滞剂、降泻息风剂、息风缓哮剂、清脏腑剂、开窍剂、透疹剂、驱虫剂较为多见。常用方剂如银翘散、桑菊饮、麻杏甘石汤、王氏连朴饮、五虎汤、白虎汤、黄连解毒汤、甘露消毒丹、清营汤、犀角地黄汤、清瘟败毒饮、普济消毒饮、柴胡葛根汤、龙胆泻肝汤、清热泻脾散、导赤散、桃花散、化痰清肺散、清金化痰汤、清宁散、调脾散、消乳丸、保和丸、大安丸、曲麦枳术丸、七味白术散、升降散、千金龙胆汤、逍遥散、紫雪丹、至宝丹、玉枢丹等。

二、常用合伍方剂

小儿病发后，传变迅速，病变广泛，便形成表里同病，多经同病，经腑同病，经脏同病，经腑脏同病，多腑同病，多脏同病，寒热、虚实错杂互见。因此，儿科临证用方，常两方或两方以上合用。如痰热闭肺之五虎汤合葶苈大枣泻肺汤；肺炎喘嗽并发心阳虚衰用五虎汤（或清气化毒饮）合参附龙牡救逆汤；表里双解之大柴胡汤、疏解散、时症散；治感冒夹证之合用等。

三、危急重症，峻猛救危

由于小儿病发传变迅速，病变部位迅速扩大深入、病情属性相互转化迅速，易虚易实、易寒易热，为了中止病情进展或急则治标，故儿科病证治疗在诊断明确的情况下，必须及时果断，不可犹豫不决，一味求稳，畏缩不前，则贻误时机，使病情"由轻转重，由重转危"。因此，在儿科急重证，或标急之时，非峻猛不可时，果敢及时用之，方可救危缓急。①大苦大寒、清热解毒；②急下之泻火、泄热下痰、下气、急下存阴；③息风开窍；④温补等。如黄连解毒汤、牛黄夺命散、玉枢丹、定喘息风散、紫雪丹、参附龙牡救逆汤等。应用时应中病即止，不可久用、不可过用，而取效一时，后患无穷。

第五节　儿科临证选方思路

辨证论治是中医学临证的核心，是中医方法论的精髓、支柱，是中医治病的主要手段。辨证论治的原则集中体现在临证过程中理法方药的有机统一。方是以治法为指导的，法是以证为依据的，治法是应用成方和遣药组方的指南，是制方的理论，而方剂是辨证论治成败的关键之一，是治法的具体体现。方剂组成后，其功用、主治必须而且一定与治法相一致。

成方是前人经验的积累，临床用方时除必须掌握用方原则，尚应根据病情对成方进行灵活加减变化。明确治则、治法的关系，君臣佐使的含义及其在组方中的作用。明确外邪所致病证的组方思路为针对病因性质、针对发病机制及病理改变、依邪正消长情况、针对突出主症组方，强调病因是否存在疾病始终及其在病机、组方中的重要作用及意义。明确内因所致病证的组方思路为针对病因、病机、突出症状组方。

一、临证选用成方思路

成方是前人的处方用药经过实践有效后遗留下来的宝贵财富，其在立法、配伍及运用等方面的严谨法度和技巧堪值效仿。临证选用成方是以深入了解成方所主治病证的病机和对成方方药配伍关系的理解为前提的。从临证思维的角度来看，临证选用成方实际上是医者根据对当前病证的认识，在治法的指导下，选择与其相近功用的方剂的过程，而且为使所拟方药与当前病证具有很好的针对性，需要对所选成方进行适当的化裁，以期提高临床医生的用方水平。

（一）据法选方

由于现有的方剂是以治法分类的。因此，当病证辨识清楚，其治法一经确立，就可以针对性选用。如感冒风寒袭表证立辛温解表（疏风散寒解表）法后，首先应考虑从辛温解表类方剂中选方，邪微证轻者选用葱豉汤，邪重证重者选用荆防败毒散，当立法中除辛温解表外、尚兼宣肺化痰时，则从三拗汤、杏苏散、宣消散等具有辛温宣肺作用的方剂中选出。如风寒侵袭气道之咳嗽，初起邪客卫表、气道者选用金沸草散，中期里证兼蕴痰饮者选用小青龙汤、冷嗽干姜汤、寒咳散、杏子汤（兼寒痰肺弱），后期外邪将尽、肺气不利者选用止嗽散。又如外邪引起肺热应考虑从桑菊饮、清气化毒饮、化痰清肺散、千金苇茎汤等中选用，而脏气动（内因）引起的肺热应从清宁散、泻白散、加味泻白散、桑白皮汤等中选用。因此，辨证立法是应用成方的依据，而据法选方是以立法明确和掌握一定数量的成方以及对成方配伍、主治、功用的深刻把握为前提的，并根据具体病证的特点进行适宜的化裁。

（二）据方证病机选方

以成方主治病证的病机（方证病机）与所治病证当前病机之间的吻合、相近是直接选用该方或作适当加减的条件。疾病是处于不断变化着的，这需要我们结合方证特点，按疾病发生发展规律将有关成方依序联系，串成一条线，以满足疾病不同阶段治疗的需要。如以肺脏为中心，按由表及里、邪实正虚的病机演变，将银翘散（风热犯表）、桑菊饮（风热初客气道）、麻杏甘石汤（风热犯肺）、清气化毒饮（风热客气道、肺、肺热炽盛）、清金化痰汤（肺热壅盛、痰热炽盛）、千金苇茎汤（外邪渐去、痰热未尽）、六君子汤（气虚痰阻）、沙参麦冬汤（肺阴虚）等依序排列，可呈现不同阶段的治法的变化规律，便于临证直接选用适合病情需要的成方。如春温邪在气分，因邪热所盛部位不同选择不同成方，邪热郁于胆腑、胆火上扰可选黄芩汤加豆豉玄参方，热郁胸膈、里热未炽、津液未伤可选用栀子豉汤，邪热炽盛于胸膈、腑气不通可选用凉膈散。如黑龙江中医药大学附属医院协定处方加减升降散之主治病机为伤寒温病、热盛于里、热结阳明夹痰夹惊，故对于外感热病胃肠热结，阳明腑实，里热炽盛之热厥、抽搐等证均可选用；清肺百咳散主治病机为外感湿热之邪客犯气道、膀胱、小肠，因此，对于浊壅气道、湿热淋、湿热泻均可选用，对于痰热咳嗽亦可化裁选用。

（三）按常见病证代表方选方

通过《方剂学》《中医儿科学》的学习，能记住一些病证的代表方剂。临证时在辨证清楚的情况下，可按"对号入座"方式选择，并根据病情作适当加减。如瘅病类疾病中肺瘅的代表方为麻杏甘石汤，肝瘅代表方为茵陈蒿汤，胆瘅代表方为大柴胡汤，肾瘅代表方为八正散等。又如泄泻伤食泻的代表方为和胃消乳散、保和散，风寒泻代表方为藿香正气散，湿热泻代表方为葛根黄芩黄连汤等。

二、临证加减成方思路

方剂的组成既有严格的原则性，又有极大的灵活性。临证在应用成方时，除遵循君臣佐使、药性、阴阳五行原则、标本原则的前提下，必须要结合病证的变化、体质的强弱、年龄的大小、四时的不同进行灵活的加减化裁。特别是清代以来，对方剂加减化裁的理论论述，进行了专篇研讨，一方面由于方剂学理论的提高，对方剂的变化予以关注，已经从简单的随证加减用药，转向改造成方，使之能够适应新的疾病谱；另一方面在方剂学理论水平提高之后，着手解决面临的实际问题，创立了一批新的高水平的衍化方。如俞根初在《通俗伤寒论》中有"六淫用药法"专篇，讲述治疗六淫病方的加减要旨；徐大椿在《医学源流论》中专设"古方加减论"对方剂加减进行理论上的探讨，并以《伤寒论》方为例，讲述方剂加减的意义、宗旨、方式、方法。现将历代医家化裁成方思路介绍如下。

（一）成方加减创新方

为适应患儿病势变化而加减，加减后其功效更为稳定，更能适应当前病证治疗的需要，而成为一首创新方。

藿香正气散出自《太平惠民和剂局方》，功能解表化湿、理气和中，用于治疗"伤寒头疼、憎寒壮热，上喘咳嗽，五劳七伤，八般风痰，五般膈气，心腹冷痛，反胃呕恶，气泻霍乱，脏腑虚鸣，山岚瘴疟，遍身虚肿，妇人产前、产后，血气刺痛，小儿疳伤。"其药物组成为大腹皮、藿香、紫苏、白芷各三两，土炒白术、陈皮、半夏曲、姜制厚朴、桔梗各二两，甘草一两，每服五钱，加姜枣煎。

张秉成在《成方便读》中云："治外感风寒，内伤湿滞，寒热头痛，胸膈满闷，及伤冷、伤暑、伤湿、疟疾，霍乱吐泻，凡感岚瘴不正之气者，并宜增减用之。夫四时不正之气，与岚瘴疟疾等证，无不皆由中气不足者，方能受之。而中虚之人，每多痰滞，然后无形之气，挟有形之痰，互结为患。故此方以白术、甘草补土建中者，即以半夏、陈皮、茯苓化痰除湿继之。但不正之气，从口鼻而入者居多，故复以桔梗之宣肺，厚朴之平胃，以鼻通于肺，而口达乎胃也。藿香、紫苏、白芷，皆为芳香辛散之品，俱能发表宣里，辟恶除邪。大腹皮独入脾胃，行水散满，破气宽中；加姜、枣以和营卫，致津液，和中达表，如是则邪有不退，气有不正者哉。"

然藿香正气散本用来治伤寒，而吴氏欲将其用来治温病，一寒一热，显然不是十分妥当。吴氏深晓化裁古方之妙，虽均用正气散，而其加减各有不同。《温病条辨·中焦篇》云："按今人以藿香正气散，统治四时感冒，试问四时止一气行令乎？历观前五法，均用正气散，而加法各有不同，亦可知用药非丝丝入扣，不能中病，彼泛论四时不正之气，与统治一切诸病之方，皆未望见轩岐之堂室者也，乌可云医乎！"试对吴氏的五个加减正气散进行比较，以给后世一些启迪（表1-3）。

表1-3 5个加减正气散比较

方名	相同药物	不同药	功用	原理	《温病条辨》原文
一加减正气散	藿香、厚朴、广皮、茯苓	杏仁、神曲、大腹皮、麦芽、茵陈蒿	理气、和中、化浊、利湿	为苦辛微寒法，乃湿郁微有化热，而症见大便不爽，故加用微寒之茵陈，利湿而兼清热	58. 三焦湿郁，升降失司，脘连腹胀，大便不爽，一加减正气散主之 正气散本苦辛温兼甘法，今加减之，乃苦辛微寒法。去原方之紫苏、白芷，无须发表也。去甘桔，此证以中焦为扼要，不必提上焦也。只以藿香化浊，厚朴、广皮、茯苓、大腹泻湿满，加杏仁利肺与大肠之气，神曲、麦芽升降脾胃之气，茵陈宣湿郁而动生发之气，藿香但用梗，取其走中不走外也。茯苓但用皮，以诸皮皆凉，泻湿热独胜也
二加减正气散	藿香、厚朴、广皮、茯苓	木防己、薏苡仁、大豆黄卷、通草	理气、和中、利湿、通络	为苦辛淡法，乃湿邪偏盛，且兼湿阻经络，而症见便溏、身疼，故加苡仁、大豆黄卷、通草利小便实大便，木防己急走经络之湿	59. 湿郁三焦，脘闷，便溏，身痛，舌白，脉象模糊，二加减正气散主之 上条中焦病重，故以升降中焦为要。此条脘闷便溏，中焦证也，身痛舌白，脉象模糊，则经络证矣，故加防己急走经络中湿郁；以便溏不比大便不爽，加通草、薏苡，利小便所以实大便也；大豆黄卷从湿热蒸变而成，能化蕴酿之湿热，而蒸变脾胃之气也
三加减正气散	藿香、厚朴、广皮、茯苓	杏仁、滑石	理气、和中、利湿、清热	苦辛寒法，乃湿郁化热，或内有复热，而症见舌黄、身热，故加用甘寒之滑石清湿中之热，杏仁利肺气，使气化则湿亦化	60. 秽湿着里，舌黄脘闷，气机不宣，久则酿热，三加减正气散主之 前两法，一以升降为主，一以急宣经隧为主；此则以舌黄之故，预知其内已伏热，久必化热，而身亦热矣，故加杏仁利肺气，气化则湿热俱化，滑石辛淡而凉，清湿中之热，合藿香所以宣气机之不宣也
四加减正气散	藿香、厚朴、广皮、茯苓	草果、楂肉、神曲	理气、和中、化湿、运脾	为苦辛温法，乃湿阻气机，脾运不及，而见苔白滑、右脉缓，故加草果、楂肉、神曲以运脾气	61. 秽湿着里，邪阻气分，舌白滑，脉右缓，四加减正气散主之 以右脉见缓之故，知气分之湿阻，故加草果、楂肉、神曲，急运坤阳，使足太阴之地气不上蒸手太阴之天气也

方名	相同药物	不同药	功用	原理	《温病条辨》原文
五加减正气散	藿香、厚朴、广皮、茯苓	苍术、麦芽、大腹皮	理气、和中、燥湿、运脾	为苦辛温法，乃湿从寒化，脾运不及，而症见脘闷、便泄，故加用苍术燥湿运脾，谷芽以升发脾胃之气	62. 秽湿着里，脘闷便泄，五加减正气散主之 秽湿而致脘闷，故用正气散之香开；便泄而知脾胃俱伤，故加大腹运脾气，谷芽升胃气也。以上两条，应入前寒湿类中，以同为加减正气散法，欲观者知化裁古方之妙，故列于此

又如建中汤，徐大椿在《医学源流论》指出："若桂枝汤倍用芍药而加饴糖，则又不名桂枝加饴糖汤，而为建中汤。其药虽同，而义已别，则立名亦异。"

（二）成方衍化方

根据病情、病机的不同，取某方进行加减，加减后其方义及主要作用亦随之发生变化，成为衍化方。

吴鞠通在仲景三承气汤的基础上，因症状不同，故而加减化裁出一系列新方，如护胃承气汤、导赤承气汤、增液承气汤、牛黄承气汤、承气合小陷胸汤、新加黄龙汤等衍化方。

桃红四物汤源于《医宗金鉴·妇人心法要诀》，系由唐代《仙授理伤续断秘方》之四物汤加桃仁、红花而成，功在活血调经。王清任根据瘀血部位的不同，分别创研了五大逐瘀汤，如血府逐瘀汤、通窍活血汤、膈下逐瘀汤、少腹逐瘀汤、身痛逐瘀汤等衍化方。

五苓散（其组成为猪苓、茯苓、炒白术、泽泻、桂枝），减桂枝，名四苓散；加辰砂，名辰砂五苓散；加二术，名二术五苓散；减桂枝、泽泻，名猪苓散；减炒白术、桂枝，加滑石、阿胶，名猪苓汤；加平胃散，名胃苓汤；加黄连香薷饮，名薷苓汤；加小柴胡汤，名柴苓汤。

（三）成方随证加减

原方随证加减，不构成新方，以应对临床多变之病证。

由于对医理的深入阐释，对制方化裁更加详尽，在传统经典古方的基础上，根据病情的需要进行加减、化裁是十分必要的。徐大椿在《医学源流论》中云："古人即有加减之法，其病大端相同，而所现之症或不同，则不必更立一方，即于是方之内，因其现症之异，而为之加减。"并举例说明，"如《伤寒论》中，治太阳病用桂枝汤。若见项背强者，则用桂枝加葛根汤；喘者，则用桂枝加厚朴杏子汤；下后脉促胸满者，桂枝去白芍汤；更恶寒者，去白芍加附子汤；此犹以药为加减者也。若桂枝麻黄各半汤，则以两方加减矣。若发奔豚者用桂枝，为加桂枝汤，则又以药之轻重为加减矣。然一二味加减，虽不易本方之名，而必明著其加减之药。"众多医著载有详尽的加减法与思路，如《脾胃论》载方63首，其中20首有详细的加减化裁论述，《内外伤辨惑论》48首方中有10首列加减用法；而且列有详尽的加减化裁法，如《世医得效方》卷十一小方脉"四君子汤"，加减化裁41条，《内外伤辨惑论》列"补中益气汤"加减化裁41条，《脾胃论》"调中益气汤"列加减化裁15条等。

诸多著作中还设专题论述加减，如《内外伤辨惑论》列"四时加减用药法""随时用药"，《脾胃论》列"随四时加减用药法"，《世医得效方》列"用药加减法""又用药加减法"等。

第六节　儿科临证遣药组方思路

遣药组方古称制方，历代先贤都致力于研究制方方法，力求掌握遣药组方的客观规律，使处方准确无误。对所治病证病因病机（病位、病性、病理、转机等）的辨识，对制方原则以及对成方或药物配伍规律的认识是临床组方的基础。

临证处方，必须以准确的立法为依据，因此，要想准确遣药组方，不仅要掌握组织方剂与运用方剂的方法，而且要提高辨证论治水平，明确处方与辨证的关系，故依法制方是儿科遣药组方必须遵循的原则。方以药成，药物是构成方剂的基础，处方中各药不是简单相加，而是按照处方原则和方法进行周密设计、妥善配伍，有机配合共成其用。

儿科病证的治疗原则可分为病因学治疗、病机学治疗及对症治疗。正如已故名中医凌一揆总结辨证论治时称广义包括驱除病因、调整病机、消除症状等内容。中医以证测因、审证求因，为治疗用药奠定基础，这种针对病因进行治疗的方法称为病因学治疗；针对病证的发病机制及病理改变进行治疗的方法，称为病机学治疗；临床上在对因、对机治疗的前提下，在总的方案中，针对患儿的突出症状，用一些以减轻患儿痛苦为目的的方法称为对症治疗。总之，以减轻或纠正病机所概括的病理状态和病理变化，恢复或重建患儿的整体的、动态的平衡协调作为治疗的宗旨，"审因论治""审机定治"，针对病因病机确定治则治法、方药，治法方药随着病机的变化而相应改变。

一、制方基础与思路

（一）据辨证结果制定合理的治疗方法与措施

掌握儿科辨证方法、模式，明确辨证的目的在于辨别病因病机及邪正消长情况，据辨证结果制定合理的治疗方法及措施。

明确常用治法在儿科中的具体应用。如利法是通过利小便达到治疗目的一种疗法，主要作用于小肠、膀胱、肝胆、三焦、心肺、脾、肾，利法具有祛除湿浊、泌别清浊、调整气机、导热下行、利助脾运、助膀胱气化、疏利肝胆等作用。利法在外感高热治疗中具有退热作用，系先导出小肠、心之大热，继而缓导其他脏腑之热下出，从而减轻或缓解热势，如银翘散之淡竹叶，甘露消毒丹之木通、滑石、茵陈蒿，新加香薷饮之白扁豆等；利法在咳喘治疗中具有降气化痰作用，通过增加小便排出湿浊及滋生之痰浊而达到化痰之目的，又通过分利下行、调整肺之升降功能达到降气之目的，如清肺百咳散中用四苓散，三仁汤中薏苡仁、滑石、通草、竹叶，王氏连朴饮之栀子，清金化痰汤之栀子、茯苓，桑白皮汤之栀子，清宁散之赤茯苓、车前子；利法在实证口疮、鹅口疮治疗中有祛除秽浊、清心泄热作用，如清热泻脾散之栀子、赤茯苓，凉膈散之竹叶、栀子，泻心导赤散之竹叶、木通；利法在泄泻治疗中不仅有病因学治疗作用，又有调整泌别、升清降浊、调整气机等病机治疗作用，既能导热下行，又能利前阴实后阴，达到对症治疗目的；利法在厌食、食滞治疗中有利助脾健作用，祛除水湿以减轻脾胃之运化负担，使脾无湿困之苦，故利法有助于脾之振奋和强健，如逍遥散之茯苓，调脾散之佩兰、苍术，保和丸之茯苓等；利法在淋证中既有祛因、助膀胱气化之功，又有止淋之用，如导赤散之木通、竹叶等。

（二）把握制方原则，组方主次分明

把握制方原则，明确君、臣、佐、使的含义及其在组方中的作用。

方剂是以中医基础理论和中医临床思维方法为指导，在辨证审机、确定治则治法的基础上，按照组方原则，有目的地将药物经过合理配合，并酌定适当剂量，规定适宜剂型及用法等一系列过程，最后完成的药物治疗处方。方剂是中医运用中药防治疾病的主要形式。组方原则、思路、技巧直接影响着疗效。

1. 方剂的组成原则　自《黄帝内经》提出"君、臣、佐、使"的组方原则后，历代先贤都致力于研究制方的原则及方法，逐步形成方剂组织的理论基础，使其成为认识成方结构及临证遣药组方的依据。

一个方剂的典型结构包括君、臣、佐、使四个部分。

君药为方中的主药，是针对主病或主证的主要矛盾起主要治疗作用的药物。君药的作用有两方面，一是针对病证的主要病因，二是针对病证的主导病机。

臣药为方中的辅药，用以辅助君药增强治疗作用的药物，臣药在方剂中占有重要的地位，它往往可以影响一个方剂的全局。臣药的作用有三个方面，①助君药针对病证的主要病因、主导病机。②针对兼病或兼证起治疗作用。③监制君药。

佐药是指解除兼证，或佐制君、臣药性的药物，其作用有三个方面。①佐助君、臣药以加强治疗作用，或用以治疗次要病证的药物。②佐制药，即消除或缓解君、臣药毒性与烈性的药物，以防止发生副作用，增强治疗作用。③反佐药。

使药是指用以引经或调和药性的药物，其作用有三个方面。①引经药，能引导方中诸药的药力直达病所。②载诸药向上升浮，或引导诸药向下沉降，以集中药力增强全方的治疗作用。③调和药，指能调和方中诸药的性能、协调诸药的相互作用或起到矫味作用。

君、臣、佐、使的设定是以所治病证和被选药物的性能特点为依据的，即君药是方剂中的核心内容，臣、佐、使药则是围绕君药设定的，如《素问·至真要大论》提出："主病之谓君，佐君之谓臣，应臣之谓使。"又《医学管见》中对其具体职能做了进一

步的论述，云："大抵药之治病，各有所主。主治者，君也；辅治者，臣也；与君相反而相助者，佐也；引经及引治病之药至于病所者，使也。"

2. 强调临证处方时必须主次分明 方中诸药既需各尽其职，又须互相配合、妥善配伍，共成其用。而且须明确处方中药物配伍特点与脏腑或脏腑间的病理生理密切相关：如从肝的病理和生理特性认识辛凉疏泄之桑叶、菊花在羚角钩藤汤中的配伍意义，从肝在脏腑气机升降（心肾相交）中的作用认识桑螵蛸散用人参的机制。又如四逆汤中加大附子用量而成通脉四逆汤；理中汤中减干姜用量增人参量，则引起原方中佐药与君药互易而变为健脾益气、温中扶阳之剂。

3. 药物配伍是方剂组成的基础 方剂是由药物组成的，是在辨证立法的基础上选择合适的药物组合成方。药物的功用各有所长，也各有所偏，通过合理的配伍，增强或改变其原有的功用，调其偏性，制其毒性，消除或减缓其对人体的不利因素，使各具特性的药物发挥综合作用，"药有个性之专长，方有合群之妙用"即是此意，徐大椿在《医学源流论·方药离合论》中云："方之与药，似合而实离也。得天地之气，成一物之性，各有功能，可以变易气血，以除疾病，此药之力也。然草木之性，与人殊体，人人肠胃，何以之如之所欲，以致其效，圣人为之制方，以调剂之，或用以专攻，或用以兼治，或以相辅者，或以相反者，或以相用者，或以相制者，故方之既成，能使药各全其性，亦能使药各失其性，操纵之法，有大权焉，此方之妙也。"所以说，方剂是运用药物治病的进一步发展与提高。

（1）熟悉常见药物配伍形式：药物配伍是指根据病情的需要和药物性能，有选择地将两味或多味药物组合在一起，是中医临床用药的主要形式，也是方剂组成的基础。《神农本草经》将药物配伍形式概括为相须、相使、相畏、相杀、相恶、相反6种类型。药物通过合理配伍，既可增强疗效，又可消除或缓解某些药物对人体的不利影响，尚可扩大治疗范围。但各种配伍形式在方剂中又是相互联系和相互交叉的。临证应根据治疗的需要，将各种配伍形式加以综合应用。

（2）重视药对配伍：药对是具有某种特定功用的配伍单位。"对"者"双"也，配伍也，古人原以单味药立方，后来体会出药物之间配合应用，较之单味药立方疗效增强，尤其是两味药配伍运用，其效更彰，由此药对随之产生。临证需掌握常用药对配伍规律，理解配伍意义。大多数药对经历代医家临床验证配伍精当、疗效可靠，因此，临证组方时应重视利用药对配伍，这对于病证的治疗有重要意义。药对或曾是独立的小方，如芍药甘草汤之芍药与甘草、甘桔汤之甘草与桔梗、二妙丸之黄柏与苍术、六一散之滑石与甘草等，或源于名方中的配伍，如麻黄与石膏、麻黄与桂枝、石膏与知母、柴胡与黄芩、黄芪与防风、生姜与半夏、黄芩与黄连、瓜蒌与风化硝、黄连与肉桂、黄连与吴茱萸、枳实与白术、柴胡与升麻等。有时药对还包括按中药七情理论的一些常用配伍，如黄柏配知母（相须）、白术配茯苓（相使）等。

（3）重视药物的选定：除遵循"法随证立""方从法出""君臣佐使"等组方基本原则与方法外，亦应重视药物的选定，如君药、臣药的选定，巧施反佐配伍等。因方以药成，药物是构成方剂的基本单位，方剂中各药不是简单相加，而是按照组方原则和方法进行周密设计、妥善配伍，也就是说方剂的功效一方面是以方中各药的药性为基础，另一方面又表现出药味通过配伍而产生的特殊综合效用。

重视君药的选定，虽然一首方剂不一定"君臣佐使"四者俱全，但作为针对主病或主证的君药是必不可少的。君药是针对病因、病机、主证、现阶段主要矛盾的药物，君药不仅体现了方剂的主攻方向，而且往往在一定程度上决定了方中其他药物的选择范围。君药不仅仅限于一味药物，根据病情的需要，也可以选择两味药、三味药或更多的药物组成，在特殊情况下也可以选用另外一个完整的方剂作为君药。如《伤寒论》之麻黄汤选用苦辛性温、专入肺经，具有发汗解表、宣肺利水、平喘作用的麻黄为君药。《温病条辨》之桑菊饮中的桑叶与菊花共同组成君药，两味性味相同，均入肺肝二经，均能清透、疏散肺经郁热，但桑叶入肝达肺、长于散风，菊花则入肺达肝、长于清热，两者相辅相成。《伤寒论》之黄连阿胶汤中以黄连、阿胶为君，黄连味苦性寒、直折心火，阿胶甘平、滋阴清热，两药相伍降火与滋阴兼顾，组成了交通心肾之要剂。《温病条辨》之三仁汤中以"三仁"为君，杏仁通宣上焦肺气、白蔻仁宣畅中焦、薏苡仁疏导下焦，宣肺、畅中、渗下三焦并调。在某些特殊情况下也可将另一个完整的方剂作为君药，如《医方集解》之人参清肌散将四君子汤全方作为君药。

重视臣药的选择，臣药的数量不限，根据病证、病情的需要，可单用一味药物，也可以用多味药物，甚至选用某个完整的方剂作为臣药。如《备急千金要方》之千金龙胆汤臣用大黄、茯苓，《太平惠民和剂局方》之川芎茶调散臣用羌活、白芷、细辛，《太平惠民和剂局方》之十四味建中汤臣用四君子汤、四物汤等。

临证还应重视一药多用的配伍技巧，充分利用一药多能特点，重视方中药味间的交叉配伍关系。由于疾病处于动态变化中，不同阶段主要矛盾不同，每一阶段处方亦应有其针对性，其处方用药既须避免用药庞杂，又须避免多药性、多功用的相互牵制。因此，临证处方时须充分利用一药多能的特点。历代诸多配伍精当的方剂堪称楷模，如麻杏甘石汤充分利用了麻黄的发汗解表、宣肺平喘、宣肺利水、利水化痰的功效；茵陈蒿汤充分利用了茵陈蒿的清利湿热、疏利肝胆、退黄、泄热的功效；王氏连朴饮中芦根亦有一药多用之妙，正如《玉揪药解》指出芦根有"清降肺胃，消荡郁烦，生津止渴，除呕下食"之效。

二、外邪所致病证组方思路

（一）针对病因组方

首先要辨别外邪的性质及轻重，以及外邪致发后自身性质转变的可能性，然后审因立法、拟定针对性的治疗方法及措施，最后依法遣药组方。病因学治疗的目的在于消除病因、清除病灶，即祛除外邪，以达到正气不伤或少伤之目的，有利于康复，同时强调祛邪务早、务快、务尽，正如吴鞠通所言："治外感如将。"（兵贵神速、机圆法活、去邪务尽、善后务细），外邪所致病证的祛邪既要使"邪"消灭，又要"因势利导""顺其生机"、顺应脏腑之势、顺应经气运行之势，注意病邪外出的通道，即祛邪方式、途径，从肌表外出、从口鼻外出、从二便而出等。

如引起水痘的邪气为外感时行邪毒，其性为热兼湿、风，治热当采用清热解毒法，治湿当采用祛湿法（以清化为主、佐以分利），治风当疏风清热法，并根据邪毒性质轻重，当以清热解毒（清）法为主，兼以清化、分利湿浊，佐以疏风（辛凉解表）法，如清法选用金银花、连翘、干重楼，清化选用黄芩、黄连，分利选用滑石、车前子、竹叶，温化选用厚朴，疏风法选用薄荷、蝉蜕、荆芥。又如隋唐时期已提出治疟疾用常山，治痢疾用黄连、白头翁、马齿苋等病因学治疗措施。

（二）针对病机组方

自《黄帝内经》倡导"审机定治"以来，历代先贤都致力于挖掘新理论、新学说，针对发病机制及病理改变进行遣药组方体现中医治疗精髓。病机，从横向方面看，它涵括了病邪、病性、病势、病位等要素；从纵向看，它以正邪斗争为主线，反映了疾病从发生、发展到传变及结局整个病程的动态变化规律。唐代医家孙思邈提出："夫欲理病，先察其源，候其病机。"已故名医岳美中亦提出："见症状要进一步追求疾病的本质，不可仅仅停留在寒热虚实的表面上……务期细密，才能丝丝入扣，恰合病机。"

首先要洞察外感病证的发病机制及病理改变，然后据此来拟定治疗方法及措施，最后据法遣药组方。如外感泄泻的主要病机是肠功能障碍，故病机学治疗为调整泌别、调理气机，当首选李中梓提出治泻九法之首——淡渗分利法，因利法通过强化小肠泌别功能，使水液归于膀胱，即强化"水液由此而渗入前"的作用，而使留于或渗于肠的水液减少；利法通过去其肠内之壅滞，通过分利下行，使脾胃降下正常，从而调整脾胃升降功能之目的。对暴泻伤阴之证，虽利法夺气耗津，但调整泌别势在必行，宜微利，常用白芍；对于泄泻实证其泌别紊乱、津液偏渗于肠内，或湿热胶结炽盛，不强化泌别则有津枯气衰、热势猖獗之患，故此主以分利，其一强化泌别功能，其二又达到止泻存阴护气、利湿退热之功，次选和胃助运、理气之品。又如外感急惊风、心肝客热、气机逆升、气血（津液所化之湿）湿浊皆随之而升之证，隋唐时期已认识到清心泻肝、降泄气机等病机学治疗，《备急千金要方》立"龙胆汤"用龙胆草、黄芩等清解在心肝之邪热，茯苓利水去湿浊，大黄泻有升不降之气机合茯苓使热、湿浊、热势得以从二便而去以达降泄气机之目的。又如肺气郁闭为肺炎喘嗽的主要病理机制，故肺炎喘嗽的病机学治疗主要是开肺（开其肺闭），临证组方时须针对引起肺气郁闭的主要病理因素考虑开肺的形式（途径、方法），灵活选择宣肺法、肃肺法、利法、下法、行气法、化瘀法、通络法、治痰法等诸法，然后再根据具体情况优选几种开肺方法进行遣药组方。

（三）针对邪正消长情况组方

邪正斗争不仅关系到疾病是否发生，而且贯穿着外感病证的始终，损害与抗损害、破坏与修复、失调与协调是同时进行的。邪正消长的一般规律是邪盛阶段，而后进入正复阶段，或有后遗阶段；邪盛阶段分初期和极期，初期邪气初盛、正气少耗，可分卫表证、表里兼证、里证，极期分中期和邪盛正衰期，中期邪（外感、内生）可客脏腑，可客气、营血，邪胜正衰期邪气鸱张，可在同一部位同一阶段，又可在不同部位不同阶段，可有不同性质、种类的衰败；正复阶段有邪气的减弱至消退，有正气由耗虚逐渐恢复正常者，分邪减正虚、邪去正虚、正虚邪恋三期；后遗阶段有邪气留伏，或正气伤损不复。邪盛阶段初期、中期正伤不著，以祛邪法为主，必要时适当结合扶正之法；正复阶段多以扶正为主，并视病邪的多少盛衰而佐以祛邪，扶助正气，改变邪正双方的力量对比，以利于疾病向痊愈方向发展。总之祛邪时不能忽略正气的状态，必要时可佐以扶正；在扶正时不能忽视邪气的存在，有邪可以佐以祛邪。在遣药组方时，必须时刻观察邪正消长盛衰情况，处处维护稚弱、扶助正气。另外，邪正消长盛衰所处阶段不同，祛邪方法亦不同，如风寒之邪初客肺系气道，当采用疏风散寒（辛温解表）法，羌活、荆芥、防风、豆豉等药为常选，邪盛极期风寒客犯气道、肺寒炽盛，当采用温肺散寒等病因学治疗方法，常选干姜、细辛等药。

（四）针对主症组方

症状不仅是辨证与诊病的主要依据，也是患儿最痛苦的主诉，有的还成为病变中诊疗的关键，而且疾病发展过程中还会出现某些兼症及并发症。症状的出现是疾病本质的外现，也是临证认识疾病的航标和纽带。因此，临证组方时在对因、对机治疗优先的前提下，在总的治法及方中针对患儿的突出主症，用一些以减轻患儿痛苦为目的的治疗方法及药物是非常必要的。针对突出症状处方用药亦具有应急性的特点，对于喘促、咳嗽、高热、尿闭、神昏、抽搐等严重、危急症时，当急者为先，佐以或主以治标的方法以解决紧急情况，其不同于"头痛医头、脚痛医脚"的治疗思路，而且针对突出症状组方亦有一定的灵活性、针对性、实用性的特点。这要求我们理清治法、药物、方剂中涉及对症治疗方面的经验。如咳喘患儿的突出症状是咳嗽，临证组方时可灵活选用宣肺止咳、下气止咳、化痰止咳法外，尚可应用通络止咳法（赤芍、莪术）、息风解痉止咳（干地龙、钩藤、蝉蜕、僵蚕）、镇咳法（郁金、龙骨）等。中医临床总结、积累了许多丰富的针对症状进行组方的有效方法和药物，隋唐时期已有明示，如《备急千金要方》对外感发热，不仅从病机用辛凉清热法（汗、清），且有淋浴、灌肠等方法，不仅从体表降热、挥发散热，又有从二便降热（利、下法），加之葛根、生石膏、麻黄、羌活等药物的辛散寒清。《神农本草经》有"柴胡退热""半夏止呕""青蒿退热"。现代如"五味子降转氨酶"等。

三、内因所致病证组方思路

（一）针对病因组方

内因所致病证，其病因繁多，常见有饮食因素（引入他邪除外）、脏气不平、情志因素、禀赋体质等，以及内生之痰饮、瘀血、气郁、湿、火等。针对饮食因素、脏气不平、内生诸邪有明确的治法、治则，亦有些内因所致病证其因系外邪引动内因所致，如外邪引起的哮病、紫癜、水肿等，据外邪性质拟定治法亦属病因学治疗范畴。首先要辨别病因及性质、是否有内生邪气，然后审因拟定治疗原则、方法，最后据法组方。

如脾虚夹湿泻，其病因一系脾虚，二系内生湿邪，故病因学治疗当为健脾益气、利湿，除选用仿四君子汤化裁之健脾益气方药外，亦选用淡渗利湿药，如茯苓、白扁豆、薏苡仁等，既利湿、从小便分利，又有一定程度的健脾作用。

（二）针对病机组方

自《黄帝内经》提出并倡导的"审机定治"诊疗模式概括了中医临证治疗思路的要领，有效地指导着疾病实际。首先要详细分析四诊材料，洞察该病的发病机制及病理改变，然后审机拟定治疗原则、治疗措施及方法，最后据法遣药组方。

如脾虚引起的泄泻、厌食。脾虚致泻机制为脾虚运化失司、水谷不运、内留于肠、枢机不利，胃虚则不能腐熟，小肠虚则泌别失司、清浊不分，大肠虚则不聚，其主要机制泌别异常、功能失健，且当辨其虚位（脾、胃、肠），次辨虚性，再辨有无乘侮，其治疗除选用健脾益气、利湿等病因学治疗外，其病机学治疗除健脾和胃助运外，主要针对水谷不化、精华之气不能输布拟定利湿调整泌别，常用茯苓、白扁豆、薏苡仁、泽泻，或佐用四苓散化裁；脾虚致厌食其机制为运弱所致，治疗除选用健脾益气病因学治疗方法、药物外，病机学治疗主要为助运、醒胃，助运除用健脾益气外，尚可选运脾法（如苍术、佩兰）、减轻脾胃负担（多用淡渗利湿、消食，常用茯苓、白扁豆、白术、焦山楂、神曲、麦芽、陈皮）、醒脾开胃（如砂仁）。

（三）针对主症组方

临床上需对症的变化性和多样性进行周密观察，临床上一般是以病为本、以症为标，在审因、审机论治的前提下，对某些患儿最痛苦的症状进行针对性治疗，或本着"急则治其标"的原则，对于急性失血、剧痛、尿闭、咳喘、抽搐等标急之症当主以或佐以治标之法。如隋唐时期已认识到止泻、止腹痛用诃子，止腹痛用莨菪子，止咳化痰用麻黄、五味子，夜啼用龙骨、珍珠等。又如解颅系髓脑脉络窄闭，脑络气血津液运行不畅、不至或不能，致湿瘀互阻脑窍，治疗当以祛除颅脑水瘀、疏通髓脑窄闭为主，采用活血化瘀、利水通络、涤痰化浊等法。若兼见惊厥、喷吐等风象，系颅脑水积逐渐增多、增大，阻碍气机的运行，气机不畅、郁而生风、动风所致，应在祛除水湿、疏通窄闭等基础上佐以息风止痉治疗，常用钩藤、地龙、白僵蚕等药物。

第二章 外邪所致证方

　　小儿邪正消长的一般规律是先是邪盛阶段，而后进入正复阶段，或有后遗症阶段。邪盛阶段分初期和极期，初期邪气初盛、正气少耗，可分卫表证、表里兼证。极期邪气入里多热化、邪气鸱张，或化毒、多有内生邪，正气（特别是阴津）已有不同程度的耗损，分邪盛中期和邪盛正衰期；邪盛中期邪（外感、内生）可客脏腑，可客气、营、血，邪盛正衰期邪气处于鸱张状态、正气已衰败，邪气可在气营血、脏腑，邪盛正衰可在同一部位（脏腑）、同一阶段（气、营、血），又可在不同部位，可有不同性质、种类的衰败。正复阶段，有邪气的减弱至消退，有正气由耗虚逐渐恢复至正常，分邪减正虚（各有主次）、邪退正虚、正虚邪恋三种。后遗阶段，有邪气（内、外）一直不消退而留伏，有正气伤损不能恢复正常，分邪伏、正损、邪伏正损 3 种。

第一节　邪盛初期方

一、卫表证方

（一）风热犯表证方

　　风热犯表证是指具有风热性质之邪气经皮毛或口鼻而入，正气抗邪所表现的肺卫证候。其辨证要点：①有风热性质之邪气客于皮毛肌腠，阻遏卫气的正常宣发的病因病机。为外感病的初起阶段。②具有起病急、病情轻、病程短的特点。③风热俱为阳邪，故发热重而恶风轻，舌边尖红、苔薄白欠润或薄黄。④有定位在肺卫的依据。风热俱为阳邪，主升发、开泄，可使腠理开泄，但邪郁肌腠，营卫之气不得宣通，故见无汗或虽汗却少而不畅；风热上攻，咽部气血壅滞，则咽红或痛；肺卫失司，外窍失利，故见鼻塞流浊涕、喷嚏。常用的风热犯表证方如下。

银 翘 散
《温病条辨》

　　【组成】金银花、连翘各 15g，苦桔梗、薄荷、牛蒡子各 9g，竹叶、荆芥穗各 6g，生甘草、淡豆豉各 7.5g。

【用法】将方中药物按规定剂量配好后，捣碎、拌匀，制成粗散剂。煎药时，先取鲜苇根煎 20 分钟，然后取银翘散 10g 用鲜苇根汤煎，煎至药味甚浓、香气大出时（水沸后 3～5 分钟）即趁热取服，勿过煮。肺药取轻清，过煮则味厚而入中焦矣。病重者，约 2 时 1 服，日 3 服，夜 1 服；轻者 3 时 1 服，日 2 服，夜 1 服；病不解者，作再服。

现代用法：按原方比例酌情增减，改作汤剂，水煎服。

【功效】辛凉透表，清热解毒。

【主治】温病初起，症见发热微恶风寒、汗少或汗出不畅、头痛口渴、咳嗽咽痛、舌尖红、苔薄白或薄黄，脉浮数。

【制方原理】本方所治乃温热邪气初犯肺卫所致。温病初起，邪在卫分，正邪斗争，卫表开阖失司，故见发热恶风、微汗或汗出不畅。治当疏风清热、透散发表。

方中用性凉而质轻，既有清热解毒、轻扬宣透的作用，又有芳香辟秽功效之金银花、连翘为君；臣以荆芥穗、豆豉辛而微温，助君药疏表散邪、开郁宣肺，在于表热非轻凉不能清，而表郁又非辛味莫能宣，于大队辛凉药中配入少量辛温而平和之药，是取其辛散宣郁之长，又不悖辛凉之旨；佐以薄荷轻清宣透，助君药轻宣表热，牛蒡子疏散风热、清利头目而利咽，桔梗利咽宣肺透表，竹叶、鲜芦根清热利水而退热；甘草解毒、调和诸药为使。张秉成在《成方便读·发表之剂》中指出："病于表而客与肺者，故以辛凉之剂，轻解上焦，银花、连翘、薄荷、荆芥，皆辛凉之品，轻扬解散，清利上焦者也，豆豉宣胸化腐，牛蒡利胸清咽，竹叶、芦根清肺胃之热而下达，桔梗、甘草解胸膈之结而上行。"诸药配伍，辛凉轻扬，以其辛散、凉清、轻宣之功而疏透卫分风热邪气。

银翘散虽为解表剂，但并非发汗之剂，而是以其辛凉轻解之功，使药力达表，疏透风热，令表郁解而肺气宣，则腠理调达、营卫调和、津液得布，自然病解而汗出，是不发汗而得汗，正所谓叶天士之"在卫汗之可也"。本方功效正如吴鞠通所云："此方之妙，预护其虚，纯然清肃上焦，不犯中下，无开门揖盗之弊，有轻以去实之能，用之得法，自然奏效"（《温病条辨·上焦篇》）。

【制方特点】吴鞠通遵《黄帝内经》中"风淫于内，治以辛凉，佐以苦甘；热淫于内，治以咸寒，佐以甘苦"之训，又宗喻嘉言"芳香逐秽"之说，在东垣清心凉膈散（其组成为竹叶、薄荷、桔梗、黄芩、栀子、连翘、甘草）的基础上，去黄芩、栀子，加金银花、荆芥穗、牛蒡子、淡豆豉、芦根而成名方银翘散。其云："病初起，且去入里之黄芩，勿犯中焦，加银花辛凉，芥穗芳香，散热解毒；牛蒡子辛平润肺，解热散结，除风利咽；皆手太阴药也。"有关服法《温病条辨·上焦篇》云："盖肺位最高，药过重，则过病所，少用又有病重药轻之患，故从普济消毒饮时时清扬法。"

本方制方特点：一是以既有清热解毒，又有轻宣透表之品为君，其一使退热有保证，其二能解表，当代名老中医王伯岳先生在《中医儿科临床浅解》中说："单独使用解表药，往往一出汗热就退，但汗后又会发热，所以在使用解表药的同时，一定要佐以清热药。"二是辛凉解表药与辛温解表药同用，使热从表解，但辛凉解表药无论在种类还是药量上均比辛温解表药多。三是用汗、清、利三法退热。

【比较】银翘散与桑菊饮，都是治疗温病初起的辛凉解表之剂，二者皆有连翘、桔梗、甘草、薄荷、芦根，但银翘散尚有金银花、荆芥穗、淡豆豉、牛蒡子、竹叶，其透表清热之力强；桑菊饮尚有桑叶、菊花、杏仁，其肃肺止咳之功大，故吴鞠通称银翘散为"辛凉平剂"，桑菊饮为"辛凉轻剂"。

【临床应用】使用要点：①主要用于温病初起，邪在卫分者，是治疗风热犯表之基础方。②亦可用于咳嗽、风痧、奶麻、水痘等有卫分表证者。

原方加减：胸膈闷者，加藿香、郁金各三钱；渴甚者，加花粉；项肿咽痛者，加马勃、元参；衄者，去芥穗、豆豉，加白茅根、侧柏炭、栀子炭各三钱；咳者，加杏仁利肺气；二三日病犹在肺，热渐入里，加细生地、麦冬保津液，再不解，或小便短者，加知母、黄芩、栀子之苦寒，与麦、地之甘寒，合化阴气，而治热淫所胜。

现代加减：若颈肿咽痛者，加马勃、山豆根、玄参。

银翘解表宣肺散
（黑龙江中医药大学附属医院协定处方）

【组成】金银花、连翘、桔梗、薄荷、生甘草、荆芥穗、淡豆豉、大青叶、桑叶、菊花各 20g，竹叶、芦根各 15g。

【用法】散剂，每袋 1g。每服 0.5～2g，每日 3 次，温开水冲服。

【功效】辛凉透表，疏风清热，宣肺化痰。

【主治】温病初起邪客肺卫，症见发热微恶风寒、汗少或汗出不畅、头痛口渴、咳嗽有痰、咽痛咽痒、皮疹散在，舌尖红、苔薄白或薄黄，脉浮数。

【制方原理】温病初起，邪在卫分，正邪交争故见发热恶风、无汗或少汗；风热上壅咽喉，故见咽赤、咽痛。其病因为风热之邪，病位在肺卫，热、汗乃邪正斗争之病理反应。其治疗，病因学治疗为疏风清热以祛其邪，病机学治疗为解表，对症治疗为退热。

方中用金银花、连翘清热解毒、轻宣透表而为君；臣以荆芥穗辛散表邪，桔梗宣肺化痰，大青叶清热解毒；佐以芦根、竹叶清热利小便而泻火，豆豉、薄荷、菊花辛散发表，桑叶轻疏肺经；甘草解毒、调和诸药为使。

【制方特点】银翘解表宣肺散系《温病条辨》银翘散与桑菊饮合方而成，除具有银翘散的特点外，宣肺化痰、祛风胜湿之力更强。发热为本证的主要症状之一，过高过久之热则易耗伤正气，甚或引起其他变化，故对热之处理应及时，采用汗、清、利三法，通过汗液、直清、利小便的方法，使邪、热、毒分消，银翘解表宣肺散的组方即基于此而设。

【比较】在实际运用中，银翘解表宣肺散与《温病条辨》银翘散比较，银翘解表宣肺散多大青叶、菊花、桑叶，少牛蒡子；金银花、连翘量较银翘散少 1/3；荆芥穗、淡豆豉、薄荷、桔梗、竹叶、生甘草的量比银翘散多 1/9～1/3。从而使银翘解表散作用范围广，除清热解毒外，又加大凉血功能；辛散力量增强，除解表增强外又能胜风湿；其宣肺化痰力增强。

【临床应用】使用要点：①适用于外感热病初起，邪在卫分者。②亦适用于麻疹、风痧、感冒、乳蛾、痄腮、水痘、咳嗽等卫分表现者，症见发热恶风、无汗或少汗、头痛口渴、咽痛，舌尖红、苔白或微黄，脉浮数。

宣 透 散
（黑龙江中医药大学附属医院协定处方）

【组成】葛根、金银花、连翘、牛蒡子、紫草、薄荷、蝉蜕、芦根、生石膏、生甘草。

【用法】散剂，每服0.5~1g，每日3次，口服。

【功效】透疹解表，清热解毒。

【主治】疹出不透，风热感冒、乳蛾、颈肿、痄腮等，症见发热、烦躁不安等。

【制方原理】麻疹等疹出不透，或因表实，或因感寒，或因疹毒热重。"麻为阳毒"，其性热，故古有"麻喜清凉"之说，当用清热解毒法以治其因。麻毒由表入里，自卫气至营血，中人发病则由里向外、由内达外，故古人有"麻宜发表透为先，形出毒解便无忧""麻不厌透"之说，务使血脉通畅，腠理开泄，微微汗出，麻毒易透。而麻疹初起禁用升麻、葛根、柴胡等升阳发散类药物，因升阳劫津，提气变喘而致肺炎喘嗽。而本证所治之证系麻疹初起为风寒所闭、疹出不透，故可酌情使用葛根。治当透疹宣散，清热解毒为法，以祛除疹毒。

方中用葛根辛凉，具有发表解肌、升阳透疹、解热生津之功而为君。臣以金银花、连翘清热解毒、轻宣肺卫；紫草凉血活血、解毒透疹。佐以芦根、生石膏清热泻火，蝉蜕、薄荷、牛蒡子疏散透邪。甘草解毒为使。诸药合用共奏清热解毒、解肌透表之功。

【制方特点】本方原本为麻疹等疹出不透因于表实、毒热较著之证所立。本方除加大清热解毒之力外，又有凉血透疹之功；更主要是应用升阳发散之品，既有发表解肌以除表实，又有升阳透疹之功，其主用葛根的配伍意义与升麻葛根汤相似，吴仪洛在《成方切用·卷三上·表散门》升麻葛根汤后云："阳明多气多血，寒邪伤人，则血气为之壅滞，辛能达表，轻可去实，故以升、葛辛轻之品，发散阳明表邪。"费伯雄在《医方论》注释升麻葛根汤时云："此方用升麻、葛根以升散阳明……不如独用葛根为君，加牛蒡、连翘、桔梗、薄荷等。"

【临床应用】使用要点：①麻疹等出疹性疾病疹出不透因于表实者；②外感热病初起具有肺卫证候者，主要用于风热感冒、乳蛾、颈痛、痄腮等病证；③紫癜属于外感风热证候者。

临证加减：兼湿者，可加苦参、荆芥；寒郁肌表较著者，可加羌活、生姜、防风。

清热双解散
（黑龙江中医药大学附属医院协定处方）

【组成】薄荷、黄芩、赤芍、僵蚕、连翘、玄参、麦冬、射干、桑叶、金银花、栀子、葛根、桔梗、生甘草。

【用法】散剂。周岁小儿每次0.75g，1~3岁每次1~1.5g，4~7岁每次2~3g，每日3次，温开水送服。

【功效】清热疏表，消肿止痛。

【主治】风热喉痹、乳蛾等病证。

【制方原理】风热之邪客犯咽、喉核，以致脉络受阻、肌膜灼伤，风热邪毒搏结于喉核，波及咽部，脉络受阻，肌膜灼伤，故见喉核及咽部红肿疼痛。治疗当以清热利咽、散结消肿为法。

方中用金银花、连翘、黄芩清肺泻火解毒而为君；臣以桑叶、薄荷疏表散邪散热；佐以栀子通利三焦、导热从小便而出，桔梗、射干清肺利咽化痰，赤芍、僵蚕通络散结、利咽止痛，玄参、麦冬养阴润喉，葛根解肌散热；甘草调和诸药为使。诸药合用，共奏清热疏表、消肿止痛之功。

【制方特点】本方与银翘散、银翘解表宣肺散一样，以具有清法的药物为君药，其解热方法除直清外，尚佐用汗法、利法，以导热从汗而散或从小便而出。本方对症治疗明确，利咽除采用清法、汗法外，主要采用养阴润喉之法；本方散结消肿的方法更多，有清热散结之桔梗、清肺化痰散结之射干、通络散结之赤芍、息风散结之僵蚕。

【临床应用】使用要点：适用于喉痹、乳蛾之风热外侵证。

临证加减：对于发热较著者，可加石膏、青蒿、柴胡、葛根；咽痛甚者，加金果榄、山豆根；咽痒者，加蝉蜕、防风、诃子；声嘶者，加胖大海、藏青果。

桑 菊 丸
（黑龙江中医药大学附属医院协定处方）

【组成】淡豆豉、桑叶、薄荷、菊花、桔梗、甘草。

【用法】上药共研细末，制成丸剂，每丸重5g。周岁小儿每次1/5丸，1~3岁每次1/3丸，4~7岁每次1/2丸，每日3次，温开水送服。

【功效】清头明目。

【主治】风热上攻，症见暴发火眼、目珠赤痛等。

【制方原理】本方所治系风热之邪客犯肺卫、上攻头目之证。风热犯表，可见发热恶风、鼻塞流浊涕；风热外犯，咽部气血壅滞，可见咽痛、咽赤；风热上攻头目，可见目赤泪多等症。治当疏散风热与清利头目并用。

方中用菊花、桑叶为君，以清头明目；臣以淡豆豉、薄荷疏散风热、祛邪外出；佐以桔梗清利咽喉；甘草和中、调和诸药为使。

【制方特点】本方药性平和，虽辛凉而不苦寒，无伤津碍脾之弊。疏散风热与清利头目并举，使头目风热得散、得解。

【临床应用】使用要点：适用于风热上攻之天行赤眼、天行暴赤，以及现代医学之咽-结合膜热。

临证加减：若胞睑水肿、眼部刺痛、眵泪较多或黏稠，加石决明、防风、木贼、知母；目睛溢血，加生地黄、牡丹皮、紫草。

（二）风寒袭表证方

风寒袭表证是指具有风寒性质之邪气经皮毛或鼻而入，正气抗邪所表现的肺卫证候。其辨证要点：①有风寒性质之邪气袭表，卫气被郁的病因病机。②具有起病急、病程短的特点。③寒为阴邪，正邪斗争，故见恶寒重、发热轻，舌苔薄白而润。④有定位在肺卫的依据，表气闭塞、玄孔不开，故无汗；风寒袭表，窍道不利，故鼻塞流清涕、喷嚏；风寒袭表、咽喉不利，故见咽痒。常用的风寒袭表证方如下。

葱豉汤
（《肘后备急方》）

【组成】葱白3枚，豆豉7.5g。

【用法】水煎服（2岁小儿1日剂量）。

【功效】辛散风寒。

【主治】外感风寒之邪犯表，证情较轻，症见鼻塞流清涕、咽痒等。

【制方原理】外感风寒客于肺卫，因邪微故证情较轻。方中用葱白辛温，宣通卫阳、发散风寒而为君；臣以淡豆豉辛平，发表祛风解肌。二药合用，有通卫阳、散表寒之功。

【制方特点】本方药性平和，虽辛温而不燥热，无伤津之弊。费伯雄《医方论》对葱豉汤的评价为："解表通阳最为妥善，勿以其轻淡而忽之。"蔡陆仙《中国医药汇海·方剂部》谓："葱豉汤中葱白性味辛温，乃方中之主药，益以豆豉之性升发，故功能发散在表之风寒；与麻黄汤有殊途同归之妙，较麻黄汤之力轻微，无羌活汤之辛烈走窜。"

【临床应用】使用要点：本方药力平和，适用于风寒感冒轻证。

临证加减：若表证稍重者，可加防风、生姜、白芷。

杏苏散
（《温病条辨》）

【组成】苏叶、杏仁各10g，茯苓、橘皮、前胡、桔梗各7.5g，半夏、枳壳、生甘草各2.5g，生姜2片，大枣（去核）3枚。

【用法】水煎服（5岁小儿1日剂量）。

【功效】轻宣凉燥，止咳化痰。

【主治】外感凉燥证，症见头微痛、恶寒无汗、咳嗽痰稀、鼻塞，苔白，脉弦。

【制方原理】《温病条辨·上焦篇·秋燥》云："燥伤本脏，头微痛，恶寒，咳嗽痰稀，鼻塞，嗌塞，脉弦，无汗，杏苏散主之。"古人谓燥为小寒，肺为燥气所搏，不能通调水道，寒饮停留，或肺气失宣，气机不利，津液布散失职，则凝聚为痰。治宜轻宣凉燥，宣肃肺气，化痰止咳。

方中用苏叶辛温不燥，疏风散寒发表、开宣肺气，使凉燥从表而解，杏仁苦温而润，散寒、宣肺、化痰，两味共为君药；臣以枳壳、前胡、桔梗，二降一升，以复肺之宣肃；佐以茯苓、半夏、橘皮、甘草以理气化痰止咳；生姜、大枣调和营卫而为使。《温病条辨·上焦篇·秋燥》杏苏散后方论云："外感燥凉，故以苏叶、前胡辛温之轻者达表；无汗脉紧，故加羌活辛温之重者，微发其汗。甘、桔从上开，枳、杏、前、苓从下降，则嗌塞、鼻塞宣通而咳可止。桔、半、茯苓，逐饮而补肺胃之阳。"

【制方特点】本方系在《素问·至真要大论》"燥淫于内，治以苦温，佐以甘辛"的理论指导下，将参苏饮去人参、葛根、木香，加杏仁而成。本方药用辛苦微温，宣降肺气，佐以化痰止咳。

【临床应用】使用要点：适用于风寒感冒夹痰者。

原方加减：无汗，脉弦甚或紧，加羌活，微透汗；汗后咳不止，去苏叶、羌活，加苏梗；兼泄泻腹满者，加苍术、厚朴；头痛兼眉棱骨痛者，加白芷；热甚加黄芩，泄泻腹满者不用。

现代加减：若无汗者，加羌活以解表发汗；汗后咳不止者，去苏叶，加苏梗以降肺气。

宣 消 散
（河南中医学院一附院儿科协定处方）

【组成】杏仁、荆芥穗、苏叶、薄荷、麻黄、焦山楂、炒神曲、炒麦芽、番泻叶。

【用法】上药共为细末。6个月以内每次 0.3~0.4g，6个月~1岁每次 0.5~0.8g，1~2岁每次1.4g，2~3岁每次1.6g，4~6岁每次2.2g，7~14岁每次2.5~4g，每日3次，温开水或白糖水送服。

【功效】疏风散寒，下气消导，止咳化痰。

【主治】风寒感冒证，症见发热无汗、鼻塞流清涕、食欲不振、腹胀、咳嗽等。

【制方原理】小儿外感风寒，邪束于表，而小儿素有肺脾常不足，故易夹痰夹滞，而兼见咳嗽较剧、喉中痰鸣、腹胀嗳气、吐泻等。治当宣散表寒、发汗退热，佐以消食导滞、止咳。

方中用麻黄、荆芥穗疏散表邪而为君，既治因、又治机；臣以苏叶、薄荷疏风解表；佐以杏仁宣肺止咳，焦山楂、神曲、麦芽消食导滞，番泻叶泻热去积、通腑泄热。

【制方特点】本方解热既用（辛）温散，又用辛凉，更用通下。除用辛温汗法解表外，尚有通腑导滞、消食导滞、下气导滞、宣肺止咳之功，其应用范围更广。

【临床应用】使用要点：适用于风寒感冒夹痰夹滞证，症见发热无汗、鼻塞流清涕、食欲不振、咳嗽。

解热镇惊散
（黑龙江中医药大学附属医院协定处方）

【组成】苏叶、川芎、葛根、防风、白芷、秦艽、香附、陈皮、白术、生地黄、琥珀、细辛、黄芩、朱砂、甘草。

【用法】散剂。周岁以内小儿每次 0.25 ~ 0.5g，1 ~ 3 岁每次 1g，3 ~ 5 岁每次 1.5 ~ 2.0g，每日 3 次服。

【功效】解热镇惊。

【主治】风寒外感、邪气在表，症见发热、无汗、头痛、肢体疼痛、恶风寒，舌质淡红、苔薄白，睡卧不安。

【制方原理】小儿外感风寒，邪束于表，邪正斗争故有发热恶风寒、无汗、头身疼痛；而小儿素有脾常不足、肝常有余、神气怯弱，故热不解可引起睡卧不安。治宜疏风散寒、解热镇惊、扶土抑木。

方中苏叶辛温入肺、脾经，发表散寒、行气宽中；葛根辛凉，入脾胃经，发表解肌、升阳透疹、解热生津，此两味为君药。防风辛温，入膀胱、肝、脾经，能祛风解表、解痉；白芷辛温，入肺胃经，能解表、祛风燥湿、消肿止痛；琥珀入心、肝、膀胱经，能定惊安神、活血散瘀、利尿通淋；朱砂入心经，能镇心安神、清热解毒，共为臣药。细辛辛温，入肺、肾经，能散寒祛风；川芎辛温，入肝、心、胆经；能活血行气、升散解郁；秦艽辛微寒，能舒筋、清热，以上诸药助君散寒；白术甘温，入脾、胃经，能健脾利湿；香附辛苦，入肝经，能理气解郁疏肝；陈皮辛温，入脾、肺经，能理气调中，此三味以强脾抑肝；生地黄甘寒，入心、肝、肾经，能清热养阴；黄芩苦寒，入肺、胃经，能清热泻火，此两味以清心胃之郁热，生地养阴防诸药之燥，又护小儿之稚阴，八味为佐药。甘草入心、肺、脾、胃经，补脾益气，甘以缓和辛温诸药之峻烈，而为使药。诸药合用，表寒得解，热退则惊自安。

【制方特点】①本方不在治惊而在解热，解热不用（辛）凉、清，而用（辛）温、散。更有安神定惊、实脾抑肝、清心止痛之功，故此镇惊之药虽少，而效多彰。②本方之匠心又表现在既维护了小儿之稚阴，又调节了小儿阴阳五脏强弱不均。

【临床应用】使用要点：用于风寒外感、邪在卫表之感冒夹惊，症见恶寒发热、无汗、头痛、肢体疼痛，舌质淡、苔薄白，睡卧不宁，啼叫惊惕。

临证加减：若兼见全身抽搐者，用蝉衣、钩藤煎汤送服。

（三）寒湿兼暑证方

夏令暑邪为患，暑邪兼夹寒湿之邪，客犯肺卫，其辨证要点：①暑邪致病当首发阳明气分。但由于患儿纳凉乘冷，寒湿兼暑为犯，卫表失宣，气机失调，脾胃升降失和。②有定位在肺卫的证据，邪郁卫表，正邪交争，故见发热；暑为火热、其性开泄，湿为阴邪、其性黏滞，故热势较高，有汗但汗出不透、汗出热不解。邪郁卫表，表卫失和，肺气失宣，故见鼻塞流涕。③兼有寒湿困滞、脾胃失和症状，如头身重困、胸闷泛恶、食欲不振、舌苔白厚或滑腻。常用的风寒兼暑证方如下。

新加香薷饮
（《温病条辨》）

【组成】金银花、连翘、鲜扁豆花各 15g，厚朴、香薷各 10g。

【用法】水五杯，煮取二杯。先服一杯，得汗止后服；不汗再服；服尽不汗，再作服。现代用法：水煎服（5 岁小儿 1 日剂量）。

【功效】祛暑解表，清热化湿。

【主治】暑邪兼夹寒湿证，症见发热头痛、恶寒无汗、口渴面赤、胸闷不舒，舌苔白腻，脉浮弦等。

【制方原理】本方所治之证为寒湿兼暑，暑邪中人首发阳明气分，暑邪致病不见表证，但寒湿兼暑为患，暑邪轻微，寒湿犯表引起表证，治宜祛暑解表，薛生白在《湿热病篇》中云："香薷之用，总为寒湿外袭而设，不可用以治不挟寒湿之暑热也。"虽恶寒无汗，但有口渴面赤等里热之象，又当佐以清热祛暑之法。

方中用辛温芳香之香薷发汗解表散寒、祛暑化湿；配合鲜扁豆花、金银花、连翘之辛凉芳香，清透上焦暑热邪气、除热解渴；佐以辛温厚朴助香薷化湿除痞满。其配伍特点如辛凉解表之代表方银翘散一样，辛凉、辛温之药合用，使邪从外解，诸症悉除。

【制方特点】本方是在三物香薷饮的基础上加金银花、连翘，扁豆改为扁豆花而成"辛温复辛凉法"。《温病条辨·上焦篇》有"若黄连甘草，纯然里药，暑病初起，且不必用，恐引邪深入，故易以连翘、银花，取其辛凉达肺经之表，纯从外走，不必走中""温病最忌辛温，暑病不忌者，以暑必兼湿，湿为阴邪，非温不解，故此方香薷、厚朴用辛温，而余则佐以辛凉云"之论。

本方的配伍特点正如张秉成在《成方便读·卷之三》云："香薷辛温芳香，能由肺之经而达其络，以解外感之风邪；扁豆花产于夏月，凡夏月所生之物，均能解暑，又凡花皆散，且轻清入肺，又能保液存阴；连翘、银花辛凉解散，以清上焦之暑热；厚朴辛温苦降，能散能宣，燥湿而除满，以暑必兼湿，故治暑方中每加厚朴，相须佐使，用其廓清胸中之湿，使暑热自离而易解耳，决无治上犯中、治热用温之害也。"

【临床应用】使用要点：适用于寒湿兼暑证感冒、客犯卫气者。

临证加减：高热持续不退者，加黄连；咽喉红肿明显者，加板蓝根；发热起伏、缠绵者，加白薇、葛根、柴胡。

四味香薷饮
（《类证活人书》）

【组成】香薷 15g，厚朴（姜汁炒）、扁豆（炒）各 7.5g，黄连（姜炒）4.5g。

【用法】水煎冷服。

【功效】清暑解表，化湿和中。

【主治】治外感暑热，皮肤蒸热，头痛头重，自汗肢倦，或烦渴，或吐泻。

【制方原理】本方所治之证为夏月乘凉饮冷，感受寒湿所致。寒湿兼暑，暑邪中人首发阳明气分，暑邪致病不见表证，但寒湿兼暑为患，暑邪轻微，寒邪外束于肌表，故见恶寒发热、无汗、身痛头重；又暑湿伤中，脾胃失和，则见胸闷泛恶、腹痛、吐泻、肢倦。针对其寒邪束表、暑湿伤中的病机，治宜祛暑解表、化湿和中。虽恶寒无汗，但有口渴面赤等里热之象，又当佐以清热祛暑之法。

　　方中用香薷为君，以其辛温之性，且芳香之气，所谓"夏月之麻黄"，以之解表散寒、祛暑化湿。厚朴苦辛气香而性温，辅之行气下气，化湿除满，是谓臣药。佐以扁豆健脾和中、渗湿消暑，黄连清暑、清热除烦。《医方集解·清暑之剂》四味香薷饮方后汪昂云："此手少阴、手足太阴、足阳明药也。香薷辛温香散，能入脾肺气分，发越阳气，以散皮肤之蒸热；厚朴苦温，除湿散满，以解心腹之凝结；扁豆甘淡，能消脾胃之暑湿，降浊而升清；黄连苦寒，能入心脾清热而除烦也。"《时方歌括·卷上》香薷饮方后叶仲坚曰："香薷芳草辛温，能发越阳气，有彻上彻下之功，故治暑者君之，以解表利小便。佐厚朴以除湿，扁豆以和中，合而用之为饮；饮入于胃，热去而湿不留，内外之暑悉除矣。"

　　【制方特点】本方解表与化湿并举，清暑与行气同用，为暑月伤寒湿之良剂。有关服法，《医方集解·清暑之剂》四味香薷饮方后汪昂云："香薷辛热，必冷服者，经所谓治温以清凉而行之也，热服作泻。"

　　【临床应用】使用要点：适用于寒湿兼暑证感冒、客犯卫气者。关于本方的禁忌证，叶仲坚曰："然劳倦内伤，必用清暑益气；内热大渴，必用人参、白虎；若用香薷，是重虚其表，而反济其内热矣。香薷乃夏月解表之药，如冬月之麻黄，气虚者尤不可服"（《时方歌括·卷上》）。

（四）湿郁肌表证方

　　湿郁肌表证系湿邪外袭，卫阳郁遏所致，其辨证要点：①有定位在肺卫的症状，如卫阳郁遏，则见恶寒发热、无汗。②有湿阻清阳、湿郁肌肉的症状。常用的湿郁肌表证方如下。

薛氏辛香解表方
（《湿热病篇》）

　　【组成】藿香、香薷、羌活各1.5g，苍术皮、薄荷、牛蒡子各3g。

　　【用法】水煎服（3岁小儿1日剂量）。

　　【功效】辛香解表，化湿和中。

　　【主治】湿温初起、湿遏卫阳，症见恶寒发热、头痛身重、胸痞不饥、汗出不透、口和不渴，或咳嗽胸满，舌苔白腻，脉濡缓。

　　【制方原理】本方所治之证为湿遏卫阳。湿伤于表，卫阳被遏，故恶寒无汗；湿为阴邪，其性黏滞重浊，气机被困，故头痛身重。湿邪尚未化热，其性近于寒，湿在于表，治宜辛温芳香为主。

　　方中以藿香、香薷辛温芳化、疏散表湿、行气和中为君；臣以羌活、苍术皮祛风除湿、疏表止痛；佐以薄荷、牛蒡子疏风透表，以使表湿得微汗而解。诸药合之，辛香走表、化湿和中。

　　【制方特点】本方配伍特点正如《金匮要略·痉湿暍病脉证治》所云："风湿相搏，一身尽疼痛，法当汗出而解"，进而提出"发其汗，但微微似欲汗出者"，方能"风湿俱去也"。又六气之中，惟湿为有形之邪、易阻遏阳气，治疗宜用辛散发汗之法，以宣通气机、宣散湿邪，祛湿外出。

【临床应用】使用要点：①适用于湿郁肌表而未化热之证。②亦可用于湿温初起、湿邪伤于肌表之证。

临证加减：恶寒而无汗等表郁较甚者，加苏梗、葱白；恶寒发热、身重关节酸痛、不为汗解等系湿邪伤表者，加大豆卷、通草、荷叶；身体酸楚作痛等系湿滞经络者，加防己、秦艽。

藿朴夏苓汤
（《感证辑要》）

【组成】藿香3g，姜半夏、泽泻各2.25g，赤茯苓、杏仁、猪苓、淡豆豉各4.5g，厚朴、通草、白蔻仁各1.5g，生薏苡仁6g。

【用法】水煎服（3岁小儿1日剂量）。

【功效】解表化湿。

【主治】湿温初起夹表证，症见身热恶寒、肢体倦怠、胸闷口腻，舌苔薄白，脉濡缓。

【制方原理】湿邪伤表，湿中蕴热，故有发热，因其湿性黏滞，虽汗出而热不解。治宜芳香辛苦，渗利湿热。治疗如单用苦辛温燥之剂则热炽，单用苦寒折热则湿不除而阳气伤，只宜宣畅通利三焦，即《临证指南医案·湿》华岫云按提出："今观先生治法，若湿阻上焦者，用开肺气，佐淡渗，通膀胱，是即起上闸，开支河，导水势下行之理也。"

方中用藿香芳香化湿，合淡豆豉以辛散表邪、宣肺疏表，两味为君。臣以杏仁、白蔻仁辛苦以轻开上焦肺气，盖肺主一身之气，气化则湿亦化，如《湿温时疫疗法》有："以轻开肺气为主，肺主一身之气，肺气化则脾湿自化，即有兼邪亦与之俱化"之理；厚朴、姜半夏芳香化浊、苦温燥湿。佐以赤茯苓、猪苓、泽泻、通草、生薏苡仁甘淡微寒，渗湿泄热。诸药合用，启上闸，开支河，导湿下行，以为出路，湿去气通，布津于外，自然汗解。

【制方特点】本方以宣畅三焦气化功能而解除湿热为特点，集辛开、苦降、淡渗三法于一体，通过畅肺气而宣湿于上、利小水而渗湿于下、行气畅中而分消于中，使湿热之邪从三焦分消，达到分消走泄之治疗目的。

湿温病，吴鞠通提出"三禁"之说，即禁汗、禁下、禁滋腻。湿温湿遏卫阳之湿郁卫表症状，有似伤寒，但伤寒脉浮紧，湿温脉濡缓，若误作伤寒而辛温发汗，则助热动湿，遂致湿随辛温发表之药蒸腾上逆，而蒙蔽清窍则神昏耳聋。湿温之自汗、口渴身热，有似伤暑，但湿温舌白滑、口中涎腻，虽渴不思饮；湿温之胸闷脘痞，系吴鞠通所言："湿闭清阳道路也"，而无痛满之感，有似食滞，但无嗳腐食臭，若误作伤暑、食滞而行攻下，则可损伤脾阳，致脾气下陷而成洞泄。湿温之午后身热，状若阴虚者，湿为阴邪，故旺于阴分，且无五心烦热，无舌红少苔，故非阴虚，若误认为阴虚而滋润之，则致湿邪滞着不化，病情缠绵迁延。即吴鞠通所言："汗之则神昏耳聋，甚则目瞑不欲言，下之则洞泄，润之则病深不解。"

【临床应用】使用要点：适用于湿温初起，湿郁于表，湿重于热者。症见身热不扬、发热不为汗衰、身重关节酸痛、口不渴，苔白腻，脉濡。

临证加减：神烦口渴、小便短少热痛，加淡竹叶、滑石、栀子、芦根；脘痞、腹胀明显，加砂仁、杏仁、神曲、槟榔；呕恶明显，加生姜、竹茹；身痛、颈项不舒明显，加滑石、桑枝、羌活、白芍、葛根；烦躁哭闹、舌苔黄腻系湿郁化热，加连翘、板蓝根、黄连。

二、表里兼病方

（一）邪客半表半里证方

1. 风寒客犯气道证方　风寒客犯气道证系风寒之邪侵袭肺系气道，一则阻滞肺气，一则正气祛邪外出，导致肺失宣降、气逆而咳所致。其辨证要点：①有定位在气道的依据，风寒之邪客于肺系气道，肺失宣降，故见呛咳；若邪不去，寒凝津聚，痰阻气道，故见痰白而稀。②风寒之邪经表而表未解，可见风寒袭表的症状；风寒表证已解，可见肺寒证的表现，如口和不渴、手足不温等。常用的风寒客犯气道证方如下。

金沸草散
（《太平惠民和剂局方》）

【组成】去梗旋覆花、去节麻黄、支芦前胡各 7.5g，荆芥穗 10g，姜制半夏、赤芍药、炒甘草各 2.5g。

【用法】上药同为粗末，每次 5g，用水 75mL，入生姜 3 片、大枣 1 枚，同煎至 60mL，温服，1 日 2～3 次。现代用法：水煎服（5 岁小儿 1 日剂量）。

【功效】解表散寒，祛痰止咳。

【主治】风寒束表、痰浊壅肺，症见恶寒发热、胸膈满闷、痰多喘咳、痰涩不利等。

【制方原理】本方所治之证系风寒咳嗽初起，风寒客于卫表、气道者。咳嗽初起，风寒客于卫表，初客气道，肺气失宣，即《医方考》云："风盛则气壅，气壅则痰上，痰上则咳嗽。""因风咳嗽生痰者，此方主之。"治宜疏风散寒、解表宣肺，佐以化痰。

方中用宣畅气机之旋覆花、前胡、麻黄为君，以治其气逆；臣以疏风散寒解表之荆芥、生姜，助君药麻黄以治其因；佐以半夏、赤芍理气以平其气逆、通络温燥以化其痰；甘草、大枣调和诸药为使。正如《医方考·咳嗽门第十七》金沸草散方后有"前胡、旋覆，治风而兼行痰；荆芥、甘草，消风而兼利气，半夏治痰，兼破气逆；赤芍调荣，兼能制急；茯苓用赤，入丙丁也"之论。

【制方特点】本方以生麻黄、荆芥、生姜疏风散寒以祛其邪、解除表郁；旋覆花、前胡、生麻黄以宣畅气机、复肺主气之功能；制半夏、赤芍以理气化痰。如《医方集解·除痰之剂》该方后有："此手太阴药也，风热上壅，荆芥辛轻发汗而散风，痰涩内结，前胡、旋覆消痰而降气，半夏燥痰而散逆。"

【临床应用】使用要点：适用于风寒初客肺系气道，病势轻浅，客于卫表者。若表寒较轻者，去麻黄，加防风、苏梗。《类证活人书》金沸草散系在《太平惠民和剂局方》金沸草散的基础上去麻黄、赤芍，加赤茯苓、细辛而成，《玉机微义》曰："《局方》辛平，《活人》辛温。"可见《局方》与《活人》主治略有不同。

临证加减：如满闷，加枳壳、桔梗；有热加柴胡、黄芩；头痛加川芎。

小青龙汤
（《伤寒论》）

【组成】麻黄5g，白芍、桂枝各7.5g，干姜、制半夏、炙甘草、五味子各2.5g，细辛1.5g。

【用法】以上八味，以水一斗，先煮麻黄，减二升，去上沫，内诸药。煮取三升，去渣，温服一升。现代用法：水煎服，3岁小儿1日剂量，分2次服用。

【功效】解表散寒，温肺蠲饮。

【主治】风寒客表、水饮内停，症见恶寒发热、无汗、喘咳、痰多而稀，或痰饮咳喘、不得平卧，或身体疼重、头面四肢水肿，舌苔白滑，脉浮。

【制方原理】本方所治之证，乃素有寒饮，复感风寒所致，即风寒外束肌表、寒饮迫肺之外寒内饮之证。《温病条辨·下焦篇》云："秋湿内伏，冬寒外加，脉紧无汗，恶寒身痛，喘咳稀痰，胸满舌白滑，恶水不欲饮，甚则倚息不得卧，腹中微胀，小青龙汤主之""以脉紧无汗，为遇寒而发，故用仲景先师辛温甘酸之小青龙，外发寒而内蠲饮，龙行而火随，故寒可去，龙动而水行，故饮可蠲。"治宜发汗解表、温肺蠲饮，内外合治。

方中用桂枝、干姜温肺化饮散寒；麻黄、细辛宣畅气机、温化寒饮；制半夏燥湿化痰、蠲饮降浊降气；五味子收涩肺气，以防肺气之耗散；白芍配桂枝以调和营卫，配炙甘草酸甘化阴以缓和麻桂辛散太过。《医宗金鉴·删补名医方论》注云："表实无汗，故合麻桂二方以解外。去大枣者，以其性泥也。去杏仁者，以其无喘也，有喘者加之。去生姜者，以有干姜也，若呕者仍用。佐干姜、细辛，极温极散，使寒与水俱从汗而解。佐半夏逐痰饮，以清不尽之饮。佐五味收肺气，以敛耗伤之气。"

【制方特点】本证所治之证系表寒已解或未尽，肺寒盛，寒痰内蕴，此时以里寒为主。①本方用温肺、下气、宣肺诸法以复肺之宣肃功能；化痰蠲饮以温化为主，燥湿、利湿次之。②本方主以辛温发散，兼化寒饮，佐制酸收，表里并治，温通发散而伤气液、酸收而不恋邪。③本方以解表之汗法为主，其一发散逐饮而化痰、利于痰饮的外散内化，其二散表寒、有启门逐贼之功。

【临床应用】使用要点：适用于风寒郁肺，兼肺寒伏饮蕴痰者。"太阳停饮有二：一中风，表虚有汗，五苓散证也；一伤寒，表实无汗，小青龙汤证也""此方与越婢汤同治水饮溢于表""越婢治有热者，故方中君以石膏以散阳水也。小青龙治有寒者，故方中佐以姜、桂以消阴水也"（《医宗金鉴·删补名医方论》注）。

临证加减：若兼表寒者，加苏子、生姜；若寒痰壅盛者，可合用苓桂术甘汤。

苓甘五味姜辛汤
(《金匮要略》)

【组成】茯苓 20g，干姜、甘草各 15g，细辛 2.5g，五味子 5g。

【用法】上五味，以水八升，煮取三升，去渣，温服半升，日三服。现代水煎服（10 岁小儿 1 日剂量）。

【功效】温肺化饮。

【主治】寒痰或寒饮证，症见咳嗽痰多、清稀色白，或喜唾清涎、胸闷喘逆，舌胖淡、苔白滑，脉沉迟。

【制方原理】本方所治之证为寒痰证。风寒侵袭肺系气道，表寒已解，肺寒盛，气闭津留、寒凝津聚，从而肺寒与痰湿阻于肺；或脾阳不足，寒从中生，痰浊内生。寒痰冷饮，非温不化，治当温肺散寒、宣肺化饮。

本方是由小青龙汤去麻黄、桂枝、芍药、半夏，加茯苓而成。方中以干姜为君，取其辛热之性，既温肺散寒以化饮祛痰，又温运脾阳以化湿杜其生痰之源；臣以细辛，以其辛散之性，温肺散寒，助干姜散其凝聚之痰；佐以茯苓甘淡渗利，健脾祛湿，既能渗湿、助运畅流以助化痰之力，又健脾杜其生痰之因以制源，亦可利水降气，如《景岳全书·痰饮》中云"善治痰者，惟能使之不生，方是补天之手"，与甘草相伍以健脾强肺，五味子收涩肺气以止咳。诸药合用，温散并行，开阖相济，使寒饮得去、肺气安和。

【制方特点】本方以温化寒痰为主，不仅化痰蠲饮，深合"病痰饮者，当以温药和之"之意，而且脾肺同治还能顾本温散里寒、杜其生痰之因，达到制源畅流之目的。本方温脾与暖肺并重、温化与淡渗同用、辛散与酸收兼顾。本方五味子与干姜、细辛相伍，则既无敛邪之弊，亦无伤正之虞，古人有"若要痰饮退，宜用姜辛味"之论，可见该三味药物相伍，实为温化痰饮之重要组合。

【临床应用】使用要点：本方为治寒痰之常用方剂。主要适用于风寒客犯气道证、邪盛期、痰饮停积、表证已解、咳嗽经久不愈者，症见痰清色白、量多味咸，早、晚较重，形寒肢冷，溲清便溏，舌质淡红苔白，脉迟有力。

临证加减：咳嗽痰多、时有恶心欲呕，加陈皮、清半夏；咳嗽较著，加紫菀、杏仁、苏子；胸脘胀满，加姜厚朴、旋覆花；兼恶寒、无汗等表寒者，加生麻黄、桂枝。

止 嗽 散
(《医学心悟》)

【组成】桔梗、紫菀、百部、白前、荆芥各 10g，陈皮 7.5g，甘草 5g。

【用法】共为末，每服三钱，开水调下，食后，临卧服。初感风寒，生姜汤调下。现代用法：水煎服（5 岁小儿 1 日剂量）。

【功效】止咳化痰，理肺微散。

【主治】风痰咳嗽，症见咳嗽咽痒、咯痰不爽，或微有恶风发热，舌苔薄白。

【制方原理】本方原为外感咳嗽，经服解表宣肺药而咳仍不止者而设，所治属肺气未复而见痰之证。外感风寒，肺气失宣，虽经发散，但因解表不彻而余邪未尽，故有咽痒、微恶风；肺气不利，故见轻咳。治当重在理肺止咳，微加疏表。

方中用百部、紫菀止咳化痰为君；臣以桔梗善开宣肺气，白前降气化痰，两药一宣一降，以复肺气之宣肃；佐以陈皮理气化痰，荆芥疏风解表、以除在表之余邪；甘草调和诸药为使。

【制方特点】本方是一首苦辛温润平和之剂，为治咳嗽之通剂。本方重在调理肺气，兼以化痰止咳、疏风解表。综观全方，温而不燥，润而不腻，散寒不助热，解表不伤正，用量轻微。正如《医学心悟》所言："本方温润和平，不寒不热，既无攻击过当之虞，大有启门驱贼之势。是以客邪易散，肺气安宁。"

【临床应用】使用要点：本方主要适用于治疗风寒咳嗽较久，外邪将尽，肺气不利者。本方以利肺止咳为主，而解表宣肺之力不足。

2. 风热客犯气道证方　风热客犯气道证是指风热之邪或寒郁化热，侵犯于肺系气道，肺失清肃所表现的证候。其辨证要点：①具有风热性质之邪气或风寒邪气寒郁化热，侵犯肺系气道，气逆而咳、痰动而嗽的病因病机存在。②有定位在气道的依据，风热客犯气道，气逆而咳，故见频咳；气道被束、邪热灼津，或兼痰热内蕴，痰阻气道，故咳嗽不爽、痰稠或黄、不易咯出。③风热之邪客于卫表或表邪未尽者，则见风热犯表之症状，若为寒邪入里化热所致，风寒经表而表未解者，可兼有风寒袭表的症状。若风热直客气道，或卫分表证已解，则有里热证的表现，如心烦口渴、溲黄便结。常用的风热客犯气道证方如下。

桑　菊　饮
（《温病条辨》）

【组成】杏仁、苦桔梗、芦根各10g，桑叶12.5g，连翘7.5g，菊花5g，薄荷、甘草各4g。

【用法】水二杯，煮取一杯，日二服。现代用法：水煎服（5岁小儿1日剂量）。

【功效】疏风清热，宣肺止咳。

【主治】风温初起，如《温病条辨·上焦篇》云："太阴风温，但咳，身热不甚，微渴者，辛凉轻剂桑菊饮主之。"

【制方原理】本方所治之证为外感风热病邪之轻证。风温袭肺、咳嗽初起，风热客于卫表、气道，肺失清肃。本证受邪轻浅，津未大伤，故身热不甚，口仅微渴，以但咳为突出主症。吴鞠通云："咳，热伤肺络也；身不甚热，病不重也；渴而微，热不甚也；恐病轻药重，故另立轻剂方。"治宜祛邪解表、肃肺止咳。

方中用清热（肺热）解毒、兼以透表之连翘、芦根为君；臣以肃肺理肺化痰之桔梗、杏仁；佐以疏风散热解表之桑叶、薄荷、菊花；甘草调和诸药为使。

【制方特点】吴鞠通云："此辛甘化风、辛凉微苦之方也。盖肺为清虚之脏，微苦则降，辛凉则平，立此方所以避辛温也。"本方药轻力薄，有"辛凉轻剂"之称。

【临床应用】使用要点：适用于风热咳嗽初起，邪客卫表、气道者。症见频咳，咳嗽不爽，伴鼻塞流浊涕、咽赤或音哑、发热恶风，舌质红、苔薄白欠润或微黄，脉浮数、指纹浮紫。

原方加减：二三日不解，气粗似喘，燥在气分者，加石膏、知母；舌绛暮热，甚燥，邪初入营，加元参二钱，犀角一钱；在血分者，去薄荷、苇根，加麦冬、细生地、玉竹、丹皮各二钱；肺热甚加黄芩；渴者加花粉。

现代加减：若咽红肿较甚者，加牛蒡子、玄参；若兼肺胃热盛而见口渴甚、发热重、气粗者，加生石膏、知母、黄芩；若兼有湿邪而有胸闷、痰多、舌苔腻而中黄者，加薏苡仁、桑白皮。

清金化痰汤
(《杂病广要》引《统旨方》)

【组成】黄芩、栀子、桔梗各7.5g，麦冬、贝母、橘红、茯苓、桑白皮各5g，知母、炒瓜蒌仁、甘草各2.5g。

【用法】水煎服（3岁小儿1日剂量）。

【功效】清肺化痰，润肺止咳。

【主治】热痰壅肺，症见咳痰稠黄、不易嗽出、面红目赤、鼻燥咽干，舌苔黄腻，脉濡数。

【制方原理】邪热客犯气道，火热壅盛，灼津为痰，痰热互结，甚或化燥伤阴耗津，肺失清肃，故气逆而咳、痰动而嗽。痰热壅肺、化燥伤阴、肺失清肃，故咳嗽不爽；邪热灼津，故痰稠而黄。治当清肺化痰，下气肃肺，润肺止咳。

方中用黄芩、栀子、知母、桑白皮清泄肺热，下气以肃肺而为君；臣以瓜蒌仁泻肺化痰，贝母泄肺热、润肺化痰，桔梗宣肺化痰，橘红理气化痰；佐以茯苓健脾、杜其生痰之源，麦冬助知母清热养阴、润肺化痰、顾护稚阴；甘草调和诸药为使。诸药合用共奏清化痰热、润肺止咳之功。

【制方特点】①本方化痰以清化为主，旨在清热痰之源，达到热清不再灼津而杜其生痰之源、痰亦减消之目的。②本方佐以渗湿化痰、健脾制源之淡渗之法的目的在于既通泄三焦，导肺热、痰浊从小便而出，达到分利化痰之作用。③本方佐用生津润燥之法，意在加强化痰之力，另有防苦燥、苦寒化痰之品伤阴之弊。

【临床应用】使用要点：①用于风热咳嗽表证已解、痰热内盛之证，即风热直客气道、肺，卫表风热已解，痰热内盛之咳嗽，症见壮热烦躁，咳嗽痰稠难咯，溲黄便结，鼻燥咽干，舌红苔黄燥，脉滑数。②亦适用于痰热咳嗽。

清金宁嗽散
(黑龙江中医药大学附属医院儿科科研处方)

【组成】橘红、前胡、生甘草、炙桑白皮、杏仁、川贝母、瓜蒌仁、地骨皮、川黄连、桔梗。

【用法】上药共为细末。1~12个月每次0.25~0.5g，2~3岁每次0.75~1.5g，每日3次，温开水送服。

【功效】清肺化痰，泻肺止咳。

【主治】痰热壅肺咳嗽、疹后咳嗽、毒火归肺诸证。

【制方原理】风热客犯气道，肺为火灼，邪热灼津为痰，痰阻气道，气逆而咳，痰动而嗽，或疹后咳嗽、毒火归肺。治当清热解毒，清化痰热。

方中用清热解毒、燥湿泻火之黄连为君；臣以川贝母清肺化痰、润肺止咳；佐以瓜蒌仁、前胡清化痰热、降气下痰，橘红、杏仁化痰止咳、并制清化痰热诸药之寒滞，炙桑白皮行气化痰，桔梗宣肺化痰，地骨皮清肺；甘草解毒调和诸药为使。

【制方特点】①本方以清法为主除直接化痰外，热清不再灼津而少生痰，痰亦减消，肝热心火得清、肺少克抑，达到既清其生痰之源、又畅其流之目的。②本方在清法、苦燥之祛痰法的基础上，佐以温燥、下气、理肺、润肺、消痰诸法。

【临床应用】使用要点：用于风热直客于气道、邪盛痰壅之证。

化痰清肺散
（黑龙江中医药大学附属医院协定处方）

【组成】胆南星、橘红、清半夏、川贝母、杏仁、青礞石、瓜蒌仁、海浮石、桑白皮、款冬花、麦冬、玄参。

【用法】上药共研细末。周岁以内小儿每次0.5~1g，1~3岁每次1~1.5g，3~5岁每次2g，每日2~3次，温开水送服。

【功效】清化痰热。

【主治】痰热壅肺，症见咳嗽喘促、痰多黏稠、喉中痰鸣、口舌干燥等。

【制方原理】邪热犯肺灼津为痰，或素蕴痰热，或积热灼津为痰，或湿痰化热。痰热交结，阻于肺与气道，故见咳嗽喘促、痰多黏稠、喉中痰鸣；热久耗阴，或炼液为痰，而致肺阴不足见口舌干燥。治当清化痰热，佐以养阴。

方中用胆南星清热化痰为君；臣以川贝母清肺化痰、润肺止咳；佐以清半夏、橘红、杏仁、款冬花温化痰浊、止咳，并制清化痰热诸药之寒滞，青礞石、瓜蒌仁、海浮石、桑白皮清化痰热、下气止咳，麦冬、玄参养阴润肺以助凉润。诸药合用，清化痰热之力强，既不甚寒凉，又能护阴，实为清化痰热之良剂。

【制方特点】本方祛痰以清化为主，佐以温化、消痰、下气、利水；寒温并用，清热而不寒滞、温化而不助火；化痰与润肺并用，祛痰而不伤阴，对于阴常不足、肺娇尤著之小儿更为贴切。

【临床应用】使用要点：①主要适用于痰热咳嗽、痰热壅肺之证；②亦可用于肺炎喘嗽风热郁肺证邪减痰盛者、痰热闭肺势缓者，以及肺炎喘嗽正虚邪恋之阴虚肺热、痰湿仍盛者。

临证加减：邪热盛者，加黄芩、黄连、连翘；内火盛者，可合用清宁散。

3. 湿热客犯气道证方　湿热客犯气道证系外感浊邪为患，其性黏滞不易速去，浊邪经鼻而入，过肺卫，黏着、固伏于气道，气道被阻、袭伤，以致气道壅塞、气机逆升所致。其辨证要点：①有定位在气道的依据，浊邪及其产生痰浊壅盛，逐渐阻于气道发为咳嗽且逐日加重；浊邪及其产生之痰湿皆属阴，得阴（夜）则甚，故咳嗽日轻夜重。由于湿浊黏滞顽劣，故导致病程较长、病情相对变化不显著的以夜间为主的阵发性痉咳。②浊邪初客气道则见发热、咳嗽；浊邪经表而表未尽者可见喷嚏等卫表症状。常用的湿热客犯气道证方如下。

三　仁　汤
（《温病条辨》）

【组成】杏仁、清半夏各 10g，薏苡仁、飞滑石各 12.5g，白蔻仁、白通草、竹叶、厚朴各 5g。

【用法】甘澜水八碗，煮取三碗，每服一碗，日三服。现代用法：水煎服（3 岁小儿 1 日剂量），分 2 次服用。

【功效】宣畅气机，清利湿热。

【主治】湿重于热之湿温，症见头痛恶寒、身重疼痛、面色淡黄、胸闷不饥、午后身热或身热不扬，舌白不渴，脉濡数或弦细而濡。

【制方原理】本证为湿浊黏腻之邪过肺卫，蕴客、黏着、固伏于气道，邪气夹痰固伏于气道，气道壅塞，气机逆升所致。《温病条辨·上焦篇》云："湿为阴邪，自长夏而来，其来有渐，且其性氤氲粘腻，非若寒邪之一汗而解，温热之一凉则退，故难速已。"对于湿浊之邪客犯气道、肺之证，宜以化浊、宣肺为中心环节进行治疗，以宣畅气机、通调水道，达到祛湿、肃肺、化痰之意义。

方中以"三仁"为君，其中杏仁通宣上焦肺气、宣肺化湿，白蔻仁宣畅中焦、利湿化痰，薏苡仁疏导下焦、疏利水湿，宣肺、畅中、渗下并用、三焦并治；臣以厚朴化浊燥湿、下气止咳，杏仁宣肺利气、透邪，"气化则湿化"；佐以滑石、竹叶、通草与白蔻仁相伍利湿化痰、使湿热从小便而去，制半夏配厚朴于清利之中寓以温化、并防寒凉碍湿。全方既化浊燥湿，又有宣降，使湿邪得去、肺气得开，则诸症悉除。正如《临证指南医案·卷五·湿》华岫云曰："今观先生治法，若湿阻上焦者，用开肺气，佐淡渗，通膀胱，是即启上闸、开支河，导水势下行之理也。若脾阳不运，湿滞中焦者，用术、朴、姜、半之属，以温运之；以苓、泽、腹皮、滑石等渗泄之。亦犹低窊深处，必得烈日晒之，或以刚燥之土培之，或开沟渠以泄之耳；其用药总以苦辛寒治湿热，以苦辛温治寒湿，概以淡渗佐之，或再加风药，甘酸腻浊，在所不用。"

【制方特点】①本方运用化浊燥湿之厚朴，分利湿邪之薏苡仁、白蔻仁、滑石、竹叶、通草，宣肺透湿之杏仁，以及温化之清半夏、厚朴等多种方法与措施祛湿。吴鞠通在解释三仁汤时指出："惟以三仁汤轻开上焦肺气，盖肺主一身之气，气化则湿亦化也。"②本方重在利湿化浊，治湿以分利为主、燥湿次之、佐以温化之法。重在以辛散之汗法为主以宣开肺气、宣气化湿、发越腠理、开启上源通调水道，并纳芳化、淡渗、清宣于辛开苦降之中，使脏腑气机升降流通、湿随气化以除。

【临床应用】使用要点：三仁汤原是治疗湿温初起，邪在气分，湿重于热的方剂。除用于湿温病湿重于热外，亦用于湿热初客气道证，症见咳嗽逐日加重、昼轻夜重、趋向夜间阵发，伴轻微发热、流涕。

临证加减：痰多色白，加瓜蒌、炙百部；痰稠色黄，加葶苈子、竹沥；神烦口渴、小便短少热痛，重用滑石，加淡竹叶、连翘、栀子、芦根；渴喜热饮，加淡竹叶、连翘；夜间咳嗽较剧，加远志、钩藤。

顿 咳 散
（河南中医学院一附院儿科协定处方）

【组成】炙百部、白前、白及、款冬花、紫菀、前胡、车前子各等分。

【用法】上药共为细粉，混匀，装瓶备用。半岁以内小儿每次 0.3 ~ 0.4g，6 个月 ~ 1 岁小儿每次 0.6 ~ 1g，1 ~ 3 岁小儿每次 3 ~ 6g。每日 3 次，白开水加糖少许冲服。

【功效】化浊解毒，降气化痰。

【主治】湿热、湿浊咳嗽，而见咳嗽痰壅等症。

【制方原理】湿浊黏腻之邪过肺卫，蕴客、黏着于气道，气道壅塞。《医原·湿气论》云："湿气弥漫，本无形质，氤氲浊腻，故兼证最多，变迁最幻，愈期最缓。"临证祛湿时，应重视给湿以出路、因势利导的方法，古有成法可循，一为宣泄，上焦之湿应治肺，《医原·湿气论》："湿热治肺，千古定论。"既可化湿、又可导湿从毛窍而出；二为利小便，湿邪有重浊黏腻趋下之势，淡渗分利、利小便是祛除湿邪最便捷的途径之一，《三因极一病证方论·卷五》有："治湿之病，不利小便，非其治也。"既可化湿、又可导湿从前阴而出。

方中用炙百部化浊解毒祛邪为君；臣以白前、前胡肃肺止咳；佐以车前子利湿以降气、化痰，白及、款冬花、紫菀以润肺化痰而止咳。

【制方特点】本方化浊以燥湿为主，利法次之，佐以理肺；通过淡渗、下气及宣肺、肃肺之法以达降泄气机、肃肺之目的。燥湿与润肺并用，使温燥而不伤阴，滋润而不恋邪。

【临床应用】使用要点：适用于浊邪初客气道证，咳嗽痰壅者。

化痰口服液
（黑龙江中医药大学附属医院儿科科研处方）

【组成】厚朴、制半夏、炙百部、桑白皮、川贝母、干地龙、前胡、桔梗各 2 份，干重楼、金银花各 3 份，黄连、钩藤各 1 份。

【用法】口服液，每支 10mL。每日按 0.5 ~ 1mL/kg，分 3 次服用。

【功效】化浊解毒，降气化痰。

【主治】湿热犯肺、支原体肺炎引起的痉咳、剧咳。

【制方原理】外感时邪，其性黏滞重浊，经鼻而入，邪侵入肺系，黏着、固伏气道，治宜化浊解毒，以祛除湿浊黏腻之邪，通过运用利、下、宣畅、肃降的方法以降泄气机，解痉法以止咳。

方中用芳香化浊、下气止咳之制厚朴，化浊解毒祛邪之炙白部，两味朴为君；臣以黄连燥湿解毒，金银花、干重楼清肺解毒祛邪；佐以桑白皮泻肺化痰，前胡、桔梗下气肃肺化痰，制半夏化浊下气、燥湿止咳，地龙，钩藤息风解痉镇咳。全方共奏化浊燥湿、下气止咳之功。

【制方特点】①本方祛湿以燥湿为主，辛燥、芳化、淡渗、温化为辅，祛除湿邪、分利湿邪、宣散湿邪、燥湿除邪。②本方除选用肃肺、下气、泻肺之法外，尚通过利、下的方法达到降泄气机的目的。③本方止咳以化痰止咳、泻肺止咳为主，辅以平肝息风法以缓哮、解除气道挛急，达到解痉止咳之目的。

【临床应用】使用要点：①适用于浊壅气道之顿咳；②支原体肺炎引起的痉咳；③湿热犯肺引起的咳嗽、肺炎喘嗽；④痰热阻肺引起的咳嗽。

清肺百咳散
（黑龙江中医药大学附属医院协定处方）

【组成】黄连、白术、茯苓、猪苓、泽泻、车前子。

【用法】散剂，每袋1g。每服0.5～1g，每日3次，温开水送服。

【功效】清热利湿，降气化痰。

【主治】脾经湿热上蒸于肺、肺失清肃，症见顿咳不已、舌苔白腻等。

【制方原理】由于湿浊黏滞顽劣，故导致了病程较长、病情相对变化不显著的以夜间为主的阵发性痉咳。浊邪黏滞气道，肺气竭尽全力驱邪外出，由气道经咽喉而出，因此非经数次阵发的气机冲升，痰湿及浊邪不得大出，冲升之势直至将壅积之湿痰排出而暂缓，故见阵发性痉挛性咳嗽。浊邪及其产生之痰浊皆属阴，得阴（夜）则甚，故咳嗽日轻夜重。本方所治为邪盛痰壅，以顽固性、痉挛性咳嗽为主症。治宜化浊解毒，降气化痰止咳。

方中用黄连清热燥湿、解毒泻火而为君，乃有效之选；车前子利水通淋、清肺化痰为臣；猪苓、泽泻、茯苓甘淡利湿，白术扶脾燥湿，四味为佐，以利湿、祛痰、祛饮。

【制方特点】用利法祛痰降气是本方的一大特点。利法通过增加小便，排出湿浊（外邪、内生）及滋生之痰浊，以达到祛邪化浊、化痰的目的和作用；又通过分利下行、调整肺之升降功能，达到降气止咳之目的和作用。

【临床应用】使用要点：①主要适用于顿咳、支原体肺炎浊壅气道证，如痰多而稠黏者，可和化痰清肺散兑服。②可用于痰热、痰湿咳嗽及肺炎喘嗽痰热闭肺之恢复期。③亦可用于治疗湿热泻、湿水肿、湿热淋。

葶 苈 散
（河南中医学院一附院儿科协定处方）

【组成】甜葶苈子（炒）、川贝母、白僵蚕、射干、生甘草。

【用法】上药共为细粉，混匀，装瓶备用。半岁以内小儿每次0.3～0.45g，6个月~1岁小儿每次0.45~1g，1~3岁小儿每次1~2g，3~7岁小儿每次2~3g，7岁以上小儿每次3~6g，每日3次，白开水加糖少许冲服。

【功效】降气化痰，解痉镇咳。

【主治】肺气上逆、痰热壅肺、气道挛急所致之咳嗽、喘促等症。

【制方原理】本方所治为邪热犯肺、肺气上逆、痰热壅肺、气道挛急所致之证。临证除针对咳嗽的病因病机进行有效的治疗与处理外，应灵活应用下气、肃肺诸法，其目的在于以降泄气机为主，以达到止咳之目的。

方中用下气泄肺涤痰之甜葶苈子，息风镇痉止咳之白僵蚕为君；臣以射干清热利咽解毒止痉；佐以川贝母润肺化痰止咳。诸药合用具有宣肺涤痰，镇痉止咳的作用。

【制方特点】本方主要采用下气、平肝息风的方法，以缓哮、解除气道挛急，达到止咳之目的。

【临床应用】使用要点：适用于浊壅气道证，咳嗽较剧，痉咳不止者。

临证加减：若湿浊较著者，加白豆蔻、黄连、茯苓、车前子；若痰浊壅盛，加蜜百部、蜜款冬花、清半夏。

4. 风寒化热客于少阳证方　风寒化热客于少阳证是指邪犯少阳胆经，枢机不运，经气不利所表现的证候。其辨证要点：①多因太阳病不解，邪气内侵，郁于胆腑；亦可由病邪直犯少阳所致。②邪犯少阳，枢机不利，正邪分争于半表半里之间，故以寒热往来为主要热型。③以邪在半表半里为主要病机，邪犯少阳，经气不利，则胸胁苦满、脉弦；胆热循经上扰，则见口苦、咽干、目眩；胆热犯胃，则默默不欲饮食、喜呕。常用的风寒化热客于少阳证方如下。

小柴胡汤
（《伤寒论》）

【组成】柴胡15g，黄芩、半夏各10g，人参5g，炙甘草7.5g，生姜3片，大枣（去核）2枚。

【用法】水五杯，煮取二杯，分两次，温服。现代用法：水煎服（5岁小儿1日剂量）。

【功效】和解少阳。

【主治】①伤寒少阳证，症见往来寒热、胸胁苦满、默默不欲饮食、心烦喜呕、口苦咽干、目眩，舌苔薄白，脉弦者。②疟疾、黄疸以及内伤杂病而见少阳证者。

【制方原理】伤寒邪犯少阳，其治法既不可发汗、又不可吐下，只有和解一法最为切当。张秉成在《成方便读·和解之剂》小柴胡汤方后云："此仲景治少阳伤寒之方也，以少阳为枢，其经在表之入里、里之出表处，故邪客少阳之经，其治法不可汗、不可攻，且补、泻、温、清之法，皆不得专，或为之证不定，故特立此和解一法。以少阳为稚阳，生气内寓，犹草木初萌之时，一遇寒气，即萎弱而不能生长，是以少阳受寒，即有默默不欲饮食之状。本方之意，无论其在表里，或寒或热，且扶其生气为主，故以人参、甘草补正而和中，正旺即可御邪。"

方中柴胡苦平，入肝胆经，透达与清解少阳之邪，并能疏泄气机之郁滞，使少阳之邪得以疏散，而为君；黄芩苦寒，清泄少阳之热，而为臣，黄芩配柴胡以达到和解之目的；佐以半夏、生姜和胃降逆止呕，人参、大枣益气健脾扶正达邪；炙甘草助参、枣扶正，且能调和诸药为使。本方以祛邪为主，兼顾正气；以和解少阳为主，兼和胃降气，使邪气得解、枢机得利，则诸症自除。

【制方特点】胆为清净之腑，无出无入，其经在半表半里，不可汗吐下，法宜和解。本方疏透与清泄并用，胆胃兼调，寓扶正于祛邪之中，如《温病条辨·中焦篇》所云："少阳切近三阴，立法以一面领邪外出，一面防邪内入为要领。小柴胡汤以柴胡领邪，以人参、大枣、甘草护正；以柴胡清表热，以黄芩、甘草苦甘清里热；半夏、生姜两和肝胃，蠲内饮，宣胃阳，降胃阴，疏肝；用生姜、大枣调和营卫。使表者不争，里者内安，清者清，补者补，升者升，降者降，平者平，故曰和也。"本方为"少阳枢机之剂，和解表里之总方。"

【临床应用】使用要点：用于伤寒少阳证，症见往来寒热、胸胁苦满、默默不欲饮食、心烦喜呕、口苦咽干，脉弦。

古方加减：如《医宗金鉴·删补名医方论》在小柴胡汤后列加减："若胸中烦而不呕，去半夏、人参，加栝蒌实；若渴者，去半夏，加人参、栝蒌根；若腹中痛者，去黄芩，加芍药；若胁下痞硬，去大枣，加牡蛎；若心下悸、小便不利者，去黄芩，加茯苓；若不渴外有微热者，去人参，加桂枝，温覆取微汗愈；若咳者，去人参、大枣、生姜，加五味子、干姜。"其加减原理，《伤寒集注》中程应旄曰："至若烦而不呕者，火成燥实而逼胸，故去人参、半夏加栝蒌实也。渴者，燥已耗液而逼肺，故去半夏加栝蒌根也。腹中痛，木气散入土中，胃阳受困，故去黄芩以安土，加芍药以戡木也。胁下痞硬者，邪既留则木气实，故去大枣之甘而泥，加牡蛎之咸寒而软也。心下悸、小便不利者，水邪侵乎心矣，故去黄芩之苦而伐，加茯苓之淡而渗也。不渴身有微热者，半表之寒尚滞于肌，故去人参加桂枝以解之也。咳者，半表之寒凑入于肺，故去参、枣加五味子，易生姜为干姜以温之，虽肺寒不减黄芩，恐干姜助热也。"吴仪洛在《成方切用·卷五上·和解门》小柴胡汤方后亦有："齿燥无津，加石膏以清胃止渴；虚烦，加竹叶以凉心，糯米以和胃；痰热，加瓜蒌、贝母；腹痛，去黄芩，加芍药；胁下痛，加青皮、芍药；本经头痛，加川芎；发黄，加茵陈。"吴鞠通在《温病条辨·中焦篇》中亦云："少阳疟如伤寒证者，小柴胡汤主之；渴甚者去半夏，加瓜蒌根；脉弦迟者，小柴胡加干姜陈皮汤主之。""于小柴胡汤内，加干姜、陈皮温中，且能由中达外，使中阳得伸，逐邪外出也。"

清热抗炎口服液

（黑龙江中医药大学附属医院协定处方）

【组成】大黄、柴胡、枳实、黄芩、清半夏、白芍、六曲、大青叶、桑叶、甘草、生姜、大枣。

【用法】口服液，10mL/支。每服5～10mL，每日2～3次口服。

【功效】和解少阳。

【主治】　主治实热病证，症见发热、恶心吐食、纳少胀闷、大便干燥或黏稠，舌红苔白厚，脉浮数有力。

【制方原理】　本方所治之证系少阳经热兼里实、少阳病兼阳明热结者。少阳位于半表半里之间，邪在其中。治疗时既要疏解半表之邪、又要清泄半里之邪，既不可发汗、又不可吐下，只宜用随其所在而调之的和解少阳一法最为切当，使邪气从表里同时分消，以达和里解表、祛除半表半里之邪、疏畅气机的目的与作用。

本方系大柴胡汤加减而成，而大柴胡汤系小柴胡汤合小承气汤加减而成。《成方切用·卷五下》大柴胡汤方后有："表证未除，故用柴胡以解表，里证又急，故用大黄、枳实以攻里，芍药安脾敛阴能泻肝火，使木不克土，黄芩退热解渴，半夏和胃止呕，姜辛散而枣甘缓，以调营卫而行津液。此表里交治，下剂之缓也。"方中用柴胡、黄芩和解少阳而为君；臣以大黄、枳实攻里、内泻阳明热结。佐以白芍敛阴，助柴胡、黄芩清肝胆之热，配大黄治腹中实痛；半夏和胃止呕，桑叶、大青叶助其解表清热；姜枣调和营卫，六曲增和胃之功，并缓枳实、大黄攻下之力。如此配合，既不悖于少阳禁下、禁汗之原则，又可使少阳、阳明、太阳之邪并解，实为一举三得之法。

【制方特点】　本方的配伍特点，如《医宗金鉴·删补名医方论》在评价大柴胡汤时云："柴胡证在，又复有里，故立少阳两解法也，以小柴胡汤加枳实、芍药者，仍解其外以和其内也，去参、草者，以里不虚，少加大黄，以泻结热，倍生姜者，因呕不止也。斯方也，柴胡得生姜之倍，解半表之功捷，枳、芍得大黄之少，攻半里之效徐，虽云下之，亦下中之和剂也。"

【临床应用】　使用要点：主治实热病证，如外感高热表热里实、少阳经热兼里实、肝胆郁热证。症见发热，恶心吐食、纳少胀闷，大便干燥或黏稠，舌红苔白厚，脉浮数有力。《成方切用·卷五下》中周扬俊曰："仲景于太阳入膀胱腑证，则有五苓散，少阳兼阳明腑证，则有大柴胡汤，皆表里两解之法也。"

5. 风温客犯少阳证方　风温客犯少阳证是指风温邪毒，壅滞少阳经脉所表现的证候。其辨证要点：①本证有外感风温邪毒，经鼻而入，壅滞少阳经脉，郁而不散，气血郁滞，循胆经外发的病因病机存在。②有定位在胆经的症状，足少阳之脉起于目外眦，上行头角，下耳后，绕耳而行，邪入少阳，致使经脉失和，气血郁滞，运行不畅，凝聚局部则见腮部漫肿、坚硬，风温邪毒客犯少阳之表，可见轻微发热恶风、头痛、呕吐、舌红苔薄白等症；风温邪毒客犯少阳之里，可见壮热烦躁、口渴饮水，舌质红、苔黄，脉弦数。常用的风温客犯少阳证方如下。

柴胡葛根汤
(《外科正宗》)

【组成】　柴胡、黄芩各 7.5g，连翘、生石膏各 10g，天花粉、葛根、桔梗、牛蒡子各 5g，升麻、甘草各 2.5g。

【用法】　水煎服（3 岁小儿 1 日剂量）。

【功效】清热解毒，疏解少阳。

【主治】主治邪客少阳所致之痄腮、发颐、痰核、臀核。

【制方原理】外感风温邪毒，其性热兼风，经鼻口而入，壅滞少阳经脉，循胆经外发所致。病因学治疗为清热解毒、兼以疏风，病机学治疗为疏解少阳经脉，对症治疗为软坚散结。

方中用柴胡苦平，入肝胆经，透达与清解少阳之邪，并能疏泄气机之郁滞，使少阳之邪得以疏散而为君；臣以黄芩、连翘清热解毒，葛根、桔梗疏风清热；佐以生石膏、牛蒡子清热利咽，升麻散热解毒；天花粉顾护稚阴；甘草调和诸药为使。诸药合用疏风清热、疏解少阳经络。

【制方特点】①本方以清法为主，以清胆经邪热，辅以汗法散热外出。②本方亦用柴胡与黄芩相伍以和解少阳、疏通少阳经脉。

【临床应用】使用要点：痄腮温毒在表证（邪客少阳之表），症见一侧或两侧耳下腮部漫肿疼痛，伴轻微发热恶风、呕吐、舌尖红、苔薄白或薄黄，脉弦数。

临证加减：若邪热盛者，加栀子、龙胆草；若肿而坚硬者，加昆布、浙贝母、海藻、海带。

柴夏散结散
（黑龙江中医药大学附属医院儿科科研处方）

【组成】夏枯草、金银花、连翘、黄芩各 12.5g，柴胡、大青叶、胆南星各 7.5g，防风、郁金、僵蚕各 5g，薄荷、赤芍各 2.5g，地龙 10g。

【用法】上药共为细粉，混匀，制成散剂。半岁以内小儿每次 0.5g，6 个月～1 岁小儿每次 0.75～1g，1～3 岁小儿每次 1～2g，7 岁以上小儿每次 3～6g，每日 3 次，温开水送服。

【功效】清热解毒，疏通经络，散结消肿。

【主治】邪客少阳所致之痄腮、发颐、痰核、臀核。

【制方原理】风温邪毒经鼻口而入，壅滞少阳经络，郁而不散，循胆经外发，蕴结耳下腮部，如戴麟郊《瘟疫明辨》云："时疫耳旁肿，乃少阳风热。"治疗以清热解毒，疏通经络，散结消肿为基本法则。并需根据病情佐以软坚、化痰、活血之品，以期邪散毒解，壅滞疏通，肿消痛止之目的。

方中用夏枯草苦辛微寒，入肝胆经，以其既能疏解少阳，又擅散结解毒而为君；臣以柴胡、郁金、薄荷疏解少阳经络，黄芩与柴胡以和解少阳，金银花、连翘、大青叶清热解毒以治其因；佐以防风助薄荷疏风，僵蚕、赤芍、地龙助夏枯草通络消肿散结，以去其壅滞，胆南星化痰散结以消肿。诸药合用，邪热得清，经络之邪得以疏散，诸症皆愈。

【制方特点】①本方祛邪主要选用疏风清热之汗法，清热解毒之清法，以挫邪势。②本方通过运用疏肝解郁、理气解郁、活血通络、和解少阳诸法以疏通少阳经络之郁滞。③本方运用疏通散结、理气散结、活血散结、息风散结、化痰散结诸法以消肿。

【临床应用】使用要点：用于邪壅少阳经络证，症见耳下腮部漫肿疼痛、边缘不清、皮色不红，舌红苔黄。

临证加减：若邪热盛者，加酒军；若肿而坚硬拒按者，加昆布、海藻、牡蛎。

连 败 丸
（黑龙江中医药大学附属医院协定处方）

【组成】连翘、金银花、羌活、前胡、柴胡、枳壳、桔梗、独活、川芎、茯苓、甘草。

【用法】上药共为细末，炼蜜为丸，每丸重5g。周岁小儿每次1/3丸，每日3次，温开水送服。

【功效】清热解毒，解表疏风，散结消肿。

【主治】痈疽初起兼有表证，症见憎寒壮热、无汗及过敏性皮炎、荨麻疹等。

【制方原理】本方所治之证系外感风热温毒蕴结经脉，经络气血壅滞、凝滞为痰，痰毒阻滞所致。邪阻阳明、少阳经络，气血凝滞，故见颈部瘰核肿大、红肿灼热、疼痛拒按。治疗以清热解毒，疏通经络，散结消肿为基本法则。

方中用金银花、连翘清热解毒祛邪而为君；臣以柴胡、枳壳、前胡疏解经络之郁滞；佐以羌活、独活祛风解表散邪，桔梗清利咽喉而化痰散结，川芎活血通络散结，茯苓利湿，既能杜生痰之源，又有疏利经络之用；甘草调和诸药为使。

【制方特点】①本方祛邪主要运用汗法、清法，以祛其因；通过运用疏肝解郁、理气解郁、活血通络诸法以疏通经络之郁滞。②本方运用疏通散结、理气散结、活血散结、化痰散结诸法以散结。

【临床应用】使用要点：适用于颈痈、痰核、痄腮初起兼有表证者。

消 疬 丸
（黑龙江中医药大学附属医院协定处方）

【组成】黄连、桔梗、柴胡、橘红、瓜蒌、胆南星、酒制大黄、青黛、连翘、僵蚕、海藻、昆布。

【用法】上药共研细末，炼蜜为丸，每丸重5g。周岁小儿每次1/3丸，1～3岁每次1/2丸，每日2～3次，温开水送服。

【功效】清热解毒，理气化痰，软坚散结。

【主治】一切瘰疬，已溃、未溃者皆可。

【制方原理】本方所治之证系风热温毒壅滞经络，肝郁化火，气血凝聚为痰，邪、火、痰阻所致。邪、痰、火阻滞经络，循胆经外发，故肿块多发生在颌下，质地坚硬、局部泛红。肝经郁热可见口苦咽干，舌质红苔黄，脉弦数。治宜清泄肝热、通络化痰、散结消肿。

方中用黄连、酒制大黄清肝解毒、泄热下痰而为君；臣以青黛清肝散郁泻火；佐以柴胡、橘红疏肝理气以疏通经络，瓜蒌、胆南星、桔梗清化痰热，僵蚕通络散结，昆布、海藻软坚散结以消肿胀，连翘清热解毒。诸药合用共奏清肝解郁、泻火解毒、理气化痰、软坚散结之功。

【制方特点】本方祛邪除用清法外，更主要通过以泻代清之下法，以清泄肝经郁热；本方通过运用疏通散结、理气散结、活血散结、息风散结、化痰散结、软坚散结诸法以散壅滞。

【临床应用】使用要点：①适用于瘰疬、痰核、颈痈之肝郁痰火证。②亦可用于大头瘟、丹毒。

6. 湿浊蕴伏膜原证方 湿浊蕴伏膜原证是指邪伏半表半里而阻碍脾胃的证候。其辨证要点：①本证有湿热秽浊郁伏膜原，表里之气失和，湿浊内阻脾胃的病因病机。②有湿浊内盛的症状，如舌苔白腻甚或满布垢浊，苔如积粉，脘腹满闷等。③有定位在膜原的表现，如湿浊之邪郁伏膜原，表里之气失和，邪正反复交争，故寒热往来、起伏如疟；膜原湿浊，外郁肌肉经络，则身体疼痛、手足沉重。常用的湿浊蕴伏膜原证方如下。

雷氏宣透膜原法
（《时病论》）

【组成】姜制厚朴、酒炒黄芩、藿香叶各5g，槟榔、姜制半夏各7.5g，草果仁4g，粉甘草2.5g，生姜2片。

【用法】水煎服（3岁小儿1日剂量）。

【功效】宣透膜原，化浊疏利。

【主治】湿浊蕴伏膜原证，症见寒热往来如疟状、寒甚热微，或先憎寒而后发热，头痛身重，脘闷，神倦气短，呕逆胀满，大便泄泻或秘结，舌苔厚腻浊，或如积粉，脉或缓或沉。

【制方原理】薛生白所言："邪从上受，直趋中道，故病多归募原"。湿热秽浊郁伏膜原，湿浊偏盛，阳气受郁，故寒甚而热微；膜原湿浊，外郁肌肉经络则身体疼痛、手足沉重；湿浊内阻脾胃，中焦气机失调，胃气上逆，则呕逆胀满。治当疏达膜原湿浊。本证湿浊郁结较甚，故非一般化湿之剂所能为功，须用疏利透达之法。

方中用"槟榔、厚朴能消、能磨、疏利、宣散之品，以破其伏邪，使其速化，更以草果辛烈气雄之物，直达伏邪盘结之处而搜逐之"（《成方便读·发表之剂》），在厚朴、槟榔、草果仁辛烈温燥湿浊的基础上，再辅以藿香、半夏、生姜芳香化湿、畅气和中；佐黄芩清湿中蕴热，甘草和中、调和诸药。

【制方特点】本方以开达膜原、除秽化浊为主以破戾气所结、除伏邪之盘锯、直达膜原，使邪气溃败、速离膜原。

【临床应用】使用要点：雷氏宣透膜原法适用于湿浊蕴伏膜原证，达原饮适用于邪阻膜原偏里热甚者。

临证加减：若偏表兼痰者，改用柴胡达原饮；头项痛，或鼻干、胁痛，加羌活、葛根；头痛、身重如裹系偏表兼痰，可加柴胡、陈皮；舌苔从根部变黄、渐及中央，且有腹满便秘、烦躁，加生大黄，或合用凉膈散；若偏里热甚、苔白如积粉、舌红、脉数者，用达原饮。

达 原 饮
（《温疫论》）

【组成】槟榔5g，厚朴、知母、芍药、黄芩各2.5g，草果仁、甘草各1.5g。

【用法】用水二盅，煎八分，午后温服。现代用法：水煎服（2岁小儿1日剂量）。

【功效】开达膜原，辟秽化浊。

【主治】湿温、瘟疫或疟疾，邪伏膜原。

【制方原理】湿浊蕴伏膜原。治当疏利透达膜原湿浊。《成方便读·发表之剂》云："尚未传变之证""此时未见表里形证，表里之药，均不可用，当与宣疏一法，化其伏邪，然后随证治之。"

方中用槟榔降气破滞，厚朴除湿化浊，草果芳香避秽，三味协力能破戾气所结、除伏邪之盘锯、直达膜原，使邪气溃败、速离膜原；热伤津液，加知母以滋阴清热，热伤营气，加白芍以和血，黄芩清燥热之余，"黄芩清上焦，芍药清中焦，知母清下焦，且能预保津液于未伤之时"（《成方便读·发表之剂》），甘草为和中之用，以济前三味之猛、缓后三味之寒。该方前三味是以为达原也，后四味仅为调和之品。其配伍意义如吴又可在《温疫论》中云："槟榔能消能磨，除伏邪，为疏利之药，又除岭南瘴气；厚朴破戾气所结；草果辛烈气雄，除伏邪盘踞。三味协力，直达巢穴，使邪气溃败，速离膜原，是以为达原也。热伤津液，加知母以滋阴；热伤营气，加白芍以和血；黄芩清燥热之余；甘草为和中之用。以后四味，不过调和之剂，如渴与饮，非拔病之药也。"

【制方特点】本方以行气破滞为先导，辅以燥湿化浊，佐以清热泻火；辛香燥烈与寒凉质柔相伍，燥润相济，燥湿化浊而无燥伤阴津之嫌。

【临床应用】使用要点：①主要适用于湿温邪阻膜原、偏里热甚者。②亦可用于时疫感冒毒入膜原证。

临证加减：初起头痛寒重者，加羌活、防风；热重者，加金银花、连翘；湿浊明显而见胸闷，去知母、芍药，加苍术。

达 原 散
（河南中医学院一附院儿科协定处方）

【组成】粉葛根、柴胡、黄芩、厚朴、炒大贝母、草果仁、薏苡仁、番泻叶。

【用法】上药共为细末，混匀，收贮备用。周岁小儿每次0.75~1g，1~3岁每次1~1.5g，每日2~3次温开水送服。

【功效】开达膜原，清热化浊。

【主治】湿温、瘟疫或疟疾，邪伏膜原、湿热并重之证。

【制方原理】时令疫疠之邪侵犯膜原，湿热内盛、湿热并重，故寒热往来、起伏如疟；膜原湿浊，外郁肌肉经络，则身体疼痛、手足沉重。治宜开达膜原、化浊清热利湿。

方中用厚朴除湿化浊、草果仁芳香辟秽，两味合用以直达膜原、除疫邪而为君；臣以柴胡、黄芩以透达半表半里之邪；佐以葛根疏散外邪，薏苡仁、贝母清化湿浊，番泻叶泄热清里通便。

【制方特点】本方系在达原饮的基础上加减而成，除用槟榔、厚朴、草果仁破戾气所结、直达膜原，使邪气速离膜原外，取小柴胡汤之黄芩与柴胡配伍以增强透发半表半里膜原之邪，并且加大清泄里热之力。

【临床应用】使用要点：①湿温邪阻膜原、湿热并重、偏里热甚者。②适用于时疫感冒毒入膜原证。

7. 湿热壅胆证方　湿热壅胆证是指湿热之邪阻于少阳胆及三焦所表现的证候。其辨证要点：①本证有湿遏热郁，阻于少阳胆及三焦，三焦之气机不畅、胆腑气机通降失常，以致少阳枢机不利的病因病机。②具有湿热内蕴的症状，如舌红苔白腻或间现黄色，脉象濡数。③具有定位在少阳经的症状，胆经郁热偏重，故寒热如疟、寒轻热重、口苦胸闷；胆失通降，胆汁反逆于胃，故见吐酸苦水或呕黄涎而黏。常用的湿热壅胆证方如下。

蒿芩清胆汤
（《重订通俗伤寒论》）

【组成】青蒿脑 10g，青子芩 12.5g，淡竹茹、赤茯苓、碧玉散（滑石、甘草、青黛）包各 7.5g，仙半夏、生枳壳、陈皮各 5g。

【用法】水煎服（5 岁小儿 1 日剂量）。

【功效】清胆利湿，和胃化痰。

【主治】少阳湿热痰浊证，症见寒热如疟、寒轻热重、口苦胸闷、吐酸苦水，或呕吐黄涎而黏、胸胁胀痛，舌红苔白或黄腻、间现杂色，脉弦数或滑数。

【制方原理】邪客少阳，胆经不舒而蕴热，三焦不畅而停湿，湿热相合蕴蒸而生痰浊。邪郁半表半里而见寒热如疟；少阳之热偏盛，故见寒轻热重；湿热壅滞、经气不利，则见胸胁胀痛；胆热乘胃、胃气上逆，则口苦、吐酸苦水，或呕吐黄涎而黏。本方所治之证系少阳胆经热盛，湿热痰浊中阻，三焦气机不利，胃失和降所致。治宜清胆祛湿，化浊行气，和胃降逆。

方中青蒿脑（即青蒿新发之嫩芽）苦寒芳香，既清透少阳邪热，又化湿辟秽，为湿温疫毒要药；黄芩苦寒，善清胆热，并能燥湿，两药相合，既可内清少阳湿热，又能芳香透邪共为君药。竹茹善清胆胃之热且止呕，半夏燥湿、和胃降逆，碧玉散、赤茯苓清热利湿，导邪从小便而出，四味共为臣药；佐以枳实宽中下气消痞，陈皮理气宽胸畅肺。诸药合用，使少阳湿热分消。

【制方特点】本方以清透少阳胆热为中心，兼行清化中焦痰浊，清利三焦湿热，即透邪于外、清热于内、化浊于中、利湿于下，使少阳胆热得清、中焦痰湿得化、气机畅利、胃气得和。

【临床应用】使用要点：①主治少阳热盛，兼痰湿内阻之证；②亦可用于湿热壅胆、胆经郁热之胆胀、胆瘅。

临证加减：呕吐著者，可合用左金丸；湿热发黄，加茵陈蒿、栀子、茯苓；胁痛较著者，加川楝子、延胡索、赤芍；便秘、烦躁者，加大黄、杏仁、火麻仁；肢体酸痛系湿热阻滞经络者，加薏苡仁、丝瓜络、防己、秦艽、木瓜，汪昂在《医方集解》"防己黄芪汤"方后有"防己大辛苦寒，通行十二经，开窍泻湿"之论。

健 肝 丸
（黑龙江中医药大学附属医院协定处方）

【组成】柴胡、黄芩、郁金、板蓝根、香附、青皮、厚朴、当归、党参、白芍、陈皮、麦芽、鸡内金、延胡索。

【用法】蜜丸，每丸重5g，周岁小儿每次1/5丸，1～3岁每次1/3丸，3～5岁每次1/2丸，每日3次，温开水送服。

【功效】清热利湿，疏肝止痛，和胃降逆。

【主治】少阳湿热蕴结，湿热未尽、肝胆郁滞较著者，症见胁痛、胸闷腹胀、心烦口苦、食少身倦等。

【制方原理】湿热疫毒客阻或（和）伤损肝胆，疏泄失健或失司。胆汁不循常道而外溢，则见身目发黄；如疏泄失职，气机不利，故见胁肋胀痛。湿热内蕴则见身热不扬、小便短赤、舌红苔黄腻。本方所治之证系湿热疫毒客犯肝胆，气机郁滞，湿热未尽。治宜清利湿热，疏通气机。

方中用柴胡、郁金为君，以达疏肝理气、解郁散结之功；臣以黄芩、板蓝根、厚朴清热解毒、化浊燥湿；佐以香附、青皮、陈皮理气疏肝，助君疏利肝胆，白芍、当归柔肝养肝以养肝体，鸡内金、麦芽消导散结，延胡索活血散结、疏肝止痛，党参益气健脾以养肝体。

【制方特点】①本方疏利肝胆主用疏肝解郁、活血通络法外，尚用淡渗分利。②本方祛湿，以分利为主，佐以燥湿、行气、芳香温化。③本方对症治疗，散结主要应用疏肝散结、解郁散结、活血散结、行气散结、消导散结诸法。

【临床应用】使用要点：适用于湿热郁阻证气机郁滞较重、湿热不著，兼轻微肝气虚者。

临证加减：湿浊较著者，加藿香、白蔻仁、石菖蒲；胁下痞块，加浙贝母、牡蛎、鳖甲、瓜蒌。

（二）表里（卫气）同病方

表里同病主要有表寒里热、表里俱热、表里俱寒、表热里寒、表实里虚、表虚里实、表里俱实、表里俱虚等。表里俱热代表方为银翘白虎汤，时疫温邪而壮热憎寒表证突出者用柴葛解肌汤加减，表里俱热、上焦热甚用普济消毒饮，少阳与阳明合病、便秘或协热下利者用大柴胡汤，肠热甚而下利臭秽或脓血者用葛根黄芩黄连汤加减，邪热壅于肺用麻杏甘石汤。常用的表里（卫气）同病方如下。

清热解毒散
（河南中医学院一附院儿科协定处方）

【组成】金银花、连翘、蒲公英、紫花地丁、栀子、防风各9g，薄荷、大黄、甘草各6g。

【用法】上药共为细末。6个月以内每次0.3~0.45g，1岁以内每次0.6~0.9g，1~2岁每次1.5g，2~3岁每次1.8g，4~6岁每次2.4g，7岁以上每次3~5g，每日3次，温开水送服。

【功效】清热解毒，解表透疹。

【主治】温毒、痄腮、乳蛾、疮疡、麻疹等见表里俱热之证。

【制方原理】邪热犯表与里热相合，形成表里同病、表里俱热，治宜清泄里热、疏散表邪，表里同治。

方中用金银花、连翘为君，以达清热解毒、凉血消痈、轻宣疏散之功；臣以蒲公英、紫花地丁解毒、消肿散结；佐以栀子通泻三焦、大黄泻热通便，导邪热、热毒从二便而出，薄荷、防风疏散外邪、散热外出；甘草解毒调和诸药为使。

【制方特点】本方清里以清法为主，辅以下法、利法，佐以汗法，除使里热内消外，尚给里热外出的通路，使里热从前后二阴而出、使里热从表而出。

【临床应用】使用要点：适用于时疫感冒、风痧、水痘、痄腮、火毒痈肿等属表里俱热证。

疏 解 散
（黑龙江中医药大学附属医院协定处方）

【组成】金银花、连翘、大青叶、板蓝根、玄参、赤芍药、白茅根、水牛角、黄芩、天花粉、栀子、羚羊角、蝉蜕、葛根、桑叶、荆芥穗、川贝母、陈皮。

【用法】散剂，1g/袋。每服1g，每日3次。

【功效】清热解毒，解表透疹。

【主治】温毒痄腮、乳蛾、疮疡、麻疹等证，症见发热、微恶风寒、烦躁不安，或疹出不透。

【制方原理】温毒热盛，表里同病，故见发热微恶风寒、烦躁不安，治宜清热解毒、轻宣卫表。麻毒炽盛，由里向外透发，由于疹毒热盛，疹出不透。治宜清热解毒、透疹发表。

方中用金银花、连翘为君，以清热解毒、凉血消痈、轻宣疏散；臣以大青叶、板蓝根清热解毒、消肿化斑，黄芩清热燥湿，赤芍凉血消肿，蝉蜕疏散风热、透疹；佐以天花粉、栀子清热泻火，水牛角、玄参、白茅根清热凉血，羚羊角清热解毒，桑叶、葛根、荆芥穗疏风宣肺、散热透疹，川贝母、陈皮化痰行气散结。诸药合用清热解毒、解表透疹。

【制方特点】①本方清里热以清法为主，辅以凉血、利法，佐以汗法。②本方透疹以发表、解肌透疹为主，辅以凉营、凉血、活血诸法。

【临床应用】使用要点：①温毒表里同病者；②麻疹疹出不透而为疹出期之初热期，疹毒较重；③痈肿疔疮，表里俱热者；④乳蛾、感冒风热证候，咽喉肿痛者。

第二节　邪盛极期方

一、里证邪盛中期方

（一）风寒郁肺证方

风寒郁肺证系风寒之邪经表或直入于肺，肺气郁闭所致。其辨证要点：①有肺寒证的表现，如口和不渴、手足不温、溲清便溏、舌淡苔白。②有定位在肺的依据，风寒袭肺、肺失宣降，故见呛咳；寒痰阻于肺与气道，故见痰白而稀、易嗽出；风寒闭肺则见气急、喘促。③风寒之邪经表而表未解者，可有风寒袭表的症状。常用的风寒郁肺证方如下。

冷嗽干姜汤
（《仁斋直指方》）

【组成】麻黄、桂枝、干姜各5g，细辛1g。

【用法】水煎服（5岁小儿1日剂量）。

【功效】疏风散寒，温肺宣肺。

【主治】肺炎喘嗽风寒郁肺证，症见发热或不发热、呛咳、气急鼻扇、痰稀色白、口和不渴、手足不温，舌质淡、苔薄白或白腻，脉象紧或浮，指纹青红、多在风关。

【制方原理】风寒之邪客伤于肺，加之气闭津留，寒凝津聚，或素蕴痰湿，从而风寒之邪与痰湿阻于肺而发。风寒袭肺、肺失宣降，故见呛咳；肺气郁闭、水气滞留、寒湿凝聚为痰，痰阻肺与气道，故见痰白而稀；风寒闭肺则气急、喘促。治宜疏风散寒，温肺宣肺。

方中用麻黄、桂枝疏风解表、温肺散寒而为君；臣以干姜、细辛温肺开肺。诸药合用既温肺散寒，又开肺平喘。

【制方特点】本方以温法药物为主，佐以汗法药物，通过温肺、宣肺的方法来达到开闭平喘之目的。

【临床应用】使用要点：适用于风寒郁肺证肺炎喘嗽、风寒咳嗽，邪盛初期。

临证加减：若风寒之邪经表而表未解者可合用葱豉汤或三拗汤。若表寒不重或婴儿患者易麻黄为防风；若肺中寒邪较甚而咳嗽不爽者，加炙百部；肺气郁闭明显者，加厚朴以行气开闭。

寒　咳　散
（河南中医学院一附院儿科协定处方）

【组成】麻黄、茯苓、杏仁、陈皮、清半夏、苏叶、干姜、甘草。

【用法】上药共研细面，混匀，收贮备用。半岁以内每次 0.3~0.45g，0.5~1 岁每次 0.6~0.9g，1~2 岁每次 1.5g，2~3 岁每次 1.8g，4~6 岁每次 2.4g，7~9 岁每次 3g，10~12 岁每次 4.5g，每日 3 次，白开水加冰糖少许冲服。

【功效】温肺散寒，宣肺平喘，温化寒饮。

【主治】风寒客犯于肺或外寒内饮证，症见发热或不发热、呛咳、气急鼻扇、痰稀色白、口和不渴、手足不温、小溲清长、大便稀溏，或嗽痰为清稀泡沫，舌质淡、苔薄白或白腻、脉象紧或浮、指纹青红多在风关。

【制方原理】风寒之邪客犯于肺，加之气闭津留、寒凝津聚，或素蕴痰湿，从而风寒之邪与痰湿阻于气道及肺而发本证。风寒袭肺、肺失宣降，故见呛咳；肺气郁闭、水气滞留、寒湿凝聚为痰，痰阻肺与气道，故见痰白而稀、易嗽出或嗽痰为清稀泡沫；风寒闭肺则气急、喘促；风寒客肺、里寒内盛，故有肺寒的表现，如口和不渴、手足不温、溲清便溏。风寒之邪经表或直客于肺则肺寒，兼伏饮蕴痰，治宜温肺散寒，宣肺平喘，温化寒饮。

方中用干姜温肺散寒以祛邪而为君；臣以麻黄、杏仁宣肺平喘以开肺闭，佐以清半夏温肺化饮，茯苓甘淡利湿以降气、祛痰、化饮，陈皮理气开肺、燥湿化痰，苏叶疏风散寒以解表；甘草调和诸药。

【制方特点】①本方用温肺、下气、宣肺诸法以复肺之宣肃功能；化痰蠲饮以温化为主，燥湿、利湿次之。②本方以解表之汗法为主，其一发散逐饮而化痰，利于痰饮的外散，其二散表寒，有启门逐贼之功。

【临床应用】使用要点：适用于风寒郁肺证肺炎喘嗽邪盛极期，肺寒盛、肺闭较著兼寒痰内蕴者。

临证加减：若寒痰蕴阻而喘憋严重者，可加白芥子、葶苈子、地龙；若寒痰壅盛者，可合用苓桂术甘汤加炙百部；若表寒已解、寒痰内盛兼肺弱者，加人参、白术、五味子、白芍。

杏 子 汤
(《易简方》)

【组成】人参 2.5g，制半夏、茯苓、芍药各 7.5g，细辛 1g，干姜、甘草、官桂、五味子各 5g。

【用法】上为粗末，每次取药末 3~5g，加水 60mL，加杏仁（去皮、尖，锉）2 牧、生姜 1 片，煎出 10mL，每日 2~3 次，空腹服。现代用法：水煎服，每日 1 剂（5 岁小儿 1 日剂量），分 2 次，温服。

【功效】温补肺气，温肺化饮。

【主治】寒痰内蕴于肺，症见咳嗽经久不愈，痰白稀薄或咯痰清稀泡沫，便溏溲清，手足不温，舌淡苔白腻而润。

【制方原理】风寒郁肺，表寒已解，肺寒炽盛，寒痰内蕴；或禀赋不足或疾病日久，伤及肺气。治当温补肺气、化饮。

方中干姜、官桂、细辛为君药，温肺散寒以祛寒、化饮；臣以杏仁宣畅肺气，制半夏燥湿化痰、下气止咳，茯苓淡渗利湿以降气、祛饮、化痰；佐以五味子、芍药收涩肺气，人参、甘草健脾强肺。

【制方特点】①本方用温肺、下气、宣肺诸法以复肺之宣肃功能；化痰蠲饮以温化为主，燥湿、利湿次之。②本方温化与淡渗同用、补气强肺与酸收敛肺兼顾，如此配伍则既无敛邪之弊，亦无伤正之虞。

【临床应用】使用要点：适用于风寒郁肺之肺炎喘嗽，表寒已解，寒痰内蕴，兼肺弱证。

临证加减：若咳嗽痰多、喉中痰鸣，加蜜款冬花、蜜紫菀；若大便溏泄者，加薏苡仁、炒白术。

（二）气分期方

气分证是指温热邪气或外邪化热入里，侵犯脏腑，表现为正盛邪实，正邪剧争，阳热亢盛的里热证候。由于邪气性质不同及所犯脏腑不同，或在肺，或在胃，或在肠……故气分证范围相当广泛，证候类型亦多种多样。现将临床常见、具有代表性的气分证候方分述如下：

1. 邪热客肺证方　邪热客肺证系风热之邪或风寒入里郁而化热，致使肺气郁闭所致。其辨证要点：①有定位意义的症状，邪热壅肺、痰热炽盛，故见咳嗽痰多黏稠；肺气郁闭故见喘促、鼻扇；邪热化火化毒腐肉则见咳吐腥臭痰。②有里热证的表现，如壮热炽盛，口渴，烦躁，面色红赤，溲黄便干，舌质红苔黄等。常用的邪热客肺证方如下。

清 肺 散
（黑龙江中医药大学附属医院儿科科研处方）

【组成】生石膏、知母、杏仁、川贝母、麻黄、薄荷、甘草、酒军、玄明粉、朱砂、冰片。

【用法】上药制成散剂。周岁小儿每次1g，2～3岁每次1.5～2g，每日2～3次温开水送服。

【功效】清热泻火，通腑平喘，宣肺化痰。

【主治】瘟毒热盛、痰热咳喘，症见烦躁发热、痰稠不易嗽出、便秘口渴等。

【制方原理】风热犯肺、肺失清肃，故见频咳；邪闭津留、热灼津液，或素蕴痰热，痰热阻于肺与气道，则痰稠难咯；肺气郁闭则见气急、喘促、鼻扇；风热之邪客于肺，则里热炽盛，如心烦口渴、溲黄便结。治宜清热解毒，开肺定喘。

本方系麻杏甘石汤加味而成。方中用麻杏甘石汤整个方剂作为君药，以达宣肺平喘、宣肺利水、利水化痰之功；臣以酒军、玄明粉泻热通腑、下气平喘，以达"釜底抽薪"之功，以泻代清，其清肺热之力尤著；佐以川贝母、知母润肺止咳，既有清肺化痰之功，又顾护小儿稚阴之体，薄荷散热于外，朱砂清心安神、镇惊止咳，冰片清热解毒、开窍醒神。方中用薄荷等辛凉轻淡、徐缓透发之品，不用峻汗之药，其配伍目的正如徐大椿在《医学源流论·卷下·发汗不用燥药论》中云："当用至轻至淡芳香清冽之品，使邪气缓缓从皮毛透出，无犯中焦，无伤津液。"亦有"引胃中化而欲散之热，仍还太阳作汗而解"（《医学衷中参西录·医方·治温病方》）之作用。

【制方特点】①开肺透表、以泻代清，使肺经邪热得以宣泄、下泻，是本方的制方思路。②本方除温清宣降相伍、宣气通腑相合配伍外，选用汗法药物，正合张锡纯"若有向外之机，正可因其势而利导之"（《医学衷中参西录·医方·治温病方》）之意。③本方止咳，除选用宣肺止咳、清肺止咳、下气止咳、通腑止咳外，更用镇惊一法以达止咳之目的，其配伍意义类同于《医宗金鉴》桃花散配伍朱砂。

【临床应用】使用要点：适用于邪热客肺、邪痰壅肺、肺胃实热者。

临证加减：若咳嗽重者，加前胡、枇杷叶；若痰多黏稠者，加胆南星、蜜款冬花、清半夏；若兼咽喉红肿者，加射干、牛蒡子、桔梗。

麻芩止咳糖浆

（黑龙江中医药大学附属医院协定处方）

【组成】炙麻黄、生石膏、瓜蒌、炙紫菀、陈皮、桔梗、黄芩、炙远志、前胡、知母、生甘草。

【用法】上药煎汁加糖（比例7∶3）制成糖浆，每瓶250mL。周岁小儿每次5mL，1～3岁每次5～10mL，4～7岁每次15mL，每日3次，温开水送服。

【功效】清热化痰，止咳平喘。

【主治】外感咳嗽、肺炎喘嗽，症见痰多气喘、咽干喉痒等。

【制方原理】风热之邪或寒郁入里化热，客犯于肺，加之肺被热灼、邪闭，从而形成邪（客）、热（灼）、痰（阻）、血（瘀），痹阻肺气致发本证。邪闭津留、热灼津液，或素蕴痰热，痰热阻于肺与气道，则痰稠难咯；肺气郁闭则见气急、喘促、鼻扇；风热之邪客于肺，则里热炽盛，如心烦口渴、溲黄便结。治宜清热解毒，开肺定喘。

方中用炙麻黄宣肺平喘、利水而化痰，黄芩直清肺热、燥湿化痰，两味为君；臣以瓜蒌宽胸下气、肃肺化痰，前胡下气肃肺以开肺闭，生石膏助黄芩直清肺热而泻火；佐以炙紫菀、桔梗化痰理肺，陈皮理气化痰，知母清肺润肺，炙远志除化痰外尚能清心安神、使心火不予刑金；甘草调和诸药为使。

【制方特点】①本方用清肺祛邪、宣肺、肃肺、化痰、行气诸法以开肺闭。②本方祛痰主以清化，佐以温化、利水、下气、消痰等治法外，尚有制源之法，热清不再灼津而少生痰、痰亦减消。本方止咳，除用宣肺止咳、肃肺止咳、清肺止咳、化痰止咳之法外，尚有镇惊止咳一法。

【临床应用】使用要点：适用于风热闭肺证邪热客肺、痰热壅肺者。

临证加减：若痰多黏稠者，可合用化痰清肺散、桃花散；若喉中痰鸣、哮鸣，可合用小儿保元丹。

牛黄千金散

（黑龙江中医药大学附属医院儿科科研处方）

【组成】牛黄、川黄连、钩藤、薄荷、全蝎、僵蚕、朱砂、冰片、天竺黄、胆南星、甘草、天麻。

【用法】上药共研细末。周岁小儿每次 0.25～0.5g，2～3 岁每次 0.5～1.5g，每日 3 次，温开水送服。

【功效】清肺化痰，息风平喘。

【主治】瘟毒潜伏、发斑发疹、咳喘剧烈、身热神昏等症。

【制方原理】温热邪毒犯人，里热炽盛，故有壮热烦躁、口渴引饮、谵妄神昏；邪热壅肺、热灼津液为痰、痰热壅盛，故可见咳喘。治宜清热解毒，息风止痉，化痰平喘。

方中用牛黄清心凉肝、清热解毒、化痰开窍、息风止痉而为君；臣以川黄连清热燥湿、化痰止咳、泻火解毒；佐以钩藤、天麻、全蝎、僵蚕平肝息风、息风止痉、解痉镇咳、散结通络，天竺黄、胆南星清热涤痰、开肺定喘、化痰止咳，朱砂镇心定惊、镇咳安神，冰片开窍解毒、醒神，薄荷散里热，使肺热外出。诸药合用，则有清热解毒泻火、清心凉肝、息风解痉镇咳之功。

【制方特点】①本方祛痰除选用清化外，更主要运用涤痰、下痰之法。②本方止咳除用清肺止咳、涤痰止咳外，更主要通过息风、镇惊之法来实现。

【临床应用】使用要点：①适用于邪热客肺之肺热喘咳。②亦可用于急惊风之发热、神昏、抽搐、睡眠不安。

清气化毒饮

（《医宗金鉴》）

【组成】黄芩 15g，瓜蒌、前胡、连翘、桑白皮各 10g，桔梗、杏仁、玄参、麦冬、芦根各 7.5g，黄连 5g，生甘草 2.5g。

【用法】水煎服（5 岁小儿 1 日剂量）。

【功效】清热解毒，开闭平喘。

【主治】麻毒已出，麻毒内攻闭肺，症见壮热烦躁、咳嗽、气促、鼻扇，舌红苔黄干或少苔。

【制方原理】麻毒不得透泄，邪毒炽盛内陷，麻毒闭肺、郁闭肺气、火热壅盛、阴津耗伤；或风热之邪直客于肺，加之肺被热灼、邪闭，从而形成邪（客）、热、痰（阻）、血（瘀）痹阻肺气，致发本证。其涕泪闭阻是"肺乏津液上供，头目清窍徒为热气熏蒸，鼻干如煤，目暝或上窜无泪"（《临证指南医案·幼科要略》）。治宜清热解毒，开闭平喘，养阴润肺。

方中用黄芩、黄连为君，以达清热解毒、燥湿化痰、清肺开闭之功；臣以瓜蒌润燥涤痰、泻肺下气；佐以连翘助芩、连直清肺热，桑白皮、前胡助瓜蒌泻肺下气化痰，桔梗、杏仁宣畅肺气而化痰，玄参、麦冬、芦根养阴润肺清热；甘草调和诸药为使。诸药合用，共奏清热解毒、开闭平喘之功。

【制方特点】本方清肺与润肺并用，清化痰热与润燥化痰合伍，尤其适用于邪热壅盛、正气已伤之证。

【临床应用】使用要点：①麻毒炽盛、麻毒闭肺证。②风热直客于肺或卫气，卫分风热已解之咳嗽。③风热闭肺之肺炎喘嗽、邪热客肺、肺热较著，表证已解者。

三黄石膏汤
（《外台秘要》）

【组成】生石膏 22.5g，黄芩、黄柏、黄连、炙麻黄各 10.5g，栀子 7.5g，淡豆豉 7.5g。

【用法】每服一两，姜三片、枣二枚、细茶一撮煎，热服。现代用法：加葱三根，水煎服（5 岁小儿 1 日剂量），分 2 次，热服。

【功效】清热解毒，开肺泄热。

【主治】邪热炽盛，化火化毒，毒热闭肺。

【制方原理】邪热炽盛，化火化毒，毒热闭肺，故见壮热剧咳、气急鼻扇；肺为热迫，化源欲绝，津不上承，清窍不利，故见啼哭无泪、鼻孔干燥如烟煤。治宜清热解毒，开肺泄热。

方中用黄连、黄芩、黄柏、栀子苦寒泄热解毒、直折三焦之火而为君；臣以宣肺定喘、利水而化痰之炙麻黄；佐以生石膏清泄肺胃之热且生津，淡豆豉清热透表，正合张锡纯"若有向外之机，正可因其势而利导之"（《医学衷中参西录·医方·治温病方》）之意。关于本方配伍，张秉成在《成方便读·清火之剂》方后有此论述："夫疫之来也，必从口鼻而入，鼻气通于肺，口气通于胃，肺胃为受邪之数，故重用石膏，以清肺胃，以杜其传化之源，里热既清，表尚未解，故以麻黄、淡豉之发汗解毒者，一行于肺，一行于胃，如是则表里均解耳。"

【制方特点】本方系黄连解毒汤加减而成，以黄连解毒汤去大黄作为君药，其清肺热、化痰之力尤著。《医宗金鉴·删补名医方论》注云："以三黄泻三焦之火盛，佐栀子屈曲下行，使其在里诸热从下而出。以麻黄开营卫之热郁，佐豉葱直走皮毛，使其在表之邪从外而散。""麻、豉得石膏、三黄，大发表热，而不动里热；三黄得石膏、麻、豉，大清内热，而不碍外邪。"并对其评价："是此方擅表里俱热之长，亦得仲景之心法者也。"

【临床应用】使用要点：①本方"治伤寒阳证，表里大热而不得汗，或已经汗、下，过经不解，六脉洪数，面赤鼻干，舌燥大渴，烦躁不眠，谵语鼻衄，发黄、发疹、发斑，以上诸证，凡表实无汗，而未入里成实者，均宜主之"（《医宗金鉴·删补名医方论》）。②主治风热郁肺，毒热炽盛证，症见高热炽盛、咳嗽剧烈、气急鼻扇、咳吐脓血腥臭痰、口渴烦躁、溲赤便结，舌红苔黄腻而干。

宣白承气汤
(《温病条辨》)

【组成】生石膏 15g，瓜蒌皮 5g，杏仁 10g，生大黄 7.5g。

【用法】水五杯，煮取二杯，先服一杯，不知再服。现代用法：水煎服（5 岁小儿 1 日剂量）。

【功效】清热宣肺，泄热通腑。

【主治】邪入气分、肺热腑实，症见潮热便秘、咳嗽痰壅、喘促不宁，舌苔黄腻或黄滑，脉右寸实大。

【制方原理】因肺与大肠相表里，肺热顺传于阳明胃，由上焦转入中焦气分，则出现身热口渴、便结、喘促之阳明腑实证。本方所治之证系邪热客肺、肃降无权、阳明腑实热结、腑气不通之肺肠并病证。治宜宣肺化痰、泄热通腑。

方中用生石膏清肺胃之热而为君；臣以大黄攻下腑气、通便泄热，以"釜底抽薪"而平喘；佐以瓜蒌皮、杏仁宣降肺气、化痰定喘。该方为清热宣肺、泄热通腑、肺肠合治之代表方。正如吴鞠通所言："以杏仁、石膏宣肺气之痹，以大黄逐肠胃之结，此脏腑合治法也。"（《温病条辨·中焦篇》）

【制方特点】病邪的外泄，途径不一，一为宣散，使里热从表散；二为通下之法，用通腑攻下之法使邪实热结随泻而出，这也是邪热外出的重要出路之一，符合邪在气分下行为顺传的治疗要点。肺肠合治是本方的一大特点。

【临床应用】使用要点：适用于邪热客肺，兼阳明腑实之证；《温病条辨·中焦篇》云："喘促不宁，痰涎壅滞，右脉实大，肺气不降者，宣白承气汤主之。"

临证加减：咳嗽较著、痰稠不易嗽出，加胆南星、陈皮、清半夏、桔梗；大便秘结较著，加姜厚朴、葶苈子。

羚羊清肺散
(黑龙江中医药大学附属医院协定处方)

【组成】川贝母、生大黄、生甘草、生石膏、羚羊角、黄芩、朱砂、青礞石。

【用法】散剂，每瓶 5g。每服 0.25～1.0g，每日 3 次，温开水送服。

【功效】清热宣肺，泄热通腑。

【主治】肺热咳嗽，症见痰稠气促、溲黄便结、舌苔黄厚等。

【制方原理】小儿稚弱，易感外邪。肺主气，司呼吸，居膈上，主卫表，不论外邪从鼻口而入或经皮毛而入，则"首先犯肺"。入里化热化火，肺热炽盛，炼液为痰，邪与痰热相搏，壅阻于肺，故见发热、咳嗽、痰稠、舌苔黄厚；热结阳明，故见便秘。治宜清肺泻火涤痰。

方中羚羊角咸寒，入肝、心、肺经，具有清心凉肝、清肺平肝息风、清热解毒之功，"羚羊清乎肺热"而为君药；臣以黄芩清热解毒、燥湿以化痰，助羚羊角清肺之邪热，川贝母化痰止咳，既清肺散结，又性凉而甘润肺而护阴；佐以生大黄"釜底抽薪"，大泄肺热，生石膏清肺胃之热，两味以泄肺胃，羚羊角、大黄、川贝母、朱砂以清心，羚羊角、大黄、青礞石以清肝，黄芩、大黄、羚羊角、生石膏、川贝母、青礞石以清肺，大黄下气消痰，羚羊角、朱砂、青礞石镇心安神，从而大黄、生石膏、朱砂、青礞石四味为佐药；甘草健脾益气、润肺止咳为佐，又能调和诸药为使。

【制方特点】①本方通过清泻肝心、通腑泄热、化痰诸法以达止咳之功。②本方为清泄肺、肝、心邪热之有效方剂，其消痰、解热、平喘效果尤佳。

【讨论】本方实际运用时，大黄用量过大，占总量的 2/7，为羚羊角之 20 倍，为黄芩之 4 倍。一是有喧宾夺主之疑，二是急下，其他药物不能发挥作用。本方大黄、青礞石下气消痰，苦甚寒剧，既可耗阴、于阴常不足之小儿不利，又可冰伏稚阳、气阳复缓而后患无穷，不可不虑。故此方为一时之峻剂，不可妄用，不可久用。

【临床应用】使用要点：①适用于肺炎喘嗽之痰热闭肺证，症见发热、咳嗽痰壅、气急鼻扇、溲赤便结、舌苔黄厚。②可用于痰火咳嗽、食痰咳嗽热盛者。③亦用于顿咳之痉咳期痰热俱盛者。

2. 邪热客胃证方　邪热客胃证是指邪热客于阳明气分，正盛邪实、胃热炽盛所表现的证候。其辨证要点：①本证因伤寒邪传阳明，入里化热，或温邪传入气分，而致正盛邪实、里热炽盛证。②胃热亢盛、里热蒸腾，则有壮热、口大渴、汗大出、脉洪大等症。常用的邪热客胃证方如下。

白 虎 汤
（《伤寒论》）

【组成】生石膏 15g，知母 7.5g，甘草 5g，粳米 2.5g。

【用法】上四味，以水一斗，煮米熟，汤成去渣，温服一升，日三服。现代用法：水煎服（3 岁小儿 1 日剂量）。

【功效】清热除烦，生津止渴。

【主治】邪入气分、热炽阳明，症见壮热、恶热、汗大出、渴喜冷饮，舌质红、苔黄而燥，脉洪数。

【制方原理】阳明气分热盛，热盛则伤津液，甚或循经上冲，故见面赤烦渴。邪热或经表客入，或外邪化热入里，热炽气分，出现正盛邪实之证。《温病条辨·上焦篇》云："脉浮洪，邪在肺经气分也；舌黄，热已深；渴甚，津已伤也；大汗，热逼津液也；面赤，火炎上也；恶热，邪欲出而未遂也。"临证以辛寒或苦寒之品清热泻火，以直清气分邪热。邪热炽盛于气分，既易消灼阴液，又多迫津外泄，故气分热盛每有不同程度的阴津耗伤的表现。

方中用生石膏辛甘大寒，主入肺胃气分，能清阳明内盛之热，并能止渴除烦而为君；臣以知母苦寒质润，苦寒以泻火，质润可养阴，清热而无伤津之弊，助石膏清热滋阴；佐以甘草、粳米益胃护津，防寒凉伤中，又可使热清津复而无后顾之忧。

因苦寒清热药物易伤胃气，且阴津化生源于脾胃，因此，合理伍用顾护脾胃的药物既可避免方药治疗弊端，又可益脾生津。其配伍粳米的意义，正如《医学衷中参西录·医方》"仙露汤"中张锡纯云："用粳米清和甘缓，能逗留金石之药于胃中，使之由胃输脾，由脾达肺，药力四布，经络贯通。"在"石膏粳米汤"中有："此方妙在将石膏同粳米煎汤，乘热饮之。""其稠润之汁，又能逗留石膏，不使其由胃下趋，致寒凉有碍下焦。"可见临证应用石膏时一般与粳米同用，是有其道理的。

【制方特点】一是取辛甘寒之品与苦寒质润之药相配，使清热生津之力倍增；二是于寒凉药中配伍补中护胃之品，以防寒凉伤胃，祛邪而不伤正。全方以清透、滋养、护中并用为配伍要点。吴鞠通称本方为辛凉重剂，而且在《温病条辨·上焦篇》云："白虎本为达热出表。"

【临床应用】使用要点：本方为清阳明气分热之代表方剂，仲景及后世医家常加减运用。

临证加减：若兼有腑实大便不下者，合用调胃承气汤；若兼有食滞者，伍用枳实导滞丸；咳嗽、胸痛等肺热证候仍盛，加瓜蒌、桑白皮、鱼腥草、大青叶、金银花；咳声不扬、痰黏稠，加桔梗、瓜蒌、胆南星；口渴甚，重用芦根，加天花粉、麦冬、石斛；背微恶寒、脉洪大而芤等热盛而津气耗伤，加人参。

3. 肠热腑实证方　肠热腑实证是指邪热炽盛壅滞胃腑，有形实邪内结所致的里实热证候。其辨证要点：①本证多因温毒炽盛，充斥阳明，致使里热壅盛，蕴结胃腑所致。②具有一般里实热证的表现，如高热、汗出口渴、小便短黄，舌红苔黄厚而干或起刺。③具有定位在大肠的证据，热结大肠，有形实邪内结，腑气不通，故见大便秘结；腑热炽盛，正气迫肠中津液祛邪而下，故见下利清水、气味臭秽，此即所谓"热结旁流"。大肠属阳明经，其经气旺于日晡，故日晡发热，如潮汛之有信。④若邪热炽盛，兼入营血，痰热蒙阻，上熏侵扰心神，故见神昏谵语。常用的肠热腑实证方如下。

牛　黄　散
（黑龙江中医药大学附属医院儿科科研处方）

【组成】川酒军、金银花、连翘、甘草、二丑、黄连、天花粉、赤芍、贝母、雄黄、乳香、没药、琥珀、冰片、牛黄、麝香。

【用法】散剂，5g/瓶。每服0.5~1g，每日2次，温开水送服。

【功效】清热解毒，通腑散结。

【主治】瘟毒潜伏、发斑发疹，症见身热神昏、烦渴思饮、昏妄谵语、喘促唇裂、溲黄便结、耳聋衄血、头面肿毒等。

【制方原理】瘟毒炽盛，壅于阳明胃腑，故见狂妄谵语、身热神昏、烦渴欲饮、便结溲赤。治当清热解毒泻火。

方中用大黄苦寒，入心、胃二经，泻下攻积、清热泻火解毒为君药；金银花、连翘、黄连清热解毒，二丑泻下攻积祛水，四味为臣；佐以天花粉清热泻火、消肿排脓，雄黄解毒，赤芍清热凉血消肿，贝母清热散结，牛黄清心解毒，乳香、没药活血消肿，琥珀定惊散瘀，麝香、冰片醒神清热；甘草解毒、调和诸药为使。

【制方特点】①本方祛除邪热、阳明热之方法除直清外，更主要的是运用下法使邪热分消。②本方在清热解毒的基础上，又有辟秽、散结之功。

【临床应用】使用要点：用于瘟毒、外感热病、疔疮痈肿等热结阳明胃腑为主的证候者，症见身热神昏、狂妄谵语、烦渴欲饮、便结溲黄，或发斑疹、衄血，或头面肿毒，舌质红、苔黄厚干。

加减升降散
（黑龙江中医药大学附属医院协定处方）

【组成】生大黄、熟大黄、胆南星、白僵蚕、蝉蜕、天竺黄、朱砂、姜黄、冰片。

【用法】散剂，每袋1g。每服0.25~1g，每日2~3次，温开水送服。

【功效】清热解毒，镇惊涤痰。

【主治】伤寒温病，症见头痛身热、痰壅气促、烦躁、大便秘结或利下稠黏等。

【制方原理】小儿稚弱，故易感受外邪，病发后传变迅速，热盛于里，故有身热、头痛、烦躁；热结阳明，故大便秘结或便下黏稠，谵语；或夹痰，或夹惊，故有痰壅或惊惕不安。治宜泻热通腑、镇惊、涤痰。

方中用大黄泻下攻积、清热泻火、解毒活血，生者力峻猛、熟者力缓，升清而降浊是为君药；臣以胆南星清化痰热、息风镇惊；佐以天竺黄涤痰、清热定惊，白僵蚕、蝉蜕、朱砂、冰片息风定惊，蝉蜕、姜黄辛散解热，姜黄活血。诸药合用，共奏泄热、涤痰、镇惊之效。

【制方特点】①本方祛除邪热、阳明热之方法除直清外，更主要的是应用下法，佐以汗法，使邪热从表里上下分消。②本方在清热解毒的基础上，又有息风止痉、开窍苏神之功。

【临床应用】使用要点：①主要用于外感热病，胃肠热结，阳明腑实之证，症见大便秘结或稠黏，烦躁谵语，痰壅气促，身热头痛。②食滞、便秘暂时应用。③胃肺热盛、痰壅者。④里实热证所致之热厥、惊风、发狂。

一 捻 金
（《医宗金鉴》）

【组成】酒军、黑丑、白丑、焦槟榔、白人参。

【用法】上五味共为细末，制成散剂，每袋1g，每次用0.2~1g，每日3次，用蜜水调服。

【功效】清泄里热，通腑逐秽，消积化滞。

【主治】伤食腹胀、肚大青筋、大便溏泻夹杂残渣、手足心热、睡眠不安；新生儿热毒壅结，症见大便不通、肚腹胀满、烦躁多啼等。

【制方原理】外感热病，热壅肠中，传导失司，故见大便不通、肚腹胀满。或初生儿大便不通，多因热壅肠中，传导失司所致。治宜通腑逐秽，消积化滞。

方中大黄苦寒沉降，泻热通便、破积行瘀，有推陈出新之功而为君；臣以槟榔苦辛温，杀虫消积、破气通便、利水；佐以黑白二丑苦寒，走气分、通三焦，泻下利气。四药相伍，泻下通肠、利气逐瘀，可谓"无坚不破，无胀不消，无食不化，无结不开"，使肠中秽浊尽去，大便通畅而腹满除、胃气顺而吮乳正常。四药猛峻，不用秽浊不去，用之又恐损伤稚弱之正气，故配人参益气护正。诸药合用，通便祛邪，不伤正气。

【制方特点】本方通腑泻下、逐水泻下与下气导滞并用，实为消食导滞、通便泻热之重剂。

【临床应用】使用要点：①用于外感热病，热结阳明。②初生大便不通、初生儿不乳，证属热毒壅结者，症见大便不通、肚腹胀满、烦躁多啼，或不欲吮乳、面赤唇红，口舌干燥，指纹青紫。③本方亦为消食导滞之重剂，凡因乳食壅滞之发热、便秘、呕吐、腹痛等实象明显者皆可应用。但要中病即止，切不可过剂，以防伐伤脾胃。

清 瘟 丹
（黑龙江中医药大学附属医院儿科科研处方）

【组成】水牛角、玄参、川酒军、生地黄、青黛、金银花、甘草、蝉蜕、胆南星、姜黄、广木香、冰片、朱砂。

【用法】蜜丸，5g/丸。每服1/5丸，每日2～3次。

【功效】清瘟解毒，清营凉血活血。

【主治】瘟毒热盛，痰厥惊痫，烦躁发热，便结口渴。

【制方原理】温热时邪，充斥阳明，里热壅盛，蕴结脾胃，兼入于营血，热盛灼津，痰热蒙阻，故症见发热烦躁、口渴便秘，甚则痰厥惊痫。治宜清热解毒、泻火凉血活血。

方中用川酒军泻下攻积，清热泻火，解毒活血而为君药；臣以青黛清热解毒、凉血散肿，水牛角凉血泻火解毒；佐以金银花清热解毒，生地黄清热凉血，玄参清热解毒，姜黄活血，木香行气，胆南星涤痰开窍，朱砂清热解毒、镇心宁神，冰片清热，蝉蜕疏风散热；甘草清热解毒、调和诸药为使。

【制方特点】本方祛热有直清、通下、疏散，又有凉血活血，即"入血就恐耗血动血，直须凉血散血"，此方乃有宗从也；小儿阴常不足，于苦寒清热中用生地黄、玄参乃是设方之匠心显矣。此方之名附"清瘟"之作用无疑矣。

【临床应用】使用要点：①瘟毒热盛，阳明腑实兼有血热而见抽搐者，可加钩藤、全蝎、蜈蚣等息风止痉之品。②疗疮痈肿未溃脓而兼腑实者，可与黄连解毒汤、五味消毒饮合用。

4. 肺胃热盛证方 肺胃热盛证系外邪壅盛，肺胃热盛，火热上蒸，搏结于喉核，灼腐肌膜所致证候。其辨证要点：①有定位意义的症状，咽喉为肺胃之门户，肺胃热盛，邪、热循肺胃二经上炎，火毒蒸灼咽喉，灼伤肌膜，故见咽喉红肿、疼痛加剧，吞咽困难，甚或出现喉核红肿、黄白色脓点。②兼有胃腑热盛，则见壮热、口臭、口渴引饮、唇红而干；热结于下则大便秘结、小便短黄。常见的肺胃热盛证方如下。

牛黄利咽丹

（黑龙江中医药大学附属医院协定处方）

【组成】牛黄、川黄连、黄芩、郁金、朱砂、栀子、大黄、冰片。

【用法】丹剂，每粒1.2g。周岁小儿每次1/4粒，1~3岁每次1/3粒，3~5岁每次1/2粒，每日2次，温开水送服。

【功效】清咽泄热。

【主治】喉痹、乳蛾、口疮等症。

【制方原理】热邪犯人，表解里热炽盛、肺胃热炽，故有壮热烦躁、溲赤便结；热毒壅结，实火循经上熏咽喉，故见咽部红肿热痛、乳蛾赤肿化脓。治当清热解毒、清咽泄热、散结消肿。

方中用大黄苦寒攻下，清热解毒、通下泄热，"釜底抽薪"而为君；臣以牛黄清心解毒、豁痰泄热，川黄连、黄芩清热解毒、泻火燥湿；佐以栀子清热利小便而泄热、导肺胃之热从小便而出，郁金清热散结、通络消肿，朱砂清心安神、泻火保肺，冰片清心利咽。诸药合用共奏清热解毒、清咽泄热、散结消肿止痛之功。

【制方特点】方中退热除直清外，尚有下、利，通过运用通腑、分利使邪热从前后二阴而去，即"上病下取"之意；另有清心安神之品，其作用为清心火，以防伤金。

【临床应用】使用要点：①适用于肺胃热盛之喉痹、乳蛾。②亦可用于风热乘脾之实火口疮。临证在应用本方治疗乳蛾、喉痹等病证时可含服。

清咽理肺丸

（黑龙江中医药大学附属医院科研处方）

【组成】黄芩、黄连、栀子、荆芥、防风、连翘、玄明粉、大黄、牛蒡子、甘草、金银花、薄荷、玄参、桔梗、天门冬。

【用法】蜜丸，每丸重5g。周岁小儿每次1/5丸，1~3岁每次1/3丸，3~5岁每次1/2丸，每日2次，温开水送服。

【功效】清热疏风，消肿止痛。

【主治】烂乳蛾、急喉痹、喉关痈等症。

【制方原理】热邪客里，里热炽盛之小儿，邪热与内蕴积热相搏，循肺胃二经上熏咽喉。里热炽盛、肺胃热炽，故有壮热烦躁、溲赤便结；热毒壅结，实火循肺胃二经上熏咽喉，故见咽部红肿热痛、乳蛾赤肿化脓。治宜清热解毒、泄热泻火、散结消肿。

方中用黄连、黄芩、栀子为君，以达清热解毒、泻火燥湿、清泻通泻三焦之火、导火下行之效；臣以大黄、玄明粉通腑泻火，"釜底抽薪"，导邪热、胃火下行从后阴而出；佐以金银花、连翘、牛蒡子、桔梗清咽利喉、清热泻火、清热解毒；玄参、天冬滋阴润喉清热，且防苦寒伤阴；薄荷、防风、荆芥辛散解热，导里热从卫表而解。

【制方特点】本方祛邪、解热用汗、清、利、下四法，使邪热、里热从上下表里分消。本方清利咽喉之力宏著。

【临床应用】使用要点：①适用于肺胃热盛证喉痹、乳蛾。②亦可用于实热之喉风、口疮等症。

5. 邪热客肠证方　邪热客肠证系湿热或热毒之邪随饮食客入，以致邪热阻滞肠道所致。其辨证要点：①有定位意义的症状，邪热客犯小肠，泌别、传导失司，故以腹痛、暴注下泻、气臭秽；邪热客犯大肠，气血壅滞，化火腐肉，故见痢下脓血。②有里热证或湿热证的表现。常用的邪热客肠证方如下。

香连化滞丸
（黑龙江中医药大学附属医院儿科科研处方）

【组成】黄芩、黄连、木香、青皮、陈皮、滑石、厚朴、炙甘草、枳实、槟榔片、当归、白芍。

【用法】上药研为细面，水泛为丸，每丸重5g。周岁小儿每次1/5丸，1~3岁每次1/3丸，4~7岁每次1/2~1丸，每日2~3次，温开水送服。

【功效】清热祛湿，理气止痛。

【主治】脘腹胀满、腹痛泄泻、下痢赤白、里急后重等症。

【制方原理】湿热客滞大肠，气血壅滞，肠道传化失司，脂膜血络损伤，腐败化脓所致。湿热壅滞肠胃，泌别、传导失司，甚或化火腐肉，故见脘腹胀满、腹痛泄泻、下痢赤白。治宜清热燥湿解毒，调气行血。

方中用黄连、黄芩清热燥湿解毒而为君；臣以滑石清热利湿、分利调整泌别清浊；佐以木香、青皮、陈皮、厚朴、枳实、槟榔片行气化湿，行气导滞、除肠中壅阻气滞，即"调气则后重自除"；佐以白芍、当归缓肝理脾、调和气血，《本草纲目》："白芍止下痢腹痛后重"。诸药合用，共奏清热燥湿、凉血行气之功。

【制方特点】①本方祛湿以燥湿为主，辅以理气化湿，佐以淡渗利湿。②本方理气药物种类多、剂量大，故理气止痛疗效尤佳。

【临床应用】使用要点：适用于痢疾、泄泻之湿热壅滞肠胃证，热重于湿者慎用。

香 柏 散
（黑龙江中医药大学附属医院协定处方）

【组成】黄连、黄柏、黄芩、大黄、广木香、枳壳、槟榔片、白芍、当归。

【用法】散剂，5g/瓶。周岁小儿每次0.5g，1~3岁每次0.5~1g，每日3次，温开水送服。

【功效】清热燥湿，凉血止痢，行气止痛。

【主治】痢疾初起，症见发热、里急后重、腹部疼痛、便下赤白脓血等。

【制方原理】感受湿热之邪，或饮食不节，以致湿热阻滞肠道、热炽湿微。湿热客犯或伤及肠、胃、脾，使其泌别、传导失司，水湿内聚肠道，故见暴注下泻、气味臭秽、肛门灼热；热重于湿，可见口臭气粗、大便秘结或垢臭、小便赤涩。里热炽盛，故见壮热面垢、目赤头晕、舌苔黄微腻。治宜清热燥湿、安肠止痢、调和气血。

　　方中用黄芩、黄连、黄柏为君，以达清热燥湿、解毒之功；臣以大黄，此乃"通因通用"之法，以达通腑泄热、燥湿解毒之效，且可导湿热、热毒下出，给邪毒以出路；佐以木香、枳壳、槟榔片与大黄相伍，以达行气止痛、下气消积之效，行气导滞、除肠中壅阻气滞，即"调气则后重自除"；白芍、当归与大黄相伍，以缓肝凉血活血，使气血调和，此即"行血则便脓自愈"。诸药合用，共奏清热燥湿、凉血行气、安肠止痢之功。

　　【制方特点】　本方清热燥湿、行气、和血作用比香连丸均有增加，而以行气、和血为著。本方在实际运用时，君臣佐使不甚清楚，配方用药稍有不当，具体表现三个方面：①湿热痢、湿热泻乃湿热壅滞胃肠，当重用黄连，而本方黄芩的用量为黄连的 1.7倍；②湿热痢治当重在清热燥湿，行气次之，而本方行气与清热燥湿的用量相等；③大黄的用量占总量的 3/32，恐引起泻剧，邪不去而正伤。

　　【临床应用】　使用要点：①本方主要适用于湿热泻之热重于湿者。湿重于热者慎用。②亦可用于湿热痢。

止　痢　散
（黑龙江中医药大学附属医院儿科科研处方）

　　【组成】　黄连、黄芩、胡黄连、白头翁、椿皮、白芍、槐花、地榆炭、石莲子、龙骨、葛根、枳实、焦槟榔。

　　【用法】　散剂，5g/瓶。周岁小儿每服 0.5～1g，5 岁小儿每服 2g，每日 2～3 次，温开水送服。

　　【功效】　清热凉血，涩肠止痢。

　　【主治】　痢疾日久，症见腹部胀痛、下痢赤白，舌苔黄腻等。

　　【制方原理】　痢疾日久，湿热滞留，气滞血热，形成痢下赤白、腹胀，或疾病日久，或正气耗伤，或正气素虚，形成气虚下陷之兼证。其治除清热燥湿、凉血行气外，尚应安肠、涩肠、止泻。

　　方中用黄连、黄芩、胡黄连、椿皮清热燥湿而为君；臣以白头翁、白芍、地榆炭、槐花与黄芩相伍凉血止血、安肠止痢；佐以枳实、槟榔下气消积、燥湿止痢；石莲子、龙骨与地榆炭、椿皮、白芍相伍以涩肠止泻、安肠止痢；葛根升举清阳之气而止泻。诸药合用，共奏清热燥湿、凉血行气、涩肠止泻之功。

　　【制方特点】　本方在实际运用时，组方君臣佐使不甚清晰，但对于痢疾、泄泻诸病仍不失是一首疗效尤著的方剂。湿热留滞不去，不宜早用收涩止泻之药，而本方则有四味之多，恐有关门留寇之弊。

　　【临床应用】　使用要点：①适用于湿热痢日久，湿热留滞、正气渐弱者。②亦用于湿热泻（热重于湿）迁延日久，正气虚弱而未虚损者。

玉　枢　丹
（《百一选方》）

　　【组成】　山慈菇、五倍子、红大戟、千金子霜、朱砂、雄黄、麝香。

【用法】上药制成丹剂，每粒 1g。周岁小儿每次 0.25g，1～3 岁每次 0.5g，每日 3 次，口服。

【功效】解毒消肿，开窍导滞。

【主治】泄泻便绿、黏稠带水、恶心吐食，以及时疫秽浊，腮肿牙痛等。

【制方原理】山岚瘴气及湿温时邪为患，气机闭塞，升降失调，故见晕厥、神昏、吐泻、脘腹胀闷疼痛。治宜辟秽化浊解毒、行气开窍。

方中用麝香芳香开窍、行气止痛，山慈菇辛寒清热解毒、散结消肿而共为君药；大戟辛寒能逐饮泻水利湿、开下气之机、消肿散结，千金子霜辛温逐水泻利二便而破血、开下气之机，雄黄辛温解毒辟秽、祛痰定惊，五倍子酸寒涩肠解毒，朱砂重镇安神、清热解毒，五药为臣佐药，一为直下开泄气机，一为辟秽化浊解毒，一为散结消肿。

【制方特点】本方在实际运用时，黑龙江中医药大学附属医院协定处方玉枢散红大戟、雄黄之量大于"玉枢丹"，千金子霜、朱砂之量小于"玉枢丹"。本方为温开之剂，其逐痰开窍、辟秽解毒、消肿散结之力尤著。

【临床应用】使用要点：①湿热泻，或他治无效之泄泻、湿热痢及疫毒痢。②本方为温开之剂，用于寒（湿浊）闭及偏于痰浊之晕厥，以及外感急惊风、小儿暑温。③外用，除用于痈肿疔疮外，对湿疹、癣疥等亦有效。

6. 湿热客犯气分证

（1）湿重于热证方：湿重于热证是湿重于热，湿热流连气分，湿阻肠道、困郁脾胃所致。其辨证要点：①有定位意义的症状，如肠道湿郁气结，气机阻滞，传导失常，故见便稀色黄、小便短黄；若湿热中阻，气机不畅，浊气不得下降，故脘痞呕恶；若湿热熏蒸肝胆，肝失疏泄，胆汁外溢，故面目肌肤发黄、色鲜如橘皮；湿热客蕴膀胱，气化功能失司，故见尿频、尿急。②有湿重热轻的症状，如身重倦怠、嗜睡、身热不扬、汗出热不解、口淡不渴、舌苔白腻等。常用的湿重于热证方如下。

加味平胃散
（黑龙江中医药大学附属医院科研处方）

【组成】苍术、姜厚朴、陈皮、甘草、鸡内金、白术、焦山楂、神曲、麦芽、砂仁、胡黄连。

【用法】上药制成散剂。1～6 个月每次 0.25～0.5g，7～12 个月每次 0.5～1g，2～3 岁每次 2g，每日 2～3 次，用生姜、大枣煎水送服。

【功效】燥湿运脾，行气和胃，导滞除胀。

【主治】湿阻脾胃、湿客肠道证，症见脘腹胀满、不思饮食、口淡无味、恶心呕吐、嗳气吞酸、肢体沉重、怠惰嗜卧，舌苔白腻而厚。

【制方原理】湿热内盛，湿困脾胃，脾胃升降失常，脾气被遏，运化失司，气机阻滞，乳食停滞。因脾主运化、喜燥恶湿，湿困脾土，运化失司，则见口淡无味、脘腹胀满；湿困脾胃，胃失和降，故见呕吐恶心、嗳气吞酸；湿性重着，脾阳不展，故见肢体沉重、怠惰嗜卧。临证针对湿阻脾胃，气机不畅，胃失和降，兼夹食滞之病机，治宜化湿和中、燥湿醒脾、清热消食。

本方系在《太平惠民和剂局方》平胃散的基础上，加鸡内金、白术、焦山楂、神曲、麦芽、砂仁、胡黄连而成。方中用苍术，其味辛苦性温燥、归脾胃二经，辛以散其湿、苦以燥其湿、香烈以化其湿，为燥湿运脾、醒脾和胃之要药，《成方便读·利湿之剂》曰："故用苍术辛温燥湿、辟恶强脾，可散可宣者，为化湿之正药。"《医宗金鉴·删补名医方论》平胃散方后柯琴云："术白者柔而缓，苍者猛而悍，此取其长于发汗，迅于除湿，故以苍术为君耳"；胡黄连清胃泻火散热，两味为君。臣以姜厚朴，其辛苦性温，行气化湿、消胀除满而助苍术以加强燥湿运脾、醒脾助运之力。佐以陈皮理气化滞、醒脾和胃，与姜厚朴相伍以加强其下气降逆、散满消胀之力，白术扶脾利湿、健脾助运，鸡内金、焦山楂、神曲、麦芽、砂仁消食导滞、减轻脾胃负担、运脾化滞。炙甘草、生姜、大枣调和脾胃，以助健运。

【制方特点】①本方配伍以"苦辛、芳香、温燥"为特点，苦降辛开能消胀除满、芳香化浊能醒脾和胃、温中燥湿能健脾助运。②本方用分利、运脾、消食导滞、行气诸法去其肠内壅滞，其一直接或间接达到运脾之目的，其二利于脾胃升降功能恢复正常，其三从前后二阴分利湿热。

【临床应用】使用要点：适用于湿热客犯中焦气分、脾失健运，兼夹食滞、气滞之证。

扶脾止泻散
（黑龙江中医药大学附属医院协定处方）

【组成】白术、茯苓、泽泻、猪苓、木通、滑石、车前子、竹叶、白芍药、甘草。

【用法】散剂，每袋1g。周岁小儿每次1g，1～3岁每次1.5g，4～7岁每次2.5g，每日3次，温开水送服。

【功效】扶脾利湿止泻。

【主治】湿泻，症见便下频多或失禁、稀水如注、小便短少、脘闷呕恶、食欲不振、身倦，舌苔白腻。

【制方原理】泄泻的直发、常见脏腑是肠功能障碍，以泌别异常为直接、常见病机。湿热客肠，则可导致气机不利，水谷不分，泌别异常，水谷、水液、清浊均滞留于谷道发为泄泻。湿客肠胃，功能失司，水谷不分，精微不布合污而下，见便下频多、稀水如注；湿滞中焦故见呕恶、身倦；湿困脾运、水液泛滥，故见水肿、小便不利。泄泻的治疗主要针对病因（湿热）、病机（泌别异常）及症状。分利法在泄泻的治疗中，主要作用于小肠，通过增加小便，以排出湿热之邪及滞留谷道的水湿，从而达到病因学治疗的目的；通过强化小肠泌别清浊的功能，使谷道内水液归于膀胱（即强化"水液由此而渗入前"的作用），而使留于或渗于肠的水液减少，达到"利小便所以实大便"的病机学治疗目的。

方中用茯苓利水健脾，白术健脾利水燥湿，两味为君；臣以泽泻、猪苓淡渗利水，白芍缓肝养阴、利水止泻；佐以木通、滑石、车前子、竹叶利湿、利前阴而实后阴，车前子又能止泻。

所谓"扶脾止泻"是通过淡渗利湿而达到止泻的目的，正如"治泻不利小便非其治也"。

【制方特点】本方选用一派通利小便之品，以淡渗利湿为主，佐以清利，其一调整小肠泌别清浊功能，其二祛除湿热，其三调整中焦脾胃气机，其四利助脾健，其五导热下行。通过运用淡渗分利之法以达祛湿、醒脾、止泻之目的。淡渗分利，不仅用于湿邪为患，以及水津不布、"水反为湿"、水聚肠道，而且具有调整泌别清浊、升清降浊、利前阴实后阴的作用。

【临床应用】使用要点：①用于湿热客犯气分，湿重于热者。②本方除用于病因学治疗，也用于调整肠胃脾功能等病机学治疗，故本方可作为实证泄泻之基础方，湿热泻、伤食泻、脾虚泻伍用清热燥湿、消导、健脾之药。③亦可用于湿热淋、湿热水肿、脾虚湿困之水肿。

猪苓汤
（《伤寒论》）

【组成】猪苓、茯苓、泽泻、阿胶、滑石各 10g。

【用法】以水四升，先煮四味，取二升，去渣，内阿胶烊消，温服七合，日三服。现代用法：水煎服，阿胶另烊化（3 岁小儿 1 日剂量）。

【功效】利水渗湿，清热养阴。

【主治】水热互结证，症见小便不利、发热、口渴欲饮，或热淋、血淋，小腹满痛。

【制方原理】本方所治水热互结证，系津液不行而停水，复生内热而伤阴，水热互结而水道不利，治宜着眼于水、热、阴伤，以利水、清热、养阴为法。

方中用猪苓利水渗湿，兼能清热，而为君药；臣以茯苓渗湿利水、泽泻利水益阴，与君药猪苓配伍以加强利水之力；佐以滑石清热利湿、利水通淋，阿胶滋阴而润燥，既防利水伤阴、又能止血。诸药合用，使水湿去，邪热清，阴液复，诸症自除。张秉成亦云："故以二苓、泽泻分消膀胱之水，使热势下趋。滑石甘寒，内清六腑之热，外彻肌表之邪，通行上下表里之湿。恐单治其湿，以致阴愈耗而热愈炽，故加阿胶养阴息风，以存津液，又为治阴虚湿热之一法也"（《成方便读·利湿之剂》）。

【制方特点】本方以淡渗分利为主，佐以清热、育阴，故方中清利占 3/5、温利占 1/5、养阴占 1/5，正如赵羽皇所云："仲景制猪苓一汤，以行阳明、少阴二经水热。然其旨全在益阴，不专利水。"本方利水而不伤阴，滋阴而不敛邪，如赵羽皇云："滑石性滑去热而利水，佐以二苓之渗泻，既疏浊热而不留其瘀壅，亦润真阴而不苦其枯燥，是利水而不伤阴之善剂也。故太阳利水用五苓者，以太阳职司寒水，故加桂以温之，是暖肾以行水也。阳明、少阴之用猪苓，以二经两关津液，特用阿胶、滑石以润之，是滋养无形以行有形也。利水虽同，寒温迥别，惟明者知之"（《医宗金鉴·删补名医方论》）。

【临床应用】使用要点：主治水热、湿热互结之小便不利、发热、呕吐、下利之证。

宣清导浊汤
（《温病条辨》）

【组成】猪苓7.5g，茯苓、寒水石各9g，晚蚕沙6g，皂荚子（去皮）4.5g。

【用法】水五杯，煮成两杯，分二次服，以大便通快为度。现代用法：水煎服（3岁小儿1日剂量）。

【功效】宣通气机，清化湿浊。

【主治】湿温湿阻下焦、传导失司，症见神识如蒙、大便不通、少腹硬满，舌苔垢腻。

【制方原理】湿温流连气分，湿久郁结于下焦，肠道湿郁气结、闭塞不通、传导失司，症见少腹硬满、大便不通；湿邪弥漫、闭郁清窍而见神识如蒙，即《临证指南医案·湿》所云："至少腹硬满，大便不下，全是湿郁气结"之意，治宜清化湿热浊邪、宣通肠道壅塞之气。

方中用晚蚕沙化肠道浊湿而为君；臣以皂荚子宣通肺与大肠之气、"通大便之虚闭"（《温病条辨·下焦篇》）；佐以猪苓、寒水石、茯苓清利湿热、调整泌别，去其肠内壅滞而调整升降功能。

【制方特点】全方既逐有形之湿，又化无形之气，迫浊化气畅则大便自通，吴鞠通有"合之前药，俾郁结之湿邪，由大便而一齐解散矣。二苓、寒石，化无形之气；蚕沙、皂子，逐有形之湿也"（《温病条辨·下焦篇》）之论。

【临床应用】使用要点：《温病条辨·下焦篇》云："湿温久羁，三焦弥漫，神昏窍阻，少腹硬满，大便不下，宣清导浊汤主之。"①主治湿久郁结于下焦气分证。②亦适用于泄泻之湿重于热证。

临证加减：少腹胀满拘急、不矢气，系肠腑湿郁较甚，加杏仁、瓜蒌、槟榔；神识昏蒙较甚，合用苏合香丸。

（2）热重于湿证方：热重于湿证系湿热流连气分，热炽湿微所致。其辨证要点：①有定位意义的症状，如口臭气粗、疼咳、大便秘结或垢臭、小便赤涩。②有里热证表现，如壮热面垢、目赤头晕、舌苔黄微腻。常用的热重于湿证方如下。

解 毒 散
（黑龙江中医药大学附属医院协定处方）

【组成】黄连、黄芩、黄柏、栀子、牡丹皮、生地黄、金银花、连翘。

【用法】上药制成颗粒剂，每袋1g。周岁以内小儿每次0.5g，1～3岁每次1g，每日2～3次，温开水送服。

【功效】清热解毒，燥湿凉血。

【主治】三焦热毒炽盛，症见大热烦扰、口燥咽干、错语不眠，或吐衄发斑，或口舌生疮，或疹毒未尽，或湿疹瘙痒等。

【制方原理】本方系《外台秘要》黄连解毒汤加味而成。火热毒盛，充斥三焦，故见大热烦扰；血为热迫，随火上逆，则为吐衄；热伤络脉，血溢肌肤则为发斑；热壅肌肉则为痈肿疔毒；湿热之毒客于肌腠，则为湿疹、瘙痒；热在心胃则错语不眠、口舌生疮。火热炽盛化毒，是以解毒必须泻火，以火主于心，故当泻其所主。

方中用黄连苦寒入心、胃二经，清热燥湿、泻火解毒；黄芩、黄柏清热解毒、燥湿泻火，黄芩善消上焦之火、黄连善泻心脾中焦之火、黄柏善泻下焦之火；栀子通利三焦之火、清热利湿，导火下行。《医宗金鉴·删补名医方论》按中云："解毒汤治表热在三阳，里热在三焦，所以亦不以麻、桂发太阳表，亦不以石膏清阳明里，而专以三黄泻上下内外之实火也。此皆太阳之邪，侵及阳明，而未入府成实者也。"本方以黄连解毒汤整个方剂作为君药。臣以牡丹皮、生地黄清热解毒、凉血散血；佐以金银花、连翘清热解毒；甘草解毒为使。

【制方特点】本方除清热解毒之力增强、苦寒耗阴伤阳之力减少外，更有凉血透疹的作用，是故用于小儿热毒炽盛较黄连解毒汤效果更优。

【临床应用】使用要点：①本方可用于一切火热炽盛于三焦，而伤阴未甚之证，正如汪昂所云："盖阳盛则阴衰，火盛则水衰，故用大苦大寒之药，抑阳而扶阴，泻其亢甚之火，而救其欲绝之水也。然非实热不可轻投"（《医方集解·泻火之剂》）。②主治三焦热盛兼湿之证。③主要适用于湿热泄泻热重于湿之证。④亦可用于痈肿疔毒、湿疹、疹毒未尽之瘙痒难眠，以及口舌生疮、鼻孔红赤干痒。⑤本方现代用于败血症、脓毒血症、细菌性痢疾、中毒性菌痢及重症肺炎。本方大苦大寒，不宜用于阴伤、阳虚者。

临证加减：用于阳黄、急黄时，加茵陈蒿、大黄、安宫牛黄丸。

王氏连朴饮
（《霍乱论》）

【组成】姜炒黄连、石菖蒲、制半夏各5g，制厚朴7.5g，焦栀子、香豉各12.5g，芦根20g。

【用法】水煎服（3岁小儿1日剂量）。

【功效】化浊燥湿，下气和中。

【主治】湿热霍乱，症见上吐下泻、胸脘痞满、心烦躁扰、小便短赤，舌苔黄腻，脉滑数或濡数。

【制方原理】本方是治湿热之邪逆乱中焦所致霍乱的常用方。湿热蕴伏于中，脾失升清，胃失和降，清浊相混，则上吐下泻；湿热阻滞气机，郁蒸胸脘，故胸脘痞满、心烦躁扰。本方所治之证的病机为湿遏热伏，升降逆乱。治宜清热化湿，畅利气机，透邪化湿清热，升清降浊。

方中用黄连清热燥湿、泻火解毒、厚肠止泻，厚朴芳香燥湿、下气消痞，两药合用苦辛并进以分解互结之湿热，使气行湿化、湿去热清、升降复常，共为君药。芦根清热除烦以止呕，制半夏燥湿和胃而降逆，石菖蒲芳香辟秽以化浊，三药共为臣药；其中芦根有一药多用之妙，正如《玉揪药解》指出芦根有"清降肺胃，消荡郁烦，生津止渴，除呕下食"之效；制半夏与石菖蒲相合有化湿和中、降逆止呕之长。佐以焦栀子通利三焦、泄热利湿，既导湿热从小便而出、又助黄连苦降泄热；香豉宣透蕴热、宣泄胸脘郁热。全方共奏化浊燥湿、开郁化浊、泻火解毒、升降气机之效。

【制方特点】①本方主用苦降辛开、畅利气机、消胀除满，佐以辛宣芳化、散郁热与化湿浊并行，相得益彰。②本方祛湿，以燥湿为主，尚佐以芳化、淡渗、祛风之法。

【临床应用】使用要点：①湿热中阻、热重于湿者，临证以吐泻烦闷、小便短赤、舌苔黄腻为依据。②适用于湿热壅盛之泄泻、呕吐、痢疾、腹痛、腹胀、淋证诸病证。③亦可用于湿热客犯气道之咳嗽、顿咳、痉咳之证。

临证加减：呕吐，加姜汁、竹茹、苏叶；热势不衰、壮热无汗，加黄芩、滑石；大便秘结、苔老黄，加枳实、熟大黄；呕吐清涎，加清半夏、茯苓、竹茹、瓜蒌皮；呕而兼痞、得汤则吐，可改用半夏泻心汤去人参、甘草、大枣、干姜，加枳实、生姜；痉咳频重，加钩藤、僵蚕、葶苈子、远志。

（3）湿热并重证方：湿热并重证系暑湿病邪入里，弥漫三焦所致。其辨证要点：①有定位意义的症状，如暑湿阻于中焦，中焦气机升降失调，则脘腹痞闷而不甚渴；暑湿蕴结下焦，则小肠泌别失职、大肠传导失司，则溲黄便结或泻而不爽。②有湿热的一般表现，如身热不扬，有汗而热不解，无汗而神烦，舌质红苔黄腻，脉濡数。常用的湿热兼重证方如下。

甘露消毒丹
（《温热经纬》）

【组成】滑石45g，绵茵陈33g，黄芩30g，石菖蒲18g，川贝母、木通各15g，藿香、射干、连翘、薄荷、白蔻仁各12g。

【用法】上药共为细末，周岁小儿每次1g，1～3岁每次2g，每日3次，温开水送服。或以神曲糊丸如弹子大，开水化服。

【功效】利湿化浊，清热解毒。

【主治】湿温时疫、邪在气分，症见身热倦怠、胸闷腹胀、肢酸咽肿、颐肿口渴、小便短赤、大便不调、舌苔白腻或干黄，或吐泻、淋浊、黄疸等。

【制方原理】湿温时疫中期客犯气分，湿热并重。邪气流连气分、湿热交蒸，故见发热倦怠；湿阻气机，故见胸闷腹胀；湿热蕴结、脾胃升降失司、清浊相混，故见吐泻；湿热下注膀胱，故见小便短赤。本方证病机为湿热或湿毒合邪、湿热并重、邪客三焦。治宜分解湿热、畅利三焦，并行清热解毒。

方中用滑石、木通、茵陈蒿清热渗湿于下、导湿下行而为君；臣以藿香、石菖蒲、白蔻仁芳香化浊、醒脾化湿；佐以黄芩、连翘、薄荷轻清透热、清热解毒于上，射干、川贝母泄肺热、利咽喉。诸药合用通治三焦湿热之邪，清热利湿并重，热清湿利则诸症自愈。

【制方特点】本方集清化、渗利、芳化三法于一方，其旨在清热祛湿之中而长于解毒散结消肿。王孟英在《温热经纬》中云："此治湿温时疫之主方也。""是暑湿热疫之邪，尚在气分，悉以此丹治之立效。"

【临床应用】使用要点：①主要用于湿温初期，湿热客犯气分，湿热并重之证。②可用于治疗病毒性心肌炎初起，证属湿温犯心、心脉痹阻者。③亦可用于小儿麻痹症邪郁肺胃之证。

临证加减：咽颐肿痛甚时，加山豆根、板蓝根、牡丹皮、赤芍；黄疸明显者，加栀子、大黄。

三 石 汤
(《温病条辨》)

【组成】生石膏12.5g，飞滑石、寒水石、杏仁、金银花各7.5g，白通草、竹茹各5g，金汁1g。

【用法】水五杯，煮成二杯，分两次温服。现代用法：水煎服（3岁小儿1日剂量）。

【功效】急清三焦，祛暑化湿。

【主治】暑湿弥漫三焦，症见热势起伏不定、渴不欲饮、胸痞腹胀、身重难以转侧、水泻不止、小便短黄，或身目发黄，舌尖红、苔垢黄，脉濡数。

【制方原理】暑湿弥漫三焦，下利清水、小便短赤。《温病条辨·中焦篇》云："暑湿蔓延三焦，舌滑微黄，邪在气分者，三石汤主之""蔓延三焦，则邪不在一经一脏矣，故以急清三焦为主。然虽云三焦，以手太阴一经为要领。盖肺主一身之气，气化则暑湿俱化""故肺经之药多兼走阳明，阳明之药多兼走肺也。"治宜清热利湿、宣通三焦。

方中用生石膏清泄中焦邪热，滑石、寒水石清利下焦湿热，三味共为君药；臣以白通草与滑石、寒水石相伍，以通利下焦湿热、导邪从前阴而出；佐以杏仁宣肺开肺、气化则暑湿易化，金银花涤暑解毒，竹茹清热和胃。《温病条辨·中焦篇》三石汤方方论云："此微苦辛寒兼芳香法也。盖肺病治法，微苦则降，过苦反过病所，辛凉所以清热，芳香所以败毒而化浊也。按三石、紫雪丹中之君药，取其得庚金之气，清热退暑利窍，兼走肺胃者也；杏仁、通草为宣气分之用，且通草直达膀胱，杏仁直达大肠；竹茹以竹之脉络，而通人之脉络；金汁、银花，败暑中之热毒。"

【制方特点】本方以淡渗分利下焦湿邪为主调整泌别、去其肠内壅滞而恢复气机升降，辅以清泄中焦湿热、宣肺利气化湿之法，如《温病条辨·中焦篇》云："再肺经通调水道，下达膀胱，肺痹开则膀胱亦开，是虽以肺为要领，而胃与膀胱皆在治中，则三焦俱备矣，是邪在气分而主以三石汤之奥义也"之论。

【临床应用】使用要点：适用于暑湿客犯气分、弥漫三焦之证。

临证加减：热势较高，加大豆卷、青蒿；咽喉肿痛，加射干、川贝母；呕吐不食，加黄连、苏叶；身重酸痛，加薏苡仁、防己；心烦、高热汗出，加黄连、淡竹叶、栀子；身目深黄、小便短黄，加栀子。

蚕 矢 汤
（《霍乱论》）

【组成】晚蚕沙 12.5g，薏苡仁、大豆黄卷各 10g，木瓜、姜汁炒黄连各 7.5g，制半夏、酒炒黄芩、通草各 2.5g，焦山栀 5g，吴茱萸 1g。

【用法】地浆或阴阳水煎，稍凉徐服。现代用法：水煎服（3 岁小儿 1 日剂量），分 2 次服用。

【功效】清热利湿，升清降浊。

【主治】霍乱吐泻、腹痛转筋、口渴烦躁，舌苔黄厚而干，脉濡数。

【制方原理】湿热内蕴，直趋中道，章虚谷云："湿热之邪，始虽外受，终归于脾胃""始受于募原，终归于脾胃"。邪正清浊相干乱于肠胃，故见吐泻、腹痛转筋。治宜清热化湿、芳香化浊。

方中用蚕沙清热利湿而为君；臣以黄连、黄芩清热燥湿、解毒泻火；佐以木瓜、通草、薏苡仁、山栀子淡渗分利、导湿热从小便而出，制半夏、吴茱萸与黄连、黄芩相伍辛开苦泄、畅通中焦，湿浊无以留着；大豆黄卷透邪外解、散里热外出。

【制方特点】本方用薏苡仁、木瓜、通草（种类为 3/10、剂量为 1/3）之渗利，佐在"既引浊下趋，又能化浊使之归清"之蚕沙之下，佐在黄连、黄芩之后，何愁湿热不去。本方祛湿以燥湿法为主，辅以淡渗分利、透邪外出之法，达到利湿舒筋止泻之功。

【临床应用】使用要点：主要用于霍乱、吐泻、腹痛等属湿热阻滞中焦、肠胃气滞之证。

（三）寒滞胃肠证方

寒滞胃肠证是由于寒邪侵犯胃肠所表现的实寒证候。其辨证要点：①有寒邪（或夹风湿之邪）侵犯胃肠，导致腐熟、运化、泌别、传导功能失司或胃失通降。②有里寒证的表现，如面白、肢冷，舌苔白润。③有定位在胃及肠的依据，如寒则气收、其性收引，寒邪犯胃肠，凝阻气机，故见脘腹暴痛、得温则痛减；寒邪客胃，阻塞胃气下降，甚或伤损胃气，加之胃气驱邪外出，故见呕吐频作、吐物稀薄少臭；寒邪或风寒合邪阻伤肠胃、正气祛邪外出，故见泄泻清稀、便中泡沫或水样。④寒邪经表而表未解者，可伴风寒犯表症状。常用的寒滞胃肠证方如下。

小儿时症散
（黑龙江中医药大学附属医院儿科科研处方）

【组成】苏叶、藿香、姜厚朴、广陈皮、苍术、茯苓、麦芽、清半夏、猪苓、泽泻、焦山楂、神曲、滑石、砂仁、天花粉、桔梗、白芷、广木香、琥珀、朱砂。

【用法】散剂，5g/瓶。每服 0.5~1g，每日 2 次，温开水送服。

【功效】疏风散寒，祛湿和中。

【主治】外感风寒（湿）之邪引起的吐泻，症见恶寒发热、无汗、口和纳呆、泄泻稀溏夹有泡沫、腹痛肠鸣，舌淡而胖嫩、苔薄白或厚腻，脉缓滑。

【制方原理】四时风寒湿客入，或经表，或直中，或内伤（饮冷），则卫阳被遏而见发热恶寒、无汗；邪客肠胃脾，使其功能受阻、脾阳不运，则脘腹阵痛满闷、呕吐清稀、便下稀水泡沫、肠鸣。治宜疏风散寒，祛湿和中。

方中苏叶辛温、入肺脾二经，能疏风散寒、行气宽中、和胃止呕而为君药；苍术辛温、入脾胃二经，能燥湿运脾、兼能发表，藿香辛温、入脾胃肺三经，能散寒、芳化湿浊、和胃悦脾，厚朴辛温、入脾胃肺大肠经，能燥湿行气、醒脾消积，三味为臣。苍术、茯苓健脾利湿，以用于小儿脾常不足；清半夏、陈皮、砂仁、木香燥湿醒脾、理气和中，麦芽、焦山楂消食导滞、化滞助运，白芷散寒燥湿，桔梗宣肺利气，猪苓、泽泻、滑石以利湿、调整泌别清浊功能，宗"治泻不利小便非其治也"；琥珀、朱砂安神镇惊、以防肝旺而惊作，天花粉养阴生津，以防诸药之燥利，又护小儿之稚阴，十六味为佐药。诸药合用，共奏疏风散寒、祛湿和中之功。

【制方特点】本方解表与温里同施、升清与降浊同调、燥湿与利湿并用、祛湿与运脾同治。本方较之藿香正气散：①疏散风寒味多、量大；②燥湿运脾味多、量大；③利湿药加多；④增加了消食导滞药；⑤增加了镇惊安神药。

【临床应用】使用要点：①主要用于寒滞肠胃证，症见泄泻清稀夹有泡沫、肠鸣腹痛、吐物清稀、发热恶寒、无汗、口和食欲不振，舌淡而胖嫩、苔白或厚润。②适用于风寒泻，表未解或已解者。③适用于风寒湿之邪所致之呕吐。④适用于寒湿泻，或湿泻而兼感寒邪者。⑤亦适用于风寒感冒而兼脾虚湿滞而泻者。

藿香正气散
（《太平惠民和剂局方》）

【组成】藿香15g，大腹皮、白芷、紫苏、茯苓各5g，半夏曲、白术、陈皮、姜制厚朴、苦桔梗各10g，炙甘草7.5g。

【用法】上为细末，每服二钱，水一盏，姜三片，枣一枚，同煎至七分，热服；如欲出汗，衣被盖，再煎并服。现代用法：共为细末，每服5g，生姜2片、大枣1枚煎汤送服，每日2次，或作汤剂水煎服。

【功效】解表化湿，理气和中。

【主治】外感风寒、内伤湿滞之证，症见寒热头痛、胸膈满闷、脘腹疼痛，舌苔白腻，以及伤冷、伤暑、伤湿、疟疾、霍乱吐泻，或山岚瘴疟等。

【制方原理】风寒湿之邪经表而客阻胃肠。风寒外束、卫阳郁遏，故见恶寒发热、头痛；湿浊内阻、脾为湿困、气机不畅、升降失司，则胸膈满闷、脘腹疼痛、霍乱吐泻。《成方便读·和解之剂》藿香正气散方后有："夫四时不正之气与岚瘴、疟疾等症，无不皆由中气不足者，方能受之。而中虚之人，每多痰滞，然后无形之气挟有形之痰，互结为患。"本方所治之证病机为风寒外束、湿阻中焦，属表里同病。治宜外散风寒，内化湿浊，兼以和中理气。

方中用藿香辛温气香，既可外散在表之风寒，又可芳化湿浊、内化脾胃之湿滞，而且可以理气和中、升清降浊而为君；臣以紫苏、白芷辛香性温，助君外散风寒、芳香化湿，半夏曲、姜制厚朴燥湿和胃、降逆止呕；佐以白术、茯苓健脾利湿、调整泌别功能，陈皮、大腹皮行气化湿、调畅气机、行气除胀；佐以桔梗宣肺利气，宣肺可助解表，利气又可化湿；甘草调和诸药，并可调和脾胃；生姜、大枣既可谐营卫，又可调脾胃。《成方便读·和解之剂》藿香正气散方后有："此方以白术、甘草补土建中者，即以半夏、陈皮、茯苓化痰除湿继之。但不正之气从口鼻而入者居多，故复以桔梗之宣肺，厚朴之平胃，以鼻通于肺而口达乎胃也；藿香、紫苏、白芷皆为芳香辛散之品，俱能发表宣里，辟恶祛邪；大腹皮独入脾胃，行水散满，破气宽中；加姜、枣以和营卫，致津液，和中达表。如是则邪有不退、气有不正者哉。"诸药相合，共奏解表化湿、理气和中之功，使风寒得解、湿浊得化、气机调畅、肠胃调和、清升浊降，诸症自除。

【制方特点】本方芳香化湿、健脾和胃与散寒解表同用，而以芳香化湿为主，又佐以理气和中之品。

【临床应用】使用要点：①主要用于寒（风湿）滞胃肠证，症见呕吐泄泻、恶寒发热、脘腹疼痛，舌苔白腻。②主治风寒泻，风寒湿所致之呕吐。

临证加减：若表证未解者，加荆芥、防风、淡豆豉；若表寒重而恶寒无汗者，重用白芷、紫苏，加香薷；如里寒重者，加干姜、草果仁、木香以温中散寒；如里湿重而舌苔厚腻者，以苍术易白术；如兼食滞者，加神曲、山楂。

（四）虫积肠道证方

虫积肠道证系幼虫侵入机体，或食入虫卵在肠道内发育繁殖，以致阻碍脏腑气机，耗伤气血所致的证候。其辨证要点：①有定位意义的症状，如虫积肠道、虫不安位，或缠绕成团，阻滞气机，或上下乱窜，影响气机升降，故见腹胀腹痛；如气机失于和降则见呕恶。②肠道虫积，消耗谷食，故贪食易饥；虫积日久，耗伤脾胃，气血不足，故见体瘦乏力、面色萎黄。③具有虫积的特征，如腹部按之有条索状包块，睡中磨牙、鼻孔作痒，或面部有白色虫斑，大便排虫。常用的虫积肠道证方如下。

驱 虫 散
（河南中医学院一附院儿科协定处方）

【组成】大乌梅肉、使君子仁、炒二丑、砂仁、榧子仁、雷丸、生槟榔。

【用法】共为细面，混匀。6 个月以内每次 0.3 ~ 0.45g，6 个月 ~ 1 岁每次 0.6 ~ 0.9g，1 ~ 2 岁每次 1.5g，2 ~ 3 岁每次 1.8g，4 ~ 6 岁每次 2.4g，7 ~ 9 岁每次 3g，10 ~ 12 岁每次 4.5g，13 ~ 14 岁每次 6g，每日 3 次，红糖水调服。

【功效】通下驱虫，杀虫和中。

【主治】蛔虫、蛲虫等肠道虫证，症见腹中嘈杂、腹胀腹痛、面色萎黄、嗜食异物等。

【制方原理】当人体脏腑不虚、功能不乱之时，则能制约虫体，使安其位，其活动特性不显现出来，也就不会出现症状；一旦脏腑气虚、功能紊乱，都可使虫不安其位、妄动致病。临证除选用各种驱虫、杀虫法及其药物外，还应根据具体病情合理妥善配伍其他各种驱虫、下虫之法。成虫寄生于肠道内、虫不安位，或缠绕成团，阻滞胃肠气机，致肠腑不宁、气机不利，或上下乱窜，影响气机升降。临证可伍用理气法以调整气机、使虫安其位，并能达到止痛之目的。

方中用使君子仁、榧子仁、雷丸驱虫杀虫而为君；臣以炒二丑、槟榔驱虫、破气通腑，且借其行气通泻之功而排出虫体；佐以乌梅肉味酸制蛔安虫、砂仁调理脾胃、和中理脾。全方共奏驱虫杀虫、调理脾胃之功。

【制方特点】本方除选用驱虫、杀虫药物外，佐用通下、下气诸法，通下导下、借其通泻之功而排出虫体、破气通腑，下气借其行气通泻之功而排出虫体。

【临床应用】使用要点：用于虫积肠道（蛔虫、蛲虫）。

五　消　散
（黑龙江中医药大学附属医院儿科科研处方）

【组成】炒水红花子、炒使君子仁、焦槟榔、鸡内金、焦山楂、六曲。

【用法】上药共为细末，制成散剂。周岁小儿每次1g，每日2次，温开水送服。

【功效】消积杀虫。

【主治】食积腹胀、虫积腹痛、形体羸瘦、偏食贪食等症。

【制方原理】蛔虫、蛲虫、绦虫等客犯小儿，既可扰乱肠道气机、又可耗伤气液，引起腹中嘈杂、腹胀腹痛、嗜食异物等症，病久可致虫疳。驱虫法在临床具体应用时，应根据虫体是否躁扰不安、是否扭结成团，疼痛是否剧烈，以及患者体质情况，灵活应用驱虫、杀虫、安虫诸法，并应合理配伍和法、缓下、消导、泻下、下气、行气诸法，以切合病情。

方中用炒水红花子、使君子仁特效杀虫药物为君药，以达驱虫、杀虫之效；臣以焦槟榔既有杀虫作用，又有行气导滞；佐以鸡内金、焦山楂、六曲消食导滞与焦槟榔相伍，借其行气缓泻之功而排出虫体。

【制方特点】本方除选用驱虫、杀虫药物外，更主要运用消食导滞、下气之法，下气法借其行气通泻之功而排出虫体，消导法借其缓泻之功而排出虫体。

【临床应用】使用要点：用于虫积肠道证。

消疳理脾丸
（黑龙江中医药大学附属医院儿科科研处方）

【组成】三棱、莪术、芜荑、青皮、陈皮、胡黄连、芦荟、槟榔片、使君子肉、甘草、黄连、麦芽、神曲。

【用法】上药共为细末制成蜜丸，每丸重5g。周岁小儿每次1/3丸，1~3岁每次1/2丸，5岁小儿每次1丸，每日2次，温开水送服。

【功效】理脾消积杀虫。

【主治】食积、虫积证，症见腹痛、面黄体瘦、肚大青筋、能食善饥等。

【制方原理】虫证客居肠道，损伤脾胃、导致脾胃虚弱、气血生化乏力，或直接耗伤气液，使气液不足，渐成虫疳。临证宜以驱虫消疳之法为主，既杀虫、驱虫以祛除病因，又调整脾胃功能。

方中选用针对性强、特效驱虫、杀虫药物芜荑、芦荟、使君子肉为君；臣以三棱、莪术活血散结、以除虫滞；佐用理气之青皮、陈皮、槟榔片，消导之麦芽、神曲，理气与消导配伍，借其行气缓泻之功而排出虫体；佐以清利湿热、调理肠胃之胡黄连、黄连以改善脏腑功能，利于驱虫、杀虫。驱虫、杀虫与理气、活血、燥湿、消导等法配合应用以醒脾助运，这样诸多治法配伍应用，使虫积得去、食积得消、气滞得除、脾虚得健、内热得清，虫去正复，诸症得除，气血津液化生正常，脏腑、机体得养。

【制方特点】本方除直接杀虫外，尚用破气散结、行气导滞、消食导滞之法，使虫体得下，达到驱虫之目的。

【临床应用】使用要点：适用于虫积肠道，虫积较著者，症见肝大青筋、能食善饥、肌肤消瘦。

（五）外邪化毒证方

外邪化毒证系外邪入里化毒，毒火炽盛所致的证候。其辨证要点：①有定位意义的症状，如毒热炽盛、灼伤于肺、化火腐肉，故见咳嗽频作、咳吐脓血腥臭痰；毒火窜犯胸膈，故见咽喉不利、胸膈满闷；热盛动血而发吐衄发斑；热毒壅结，故见痈肿疔毒。②有里热炽盛的临床表现，如壮热、烦渴、溲黄便秘，舌红苔黄厚而干，脉数有力。常用的外邪化毒证方如下。

通圣消毒散
（《证治准绳》）

【组成】防风、川芎、金银花、连翘、牛蒡子、焦栀子、淡香豉、滑石各20g，芒硝、酒炒生大黄、苦桔梗、生甘草各10g，犀角（现用水牛角代）30g，大青叶、薄荷各5g，葱白3根。

【用法】上药以活水芦荀、鲜紫背浮萍煎汤代水煎取汁200mL。周岁小儿每次10mL，1～3岁每次20mL，4～7岁每次30mL，每日3次服用。

【功效】清热泻火解毒。

【主治】大头瘟、丹毒等证，症见憎寒发热、面颊红肿热痛、咽喉肿痛等。

【制方原理】风热时毒自鼻口而入，先犯于卫、气分，继而邪热化毒，向上攻窜于头面、搏结脉络，导致头面红肿疼痛，如《诸病源候论·诸肿候》云："肿之生也，皆由风邪、寒热、毒气客于经络，使血涩不通，壅结皆成肿也。"又因肺与大肠相表里，毒壅肺胃，可致肠道腑气不通。治宜透表清热、解毒消肿，并佐以疏畅气血。

方中用大黄、芒硝为君，导肺胃热毒从肠腑而泄，以"釜底抽薪"；臣以金银花、连翘、牛蒡子、大青叶直清以解肺胃之热毒。佐以防风、香豉、桔梗、薄荷、葱白辛凉与辛温合用，以起调畅气血并防寒凉冰遏之目的，且轻清灵动、透邪外出、透泄肺胃之热毒外散；桔梗开宣肺气，起到气化则热散之目的；焦栀子、滑石通利三焦、导热毒随小便而泄；犀角（水牛角）、川芎清热凉血、解毒散结，且防热毒内陷营血。

【制方特点】本方祛除热毒之途径、方法除直清外，尚有汗、下、利诸法使热毒从表里上下分消，体现了治热病当给邪以出路的重要思想。

【临床应用】使用要点：适用于外邪化毒偏于上焦头面者，症见身热如焚、烦躁口渴、目赤、头目及两耳上下前后焮赤肿痛、大便秘结、小便短黄。

临证加减：口渴甚者，加天花粉、麦冬；咽喉疼痛较著，加玄参、马勃、僵蚕；若邪毒偏盛、头面红肿明显，加夏枯草、菊花；头面肿胀紫赤者，加牡丹皮、紫草。

犀角化毒散
（黑龙江中医药大学附属医院儿科科研处方）

【组成】水牛角、桔梗、连翘、赤芍、牛蒡子、生地黄、黄芩、青黛、玄明粉、甘草。

【用法】上药制成散剂。周岁小儿每次 0.5g，1~3 岁每次 1g，每日 2~3 次，温开水送服。

【功效】清热化毒。

【主治】火毒极盛、疹毒未净、皮肤生疮等。

【制方原理】外邪入里化毒、火毒极盛，或疹毒未尽，或毒火炽盛、皮肤生疮。治宜清热化毒泻火。

方中用黄芩、连翘清热解毒、泻火而为君；臣以青黛清肝泻火、解毒散结；佐以桔梗、牛蒡子疏风利咽散热，玄明粉通腑泄热、导毒从大便而出；佐以水牛角解毒、凉血泻火，生地黄、赤芍凉血活血、散结消肿，且防毒火内陷营血。

【制方特点】本方祛邪化毒泻火既有直清、泻下、疏散，又有凉血，使里热、热毒、营热从表里上下分消、外泄。

【临床应用】使用要点：适用于外邪化毒、毒火炽盛。

二、营分证方

（一）邪入卫营证方

邪入卫营证是指邪热由卫分直接窜入营分，营分证虽已起，但卫分证未解所表现的证候。其辨证要点：①本证由卫分传入营分，卫分之邪未解。②本证身热夜甚与微恶风寒并见，既有心烦不寐、舌质红绛等热入营阴表现，又有咳嗽、咽赤等卫分见症。③外感风热邪气由卫分内窜入营，卫有邪阻，营有热逼，热窜血络而发疹，其疹多粒小而稀疏、高出皮面、压之可暂退。常用的邪入卫营证方如下。

银翘散去豆豉加细生地丹皮大青叶倍元参方
（《温病条辨》）

【组成】金银花、连翘、玄参各 12.5g，苦桔梗、薄荷、牛蒡子各 10g，竹叶、荆芥穗、生地黄各 7.5g，大青叶、牡丹皮各 5g，生甘草 2.5g。

【用法】水煎服（3 岁小儿 1 日剂量）。

【功效】清热解毒，凉营透疹。

【主治】风温肺热发疹、疫疹邪在卫营之证，症见身热咳嗽、胸闷，肌肤发疹、疹点红润、舌质红、苔薄黄、脉数。

【制方原理】邪热内郁于肺卫，波及营分，窜入血络，故见疹点红润、粒小而稀疏。此为肺经卫分邪热波及营络。陆子贤在《六因条辨》有："疹为太阴风热"之论，此红疹粒小而稀疏，多见于胸部，按之可暂退，与麻疹、丹痧之皮疹不同。治宜宣肺泄热，凉营透疹。

本方系银翘散加减而成。方中用银翘散去豆豉为主，以达宣肺透表、清热解毒之功；因肺热波及营分而发红疹，故加生地黄、牡丹皮、大青叶、玄参以凉营透疹、泄热解毒。正如《温病条辨·上焦篇》所云："加四物，取其清血热，去豆豉，畏其温也。"

【制方特点】本方透疹，主用辛凉，辅以凉营泄热。

【临床应用】使用要点：适用于风温、疫疹邪在卫营证。

临证加减：身热、口渴较著，加生石膏、知母；肌肤红疹较多，重用生地黄、玄参，加浮萍；皮疹瘙痒明显，重用牡丹皮，加蝉蜕、钩藤；颈部瘰核肿大，加夏枯草、僵蚕。

银翘散加生地丹皮赤芍麦冬方
（《温病条辨》）

【组成】金银花、连翘各 12.5g，苦桔梗、薄荷、牛蒡子各 10g，竹叶、荆芥穗、牡丹皮、赤芍各 7.5g，生地黄、麦冬各 10g，生甘草、淡豆豉各 2.5g。

【用法】将方中药物按规定剂量配好后，捣碎、拌匀，制成粗散剂。煎药时，先取鲜苇根煎 20 分钟，然后取该散 10g 用鲜苇根汤煎，煎至药味甚浓、香气大出时即趁热取服，勿过煮。现代用法：水煎服（3 岁小儿 1 日剂量）。

【功效】疏风清热，凉血和血。

【主治】伏暑卫营同病。《温病条辨·上焦篇》云："太阴伏暑，舌赤口渴，无汗者，银翘散加生地丹皮赤芍麦冬主之。"

【制方原理】《温病条辨·上焦篇》指出本方所治"此邪在血分而表实之证也"。邪热由卫分直接窜入营分，营分证虽已起，但卫分证未解或风热时邪袭表，热灼心营、营热阴伤故见心烦不寐、口干不甚渴饮、舌质红绛；风热外袭、肺卫失宣故见发热恶风、脉浮等。治当卫营同治。

方中用银翘散整个方剂为君，以达辛凉解表、疏散风热之作用，使在表之邪外散；臣以赤芍、牡丹皮清营凉血泄热，使营热内消；佐以生地黄、麦冬，既凉营泄热，又滋阴。

【制方特点】本方清营的方法与途径有二，一为直清，一为透营热外出。

【临床应用】使用要点：适用于伏暑卫营同病，症见身热夜甚、微恶风寒、心烦不寐、舌质红绛、咳嗽、咽赤等。

（二）邪犯肝心证方

邪犯肝心证是指外感六淫及疠气，或经表而客犯肝心，或直犯肝心，从而形成反复抽搐伴神昏的证候。其辨证要点：①本证有外邪客犯肝心，或疠气客犯肝心，或其他病证传入肝心，引起气机逆升，从而血、津液、痰、邪生之毒随气升而上壅的病因病机存在。②有定位在肝心的主要症状：如侵及肝则生风抽搐，而见"惊风八候"表现；侵及心则窍闭神昏。③有里热炽盛的表现，甚或出现营血症状。④外邪经表而表未解者可有表证；其他病证传变者，可有原发疾病的表现。常用的邪犯肝心证方如下。

千金龙胆汤
（《备急千金要方》）

【组成】龙胆草、黄芩各 10g，钩藤皮、柴胡、茯苓各 7.5g，桔梗、芍药、甘草各 5g，大黄 2.5g，蜣螂虫 1 枚。

【用法】水煎服（5 岁小儿 1 日剂量）。

【功效】清热解毒，降泻息风。

【主治】肝胆实火、邪客肝心证，症见抽搐、多动、头痛目赤、胁痛口苦、烦躁易怒、溲黄便干，舌质红、苔黄，脉弦数。

【制方原理】外邪或经表而客犯肝心，或直犯肝心，肝心热炽，或因其邪气性质炎上或因肝心病升，皆可导致气机逆升，从而血、津液、痰浊、邪生之毒皆随气升而上壅，形成气升上盛之势而出现头痛、囟填、呕吐等痰、热、惊、风四证；肝胆实火上炎，则可见头痛目赤、口苦，火灼肝胆经脉，可见胁痛。肝胆实火上炎，治宜清泻，并导热下行；邪热客犯肝心、气机逆升，治宜清心泻肝、降泄气机、降泻息风。

方中用龙胆草大苦大寒，既清肝胆实火、又清利肝心之热，黄芩苦寒、入肝胆三焦经，既泻火解毒、又燥湿清热，两味相伍以清泻肝心之火而为君；臣以大黄通腑泻下、茯苓淡渗利水以降泻气机，又导肝心之热从前后二阴而出；佐以钩藤、蜣螂虫平肝息风、以止风动。然肝主藏血，肝经有热，本易耗伤阴血，加之方中苦寒燥湿再伤其阴，故佐以白芍滋阴养血以顾肝体；肝性喜条达而恶抑郁，火邪或邪热内郁则肝气不舒，且方用苦寒渗利通下亦抑其条达，故佐以柴胡疏肝、白芍柔肝缓肝，适当照顾肝之生理特性，且使之苦寒而不伤阴耗血，桔梗载药上行；甘草解毒、调和诸药为使。

【制方特点】本方不仅清肝息风，而且柔肝疏肝，因肝常有余是稚弱之有余、防伐生生之气。本方主要通过下法的通腑下行之势，以降泄气机之逆升，使气机恢复正常；佐以利法去其肠内之壅滞，使气机得以通畅，以及通过分利下行之势而调整气机升降。通过降泄气机之下法、利法方式，解除气闭、湿闭、气升上盛之势，达到止抽、降浊、醒神之目的。

【临床应用】使用要点：①本方为治疗邪犯肝心证之基础方。②亦可用于肝心实火所致之多发性抽动障碍、注意力缺陷多动综合征。

临证加减：若兼风热表证者加金银花、连翘、薄荷、豆豉；若兼风寒表证者加防风、荆芥；若兼表湿者合用新加香薷饮；若感受暑邪者可合用甘露消毒丹；若系湿热痢继发者加白头翁、贯众、玉枢丹。若邪入营血者，合用犀角地黄汤；若兼神昏者合用紫雪丹；若昏迷狂躁者，加服安宫牛黄丸；若神志昏愦不语、舌謇者，加郁金、竹沥；若心火炽盛者，可加竹叶、黄连；若痰热夹火上扰心窍而见喊叫、口中有奇异之声者，加郁金、菖蒲、胆南星、远志以芳香开窍、涤痰开窍。

清 热 散
（河南中医学院一附院儿科协定处方）

【组成】朱砂、琥珀、白豆蔻、钩藤、薄荷冰、滑石、生甘草、柿霜。

【用法】将朱砂、薄荷冰研细，柿霜烘干，其余5味药共研细末，然后掺合，使匀，收贮备用。1岁以内每次0.6~0.9g，1~2岁每次1.5g，2~3岁每次1.8g，4~6岁每次2.4g，7~9岁每次3g，10~12岁每次4.5g，每日3次，用白开水或白糖水送服。

【功效】清利心肝，息风定惊。

【主治】肝胆实火或肝阳化风证，症见头晕目眩、神志不宁、谵语神昏、抽搐风动、小便赤涩，舌红苔黄腻等。

【制方原理】邪入肝心，则肝心热盛，引动肝风，蒙阻心窍，故见神志不宁、躁扰谵语、抽搐。治当急则治其标，治宜清心泻肝、息风定惊为法。

方中用朱砂镇惊安神、清心解毒，琥珀定惊安神、利小便而降泄气机，两味而为君；臣以钩藤息风止痉、清热平肝，助君安定心肝；佐以白豆蔻、滑石利湿化湿而降泄气机，以达去热、下痰、降浊、息风、定惊之用，薄荷解热透气、使邪热从表而散；生甘草调和诸药为使。

【制方特点】本方清热的方法与途径，一为清心之直清，一为淡渗分利、导热从小便而出之利法，一为散里热外出之汗法。本方主用利法来达到降泄气机之目的。

【临床应用】使用要点：适用于外感急惊风之邪犯肝心证。

小儿回春散
（黑龙江中医药大学附属医院儿科科研处方）

【组成】胆南星、钩藤、琥珀、羌活、防风、薄荷、全蝎、朱砂、皂角、白僵蚕、天麻、天竺黄、竹沥、前胡、青礞石、甘草、麝香、牛黄、冰片、珍珠、蜈蚣。

【用法】蜜丸，每丸重2g。周岁以内小儿每次1/3丸，周岁以上小儿每次1/2~1丸，每日3次，温开水送服。

【功效】涤痰开窍，息风解热。

【主治】急惊风、抽搐瘛疭、伤寒邪热、斑疹烦躁、痰厥气急等。

【制方原理】小儿内虚多而显著，易感受外邪，而病发外感急惊风，瘟疫火毒内攻心肝，充斥气血，形成心肝火盛，气机逆升，血津上壅故见头痛喷吐、烦躁谵妄、神志不清、抽搐。其主要病机为心肝热盛，升多降少，气血津液痰浊上壅，其主要证候为

"热、痰、风、惊"。病因、病机治疗为祛邪、清热解毒泻火，清心凉肝，下气降逆；证候（对症）治疗为泄热、涤痰、定惊、息风、开窍。

方中牛黄清心凉肝、清热解毒、息风止痉、化痰开窍；麝香芳香开窍；胆南星清热化痰、涤痰开窍、息风定惊，三味为君药；臣以天麻、钩藤、蜈蚣、全蝎平肝息风、止痉止抽、平肝通络；佐以朱砂、珍珠、琥珀、青礞石镇心安神、宁心止惊；佐以皂角、天竺黄、竹沥、青礞石、前胡以下气降逆、降泄气机、涤痰开窍；佐以麻黄、羌活、防风、薄荷、前胡辛散解热、使里热外散；甘草解毒、调和诸药为使。

【制方特点】本方清心凉肝的方法与措施，一为直清，一为下气缓下，一为辛散；开窍的方法，一为芳香开窍，一为清心开窍，一为涤痰开窍；止抽的方法，一为凉肝息风，一为平肝息风，一为降泄息风。

【比较】《敬修堂药说》之"小儿回春丹"与本方比较，其牛黄、麝香比重大，涤痰定惊量小，无辛散解表作用，多下气泻热之大黄，多行气降气之药，钩藤、胆南星量大。从而使小儿回春丹的清心泻肝、息风止痉的作用加强。

【临床应用】使用要点：适用于邪犯肝心及痰热急惊风。

临证加减：感冒夹惊夹痰者合疏散解表类方剂，如银翘解表散、疏解散。

镇惊百效散
（黑龙江中医药大学附属医院儿科科研处方）

【组成】麝香、牛黄、蜈蚣、珍珠、冰片、羚羊角、大黄、雄黄、朱砂、胆南星、黄连、黄芩、栀子、枳实、钩藤、全蝎。

【用法】散剂，5g/瓶。周岁小儿每次0.5g，周岁以上每次1~2g，每日2~3次，温开水送服。

【功效】清热解毒，化痰定惊，开窍息风。

【主治】惊风发热、猝然抽搐、昏不识人、角弓反张、手足抖动，舌红苔黄厚或燥，脉滑数。

【制方原理】小儿阴阳稚弱易为外邪客犯，病发后传变迅速，故邪易深入心肝而病外感急惊风。又小儿肝常有余，肝升、心火炎，外感急惊风，热盛化火，心肝热盛，肝升火炎，气机升多降少，故有壮热、神昏、抽搐。治宜清心凉肝，泄热下气，清热解毒泻火，开窍息风。邪气客伤肝心，则可出现窍络闭阻之证，临证可适当选用涤痰、通络、开窍等法。

方中牛黄清心凉肝、清热解毒、息风止痉、化痰开窍；羚羊角凉肝清心、平肝息风、清热解毒；麝香芳香开窍、解毒散结；钩藤入肝心二经，能息风止痉、清热平肝，四味为君药，各主清心、凉肝、醒神、止痉之功。臣以黄连、黄芩、栀子、大黄、枳实，其中黄连、黄芩、栀子、大黄清热燥湿、泻火解毒，大黄、枳实下气活血、泻热通便，以达"釜底抽薪"之用，大黄通腑、枳实下气、栀子淡渗，三者相伍以降泄气机。佐以全蝎、蜈蚣息风止痉、解毒散结、通络止痛；朱砂、珍珠镇心定惊；雄黄辟秽解毒定惊；胆南星清热化痰、息风定惊；冰片开窍醒神、清热解毒，七味药为佐。诸药合用共奏清心凉肝、清热解毒泻火、开窍息风之功。

【制方特点】本方降泄其气升上盛之势可通过利小便、泻大便的办法来实现，开窍以清心开窍、芳香开窍为主，辅以涤痰开窍、辟秽开窍，佐以安神之法，以调节心主神明之职。

【临床应用】使用要点：①主要用于急惊风、疫毒痢、暑温、风温痰热蒙蔽，证属邪入肝心者。②亦可用于痈肿疔毒内攻。

清热定宫丸
（黑龙江中医药大学附属医院协定处方）

【组成】人工牛黄、黄连、黄芩、栀子、郁金、朱砂、雄黄、水牛角、珍珠、羚羊角、冰片、生石膏、磁石、琥珀。

【用法】丸剂，每丸重 3g。周岁小儿每次 1/4 丸，1～3 岁每次 1/2 丸，每日 3 次，口服。

【功效】清热解毒，镇心安神。

【主治】热邪内陷、高热不退、神昏谵语、烦躁舌謇、痉厥抽搐等。

【制方原理】邪热内陷，高热持续可耗伤阴津、筋脉失养而合并抽搐证，甚或热入肝心致成神昏等重危证，可因热迫血行而转为各种出血证，可发生闭证、痉证、脱证等危急重症。本方所致之证以邪入肝心、蒙蔽心神、引动肝风为主要病机。治宜清心泻肝，解热镇惊，开窍息风。

方中用人工牛黄、水牛角、羚羊角为君，旨在清心凉肝、清热平肝、息风定痉、化痰开窍，以治因、治机及对症治疗为主；臣以黄连、黄芩、栀子、生石膏清热燥湿、泻火解毒；佐以开窍醒神、清心之郁金、雄黄、冰片，安神宁心之磁石、琥珀、朱砂、珍珠。

【制方特点】本方解热以清心凉肝、凉血清心、清热解毒之直清法为主，辅以淡渗分利之利法。

【临床应用】使用要点：主治热邪内陷心肝之神昏谵语、惊风抽搐、高热不退。

调 元 散
（《活幼心书》）

【组成】人参 5g，茯苓、茯神、白术、白芍、当归、川芎各 7.5g，熟地黄、山药、石菖蒲各 10g，黄芪 15g，甘草 2.5g。

【用法】水煎服（3 岁小儿 1 日剂量）。

【功效】益气养血，和血通络。

【主治】气血两虚证，症见神疲乏力，面色灰滞，舌质淡、苔白，脉虚、指纹淡等。

【制方原理】惊风一证，病在肝心脾肾。外邪串犯肝心，气机逆升，气血上壅，邪气客伤肝心，气阴耗损，则可出现窍络闭阻或窍络弱闭之证。肾肝心三脏伤损，精血衰少，从而形成窍失所养，症见失语、失听、失明。肾肝脾伤，精血亏损，筋脉失养而见肢体瘫痪或痿软不用。治宜补益元气、扶正通络。

方中用四君子汤加黄芪为君，以益气、补气之功用，达扶正、养血、通络之目的，以解除"因虚而滞"之虚滞；臣以四物汤以养血补血，与诸补气药相伍，血化生正常，使窍络、筋脉得以濡养，间接达到通络之目的；佐以山药脾肾双补，菖蒲开窍、通络、益智。

【制方特点】本方所治之证病机系邪气客伤肝心，气阴耗损、窍络弱闭所致。本方运用益气、养血、通络、开窍诸法，标本兼顾，解除虚滞之因，使窍络、筋脉得以濡养，方虽小、所用药物柔和，但疗效尤著。

【临床应用】使用要点：适用于邪入肝心后期窍络弱闭者，症见目力、听力、神智等减弱或消失，神疲气弱、夜卧不安、纳食不香，舌红少苔，脉象细弱。

临证加减：如兼有阻闭者，加川芎、地龙、赤芍、莪术、郁金、胆南星；如兼痰火者，加胆南星、天竺黄、竹茹、黄连；如兼虚风内动者加龟甲、牡蛎；若兼有肝肾亏虚者，加杜仲、菟丝子、山萸肉、熟地黄。

（三）湿热酿痰、蒙蔽心包证方

湿热酿痰、蒙蔽心包证系气分湿热郁而不解，湿热酿蒸成痰，痰浊蒙蔽心包络所致证候。其辨证要点：①有定位意义的症状，外感湿热之邪，湿聚酿痰上涌，心包为湿热痰浊所蒙，心神受其蔽扰，故见神识昏蒙，似清似昧或时清时昧。②有湿热郁蒸的一般表现，如身热不退、朝轻暮重，舌苔黄腻，脉濡数。常用的湿热酿痰、蒙蔽心包证方如下。

菖蒲郁金汤
（《温病全书》）

【组成】鲜菖蒲、炒山栀、鲜竹叶、粉丹皮各15g，广郁金、青连翘、灯心草各10g，淡竹沥（冲）25g，细木通7.5g，玉枢丹（冲服）2.5g。

【用法】水煎服（5岁小儿1日剂量）。

【功效】清热化湿，豁痰开窍。

【主治】主治气分湿热郁蒸、蒙蔽心包，症见身热不退、朝轻暮重，神识昏蒙、似清似昧，或时清时昧，时有谵语，舌苔垢黄腻，脉滑数。

【制方原理】本方主治之证病机为气分湿热不解、湿热酿痰、蒙蔽心包所致。心包为痰湿所蒙，心神受其蔽扰，则见神识昏蒙、似清似昧，或时清时昧之状；气分湿热蕴蒸，故见身热不退、朝轻暮重，舌苔垢黄腻，脉滑数等，正如石芾南所言："前系舌苔黄腻，湿热明征。"治宜清化气分之湿热、豁痰开蔽。

方中用鲜菖蒲、郁金为君，以达开窍醒神、豁痰开蔽之功；臣以淡竹沥、玉枢丹化湿豁痰，助君开蔽苏神；佐以牡丹皮凉营清热，连翘清泄湿中蕴热，山栀子、鲜竹叶、木通、灯心草清利湿热，既清泄湿中之蕴热、又导湿热下行从小便而出。

【制方特点】本方遵雷丰"湿热之病，清利乃解"之原则，将湿热合邪分开，湿热分离，则热邪孤立，易于清解。本方祛湿时，应用给湿以出路、因势利导之利法，即刘河间所言"治湿之法，不利小水，非其治也"，这样既可化湿、又可导湿从前阴而出。本方开蔽苏神，以利法为主，辅以芳香开窍、豁痰开窍之法。

【临床应用】使用要点：适用于湿温湿热酿痰、蒙蔽心包证。

原方加减：时逸人云："服此方后，如神识狂乱不安，胸闷气急，壮热烦渴，此内陷之热邪，欲达未达，因病重药轻之故，加酒芩二钱同煎，牛黄一分送服。"

临证加减：若热偏重而见身热不退、烦躁，可加至宝丹以清心化痰开窍；若湿浊偏盛而热势不著见昏愦、舌苔厚腻者，可加苏合香丸以化湿避秽开窍；神昏、少腹硬满、小便不利、大便不通，加猪苓、茯苓、寒水石、晚蚕沙、皂荚。

卫生宝散

（黑龙江中医药大学附属医院儿科科研处方）

【组成】麝香、重楼、牛黄、大戟、人参、朱砂、琥珀、千金子霜、雄黄、天竺黄、山慈菇、五倍子、钩藤。

【用法】上药共研细末。周岁小儿每次 0.5~0.7g，1~3 岁每次 1g，4~7 岁每次 2g，每日 3 次，温开水送服。

【功效】开窍镇惊，解毒消肿，豁痰息风。

【主治】主治厥证之气、痰、湿浊、热等所致之神昏、惊惕惶恐、抽搐；秽浊湿热所致之瘟疫霍乱、吐、泻、痢；以及疔毒恶疮、乳蛾、喉风喉痹等症。

【制方原理】山岚瘴气或时疫湿热入侵，则闭塞气机，升降失调，蒙蔽心包，故见神昏晕厥、惊惕惶恐、吐泻或霍乱；湿热化火化毒，则成疔毒恶疮，或喉痹喉风。治宜开窍醒神，化痰镇惊，下气去湿，解毒消肿。

方中用麝香芳香走窜、开窍醒神、活血散结、解毒止痛，牛黄清心解毒、化痰开窍、息风止痉，重楼清热解毒、消肿、息风定惊，三味为君；大戟泻水逐湿、祛痰下气、消肿散结，千金子霜逐水化痰、下气破血，山慈菇清热解毒、下气、消痈散结，天竺黄清热化痰、清心定惊，朱砂镇心安神、清热解毒，琥珀定惊安神、活血利尿，雄黄解毒杀虫定惊，七味为臣；五倍子涩肠、解毒消肿，人参大补元气、扶正防变，钩藤清热平肝、定惊息风，三味为佐药。诸药合用共奏开窍镇惊息风、解热解毒消肿之功。

【制方特点】本方以芳香开窍为主，辅以逐水逐饮、下气破血、辟秽化浊、定惊安神之法，并少佐补气、收涩之法，如此配伍，既可加强芳香开窍与解毒消肿之效，又可防止香散耗气伤正之弊，尤其适用于小儿纯阳易热、心肝有余、好发惊搐之证。

【临床应用】使用要点：①适用于温热湿浊所致之神昏、惊惕惶恐、抽搐，如外感急惊风、暑厥、暑痉、疫毒痢、厥证。②适用于秽浊湿热所致之吐、泻、痢。③适用于痈肿疔疮、乳蛾、喉风喉痹。

（四）痰浊闭阻证方

痰浊闭阻证系感受外邪，邪热内陷，邪热内蕴、湿蕴浊留，痰浊闭阻窍络所致的证候。其辨证要点：①有定位意义的症状，如邪热内陷，痰浊闭阻心包，神志被蒙，故见神昏谵语或昏愦不语、舌謇、肢厥、舌质红绛。②有痰浊内盛的表现，如喉中痰鸣、胸闷呕恶，舌苔腻等。常用的痰浊闭阻证方如下。

小儿保元丹

（黑龙江中医药大学附属医院协定处方）

【组成】竹沥、天竺黄、皂角、胆南星、青礞石、前胡、朱砂、琥珀、牛黄、麝香、冰片、天麻、全蝎、蜈蚣、僵蚕、钩藤、麻黄、羌活、防风、薄荷、甘草。

【用法】蜜丸，每丸重0.8g。周岁以内每次1/3～1/2丸，1～3岁每次1丸，4～7岁每次2丸，每日3次，温开水送服。

【功效】清化痰热，息风开窍，解热镇惊。

【主治】痰热急惊风兼感者，症见发热、喉中痰鸣、睡眠不安、面色青赤、神昏、抽搐，舌红苔黄。

【制方原理】邪热内陷，或积热内蕴（阳热不得散越或食积内热），热炼津液为痰；或痰湿内蕴、郁久化热，形成痰热内蕴、蔽阻心包，复又外感风邪，病发痰热兼感之急惊风。治宜清化痰热、镇惊息风、解热开窍。

方中用牛黄、麝香、冰片、皂角、竹沥五味为君，以达开窍醒神、涤痰开蔽之功；臣以朱砂、琥珀、青礞石、天竺黄镇心定惊、安定心神，与君药相伍，开窍醒神与镇心定惊合用以复神明之职。佐以胆南星、前胡与竹沥、天竺黄、青礞石相伍，以清化痰热；佐以天麻、全蝎、蜈蚣、钩藤、僵蚕与牛黄相伍，以达息风止痉、平肝息风之功；佐以麻黄、羌活、防风、薄荷散热；甘草调和诸药为使。诸药合用有清化痰热、开窍镇心、息风解热之功。

【制方特点】本方开窍醒神以芳香开窍为主，辅以清心开窍、涤痰开窍、镇惊开窍之法。本方运用麻黄、羌活、防风、薄荷等汗法药物的目的不在解表而在散热，因肺主气，推行营卫，专司玄府、皮毛开阖之用，通过汗法促使腠理开泄，以使邪有外达之机，透邪为邪气提供了出路。即雷丰所言"伏邪得透，汗出微微，温热自然达解耳"（《时病论·卷之一》）之意，亦即叶天士在治疗温病邪热入里证主用清解、可配伍汗法，利用辛散药轻浮升散之性，使内陷之邪由脏转腑、由里达表，何廉臣在《重订广温热论·卷二·验方妙用》提出"宣气达卫，使伏邪从气分而化、卫分而解""透营泄卫，使伏邪从营分而透、转气分而解"。这正是本方配伍汗法及其药物之意义所在。

【讨论】本方在实际运用时，君臣佐使不甚清晰；本方解表药种类虽占4/21，药量占1/14，但本方以清化痰热、涤痰开窍、息风止痉为主，感冒之类疾病邪客卫表者不宜使用，感冒夹惊者亦不宜用。

【临床应用】使用要点：①适用于神昏、抽搐之痰浊闭阻证。②适用于痰热兼感急惊风。

临证加减：热毒盛者，合用解毒散；湿痰盛者，可合用玉枢丹；痰食惊风者，可佐用加减升降散。

太 极 丸

(黑龙江中医药大学附属医院儿科科研处方)

【组成】胆南星、天竺黄、僵蚕、川军、冰片、麝香。

【用法】上药共为极细面或炼蜜为丸。周岁以内每次 0.25～0.5g，2～3 岁每次 1g，每日 3 次，温开水送服。

【功效】通腑豁痰、涤痰开窍。

【主治】痰热急惊风，症见发热、喉中痰鸣、睡眠不安、面色青赤、溲黄便结、神昏、抽搐、舌红苔、黄腻。

【制方原理】外邪入里，炼液为痰，痰浊蒙阻心神，故见神昏；里热炽盛、热结阳明，故见大便秘结或便下稠黏。治宜通腑豁痰、涤痰开窍。

方中用胆南星、天竺黄清热涤痰、豁痰开窍、镇惊安神而为君；臣以川军泻下攻积、清热下痰、清心泻火，开痰火下行之路；佐以麝香芳香走窜、开窍醒神、解毒散结，僵蚕平肝镇惊息风，与诸开窍药相伍以求心肝同治之效，冰片开窍醒神、清热解毒。诸药合用，共奏涤痰泻热、开窍醒神之功。

【制方特点】本方通过涤痰、豁痰、下痰之法为主，辅以芳香开窍之法，以治疗痰热蒙蔽心包、痰蒙心窍之证的代表方剂。本方通过涤痰、下痰、逐痰、芳香开闭、息风之法配伍应用，具有清热豁痰、启闭回苏、醒脑复神的治疗作用，以恢复心主神明之职，本方选药之精，配伍之良，可谓楷模。

【临床应用】使用要点：①适用于痰热蔽阻心包证。②适用于温热病邪陷心包之神昏谵语，以及昏迷、惊风、癫痫、中暑等窍闭神昏之证。

三、血分期方

(一) 气血两燔证方

气血两燔证系有邪气客犯，气分热炽，劫营伤血，径入血分，导致动血所致的证候，其辨证要点：①有血分热毒过盛，血络损伤的症状，如肌肤发斑、吐血、衄血等。②有营血热盛，扰及心神的一般症状，如烦躁不安，舌质绛。③有气分邪热炽盛的症状，如壮热、口渴、苔黄。常用的气血两燔证方如下。

玉女煎去牛膝熟地加细生地元参方

(《温病条辨》)

【组成】生石膏 12.5g，知母、玄参各 5g，细生地、麦冬各 7.5g。

【用法】水八杯，煮取三杯，分二次服，渣再煮一钟服。现代用法：水煎服（2 岁小儿 1 日剂量）。

【功效】清气凉血。

【主治】太阴温病，气血两燔者。

【制方原理】本方系张景岳之玉女煎加减而成。《温病条辨·上焦篇》吴鞠通云："气血两燔，不可专治一边，故选用张景岳气血两治之玉女煎。去牛膝者，牛膝趋下，不合太阴证之用。改熟地为细生地者，亦取其轻而不重，凉而不温之义，且细生地能发血中之表也。加元参者，取其壮水制火，预防咽痛失血等证也。""辛凉合甘寒法。"方中用生石膏、知母清气泄热，玄参、生地、麦冬清营滋阴。

【制方特点】本方系在《景岳全书》玉女煎的基础上，去牛膝，改熟地为生地黄，加玄参而成。功在清胃火、凉血热，以达气血两清之功。

【临床应用】使用要点：本方为气血两燔证的代表方剂。

化 斑 汤
（《温病条辨》）

【组成】生石膏 12.5g，犀角（用水牛角代）12.5g，知母 10g，玄参、甘草各 7.5g，白粳米 5g。

【用法】水八杯，煮取三杯，日三服，渣再煮一钟服，夜一服。现代用法：水煎服（2 岁小儿 1 日剂量）。

【功效】清气凉血透斑。

【主治】温病发斑，症见发热，或身热夜甚，外透斑疹、色赤，口渴，或不渴，脉数等。

【制方原理】阳明热毒内郁营血，外郁肌表，故发斑疹。其治疗即《素问·至其要大论》："热淫所胜，平以咸寒，佐以苦甘。"

本方系白虎汤合犀角（水牛角）、玄参而成。方中用白虎汤清气解肌、泄热救阴；犀角（水牛角）、玄参清营凉血、解毒化斑。《温病条辨·上焦篇》吴鞠通云："阳明主肌肉，斑家遍体皆赤，自内而外，故以石膏清肺胃之热，知母清金保肺而治阳明独胜之热，甘草清热解毒和中，粳米清胃热而保胃液""再病至发斑，不独在气分矣，故加二味凉血之品。"

【制方特点】本方具有清气凉血、清胃消斑作用，是治疗疫毒火热充斥内外、气血两燔的代表方剂，余师愚在《疫疹一得》中云："斑疹虽出于胃，亦诸经之火有以助之。重用石膏，直入胃经，使其敷布于十二经，退其淫热。"

【临床应用】使用要点：适用于气血两燔所致发斑。《温病条辨·上焦篇》云："太阴温病，不可发汗，发汗而汗不出者，必发斑疹。""发斑者，化斑汤主之。"

（二）热炽血分证方

热炽血分证是指邪在营分不解，传入血分，或血分伏热而发，导致动血、动风所引起的证候，其辨证要点：①血分热毒炽盛，血络损伤，形成多部位、多窍道急性出血的表现，如呕血、吐血、鼻衄、便血、斑疹显露或肌衄。②有血热内扰心神而见严重神志异常的表现，如躁扰不安、神昏谵语、昏狂。常用的热炽血分证方如下。

赛金化毒散
（黑龙江中医药大学附属医院儿科科研处方）

【组成】天花粉、黄连、雄黄、乳香、没药、生甘草、川贝母、牛黄、大黄、珍珠、赤芍、麝香。

【用法】将诸药同碾末，混匀，最后掺入珍珠粉、麝香拌匀，制成散剂，每袋1g。6个月以内每次0.25~0.5g，6个月~1岁每次0.5g，2~3岁每次1g，4~6岁每次1.5g，每日3次，温白糖水送服。

【功效】清热解毒，凉血散瘀，消肿散结。

【主治】热毒炽盛，症见壮热、烦躁口渴引饮、神昏谵妄、溲黄便结，舌红苔黄，脉数有力；或血热发斑、发疹、衄血；或温毒肿痛。

【制方原理】温热邪毒犯人，表解里热炽盛，故有壮热烦躁、口渴引饮、谵妄神昏、溲赤便秘；或热盛动血而发斑发疹、衄血；或热毒壅结，故见局部红肿热痛。其治疗当以清热解毒、凉血散瘀、散结消肿为主。

方中用黄连清热解毒、清胃泻火而为君药；天花粉清热泻火、凉血、消肿排脓，并有生津止渴作用，牛黄清热解毒、清心泻火，两味为臣；雄黄解毒散结，赤芍清热凉血、祛瘀消肿，乳香、没药活血消肿、凉血，川贝母散结消肿，大黄清热泻火、解毒、活血消肿，珍珠母清心安神，麝香开窍散结，八味为佐药；甘草解毒、调和诸药为使。诸药合用共奏泻火解毒、消肿散结之功。

【制方特点】①本方清热解毒除用清法外，尚用下法。②本方除清热、祛邪、解毒外，尚有消肿散结作用。③血分邪热多由气分传入而来，本方主以清法的目的，一方面清泄气分余热，使邪热不再内迫入血，另一方面轻清透气、开营血外达之路。本方以活血之法为主，既有活血散瘀之作用，又有凉营凉血之效，此为本方的配伍方法与形式之一。

【临床应用】使用要点：温毒诸病证，如大头瘟、发颐、丹毒等热毒炽盛、心胃火壅之证，症见壮热烦躁、口渴引饮、谵妄神昏、溲赤便结，或血热发斑发疹、衄血，或温毒肿痛，舌红苔黄，脉数有力。

临证加减：若气分热盛又已入血者，酌加凉血药。亦可用于痈肿疔疮，若里热壅盛者，可合用黄连解毒汤。

加味犀角地黄汤
（《伤寒六书》）

【组成】犀角（水牛角代）、生地黄、白芍药、牡丹皮、当归、红花、藕节、桔梗、陈皮、甘草。

【用法】水煎服，每日1剂，分次服用。

【功效】清热凉血，化瘀止血。

【主治】热入血分、伤及血络而见吐血、衄血、咯血、便血、尿血等。

【制方原理】温热邪毒客于血分，导致邪热迫血妄行，阳络伤血从上溢，则吐血、衄血、咯血；阴络伤血从下溢，则便血、尿血；血溢肌肤，则发斑成片；热甚则斑色紫黑；瘀热攻心、扰乱神明，则如狂、善忘。治宜清热凉血，化瘀止血。

方中用犀角（水牛角代）、生地黄、牡丹皮、白芍药为君，即以犀角地黄汤整个方剂为君，以达清心凉血之功，心火一清，其血自宁。凉血止血必须防瘀，瘀血不去则血不宁，故臣以红花、当归、藕节与牡丹皮相伍，以达散瘀止血，瘀去则血自归经。佐以陈皮调气和血，桔梗载药上行。甘草调和诸药为使。诸药合用共奏凉血化瘀止血之功。故原方书云："此汤治烦躁，漱水不下咽者，属上焦有瘀血，宜用。"

【制方特点】本方系犀角地黄汤加减而成。由于邪热深入血分，其一煎灼营血成瘀，其二血热迫血，离经致瘀，邪入血分每有不同程度的瘀血存在，正如《医林改错》中王清任云："瘟毒在内烧炼其血，血受烧灼，其血必凝。"《重订广温热论》中何廉臣亦云："因伏火郁蒸血液，血被煎熬而成瘀。"此即本方在犀角地黄汤的基础上，加红花、当归、藕节之配伍意义所在。

【临床应用】使用要点：热入血分，热迫血妄行，或蓄血诸症。

临证加减：咯血，加花蕊石；便血，加地榆炭；尿血，加大蓟、小蓟；吐血，加紫珠草、三七。

第三章 内因所致证方

第一节 调节脏气不平剂

脏气不平是小儿病证的内因显著不同于成人的病因之一,是小儿易病的基础条件,又是小儿某些病证多发的内在因素,故调节脏气不平法及方剂在儿科临床广泛应用。

1. 脏气不平的原因 在生理上,小儿就有"三不足、二有余"的特点。因其娇嫩稚弱,所以维持相对平衡的生理状态极易破坏而发病。其一,这种"有余""不足"恶性循环,使其更为"有余""不足",超过维持相对平衡的生理状态,本身原因发病;其二,可因某些诱因,如禀赋遗传、时间、季节及气运、饮食、起居、劳倦、情志、治药、病证的影响,使"二有余、三不足"的相对平衡状态破坏而发病。这种"脏气动而病者",可因其"有余",亦可因其"不足"。

2. 脏气不平致发的病证 小儿阴阳、脏腑、气血等具有与成人显著不同的强弱不均衡状态及其相互关联脆弱,这种维持在生理状态边缘的强弱不均,易被内外因素破坏而发病。因脏气不平而病者,主要有哮证、痫证、注意力缺陷多动综合征、厌食、泄泻、多发性抽动障碍、慢惊风、积聚等。在发病趋势上易虚易实,多从热化、火化;在脏腑病证上肝与脾病为多;在五脏相关病证上,如肝脾、肝肺、心肺、心肾同病等。

时间(时辰、季节、岁运)对脏气不平影响较大,即某时间的气运太过与不及,均较显著地影响阴阳、脏腑、气血的太过或不及,如"肺病胜肝""肝病胜肺"等。

3. 调节脏气不平剂的组方思路 凡具有抑阳益阴,益脾、益肺、抑肝等作用,治疗脏气不平所致病证的方剂,统称为调节脏气不平剂。临证组方用药时应"以中和为贵",不可偏执,不可用药过猛。因此类病证无一不以彼此失调为其特点,如用药只知其一,不知其二,或偏执己见,则非但达不到和解的目的,还会导致其他脏腑新的不平衡,甚或影响生长发育,正如张景岳所言:"和方之制,和其不和者也。""务在调平元气,不失中和为贵也。"

逍 遥 散
(《太平惠民和剂局方》)

【组成】甘草5g,当归、茯苓、白芍药、白术、柴胡各10g。

【用法】上为粗末，每服二钱（6g），水 1 大盏，烧生姜 1 块切破，薄荷少许，同煎至七分，去渣热服，不拘时候。现代用法：加烧生姜 1 块、薄荷少许，水煎服（3 岁小儿 1 日剂量）。

【功效】疏肝解郁，健脾抑肝。

【主治】肝郁血虚脾弱证，症见两胁作痛，头痛目眩，口燥咽干，神疲食少，或往来寒热，舌淡，脉弦而虚等。

【制方原理】肝为藏血之脏，主疏泄，喜条达而恶抑郁，即所谓"肝体阴而用阳"。脾主运化，为气血生化之本。《成方便读·和解之剂》中张秉成云："夫肝属木，乃生气所寓，为藏血之地，其性刚介，而喜条达，必须水以涵之，土以培之，然后得遂其生长之意。"本方所治之证系肝郁血虚、肝体失养，脾弱不运、生化乏力，木不疏土、土不荣木所致。治宜疏肝解郁，养血柔肝，健脾助运，肝脾同调。然脾虚肝旺，肝内寄生长之气，肝之有余是相对的有余，因其未臻平均强盛之程度后之有余，故肝旺不可过泻，只宜疏肝养肝缓肝之法。

方中以柴胡疏肝解郁而为君，以使肝气条达，《医宗金鉴·删补名医方论》逍遥散方下赵羽皇曰："独柴胡一味，一以为厥阴之报使，一以升发诸阳。"臣以当归养血柔肝，白芍滋阴养肝缓肝，归、芍与柴胡同用补肝体而助肝用，兼制柴胡疏泄太过。佐以白术、茯苓、甘草健脾益气、实土以御木乘，使运化有权、营血化生有力。用法中加薄荷少许，疏散郁遏之肝气、透达肝经之郁热，烧生姜降逆和中且能辛散达郁。全方共奏理脾调肝之功。其配伍正如《成方便读·和解之剂》中张秉成云："此方以当归、白芍之养血，以涵其肝；苓、术、甘草之补土，以培其本；柴胡、薄荷、煨生姜俱系辛散气升之物，以顺肝之性，而使之不郁。""本方加丹皮、黑山栀各一钱，名加味逍遥散。治怒气伤肝，血少化火之证。故以丹皮之能入肝胆血分者，以清泄其火邪。黑山栀亦入营分，能引上焦心肺之热，屈曲下行，合于前方中自能解郁散火，火退则诸病皆愈耳。"

【制方特点】本方一是疏肝与养肝并施，使血和则肝和、血充则肝柔；一是柔肝与扶脾相配，实脾土以抑肝木。本方肝脾同调，疏养并施，实为调肝理脾之基础方。

【临床应用】使用要点：本方为调肝理脾之代表方，是儿科调节脏气不平的常用方。适用于哮病缓解期肺虚肝旺证，痫证休止期及厌食、注意力缺陷多动综合征、多发性抽动障碍等证属脾虚肝旺者。症见面黄欠华或灰滞、食少脘痞、倦怠乏力、性急、躁动、睡卧不安，或咳嗽痰多、稀薄，舌质红、苔白。

临证加减：若肝郁气滞较重者，加香附、郁金、川芎、陈皮；若肝郁化火者，加牡丹皮、栀子，名丹栀逍遥散；肝血瘀滞者，加丹参、桃仁；胁下癥结，加鳖甲、牡蛎；脾虚甚者，加党参、山药、薏苡仁；脾胃气滞者，加陈皮、枳壳；血虚显著者，加熟地黄，又名黑逍遥散。

芍术冲剂

（黑龙江中医药大学附属第一医院儿科科研处方）

【组成】白芍、黄芪、茯苓各15g，当归、白术各10g，柴胡、莪术各 7.5g，薄荷、地龙、栀子各 5g。

【用法】上药按一定比例，制成颗粒剂，每袋 5g，3 岁以内小儿每次 1/3 ~ 1 袋，3 岁以上每次 1 ~ 2 袋，每日 2 ~ 3 次，温开水送服。

【功效】抑肝理脾益肺。

【主治】小儿哮病，症见面色青白或灰滞，躁动，睡卧不安，平素性急易怒，或伴有乏力等肺气虚证，舌质正红、苔薄，脉弦。

【制方原理】酿成哮病肺风动发的基础是肺虚肝旺，其形成途径有三：一为先天因素，系上代遗传给子代，如万全《幼科发挥》云："有因父母禀受所生者……肺气不足。""肺所生病……兼见肝证……如久咳嗽变风疾不治。如钱氏所谓三泻肝而肝病不退，三补肺而肺证尤虚，是也。"以及胎儿发育过程中形成，包括肺脏发育较晚、速度较慢、程度较低，孕母之起居、饮食、情志、劳累、疾病诸因素导致胎儿肺发育较低所致。二为后天肺脏发育较差，病证、治药伤害。三为肾脾心诸脏状态所致。患儿体质为肝旺肺虚，肝阳亢盛可见面青、易怒、脉弦；肺气不足可见乏力、气短等。其治当重在理肺、抑（泻、清、疏、柔、平）肝，其目的在于改善肺肝强弱不均的承亢关系，使肺虚肝旺的关系缓减，以维持在较稳定的状态。

方中用白芍柔肝，白术健脾，二味为君，以调理肝脾（肺）关系；臣以黄芪、茯苓，与白术相伍以达益气健脾之功，其一培土生金而益肺，其二扶土抑木而缓肝旺；臣以当归养肝缓肝，与白芍相伍，以养肝体，以达抑肝理脾益肺之功。佐以柴胡、薄荷疏肝，地龙平肝，栀子清泻肝热，用疏肝养肝柔肝平肝之法以抑肝旺，因其内寄生发之气，其有余是稚弱之有余；佐以莪术活血通络，以平肺肝之气。诸药合用共奏抑（缓、养、疏）肝理脾益肺之功。

【制方特点】本方系在逍遥散、痛泻要方的基础上加减而成，系治疗小儿哮病的系列协定处方之一。一是疏肝、缓肝、柔肝、养肝与平肝、泻肝之法同用，既抑肝木之旺盛又顾护肝之体；二是通过疏肝、缓肝、柔肝、养肝、平肝、泻肝、扶土诸法，以疗肝旺；三是通过益气益肺、培土生金、抑肝益肺诸法，以疗脾虚肺弱。

【临床应用】使用要点：主要适用于治疗脾（肺）虚肝旺证。主要适用于哮证缓解期、痫证休止期、厌食、多动症等病证。

痛泻要方
（《景岳全书》引刘草窗方）

【组成】炒白术 15g，炒白芍药 10g，陈皮 7.5g，防风 5g。

【用法】水煎服（5 岁小儿 1 日剂量）。

【功效】补脾抑肝，缓急止泻。

【主治】脾虚肝强之痛泻，症见肠鸣腹痛，大便泄泻，泻必腹痛，舌苔薄白，脉弦而缓。

【制方原理】本方原名白术芍药散，为土虚木乘的痛泻而设。小儿五脏强弱不均，肝常有余、脾常不足，因而肝之偏强每致不足之脾病而发为泄泻。正如吴崑在《医方考·卷之二·泄泻门第十二》中云："泻责之脾，痛责之肝，肝责之实，脾责之虚，脾虚肝实，故令痛泻。"本方所治之证的病机系肝强疏泄太过，脾弱运化不及，清阳不升所致。治宜敛肝理脾助运，缓急止痛，兼行舒调气机、升阳止泻。

方中白芍酸寒，养血柔肝，缓急止痛，兼敛脾阴，而为君药；臣以白术苦甘而温，燥湿运脾以助运，健脾补中以扶土抑木，君臣合用以达扶土抑木、缓肝理脾之功；佐以陈皮理气燥湿、醒脾和胃，配少量防风专入肝脾，与术、芍相伍，辛能散肝郁，香能舒脾、鼓舞脾胃清阳之气。汪昂在《医方集解·和解之剂》中云："此足太阴、厥阴药也。白术苦而燥湿，甘补脾，温和中；芍药寒泻肝火，酸敛逆气，缓中止痛；防风辛能散肝，香能舒脾，风能胜湿，为理脾引经要药；陈皮辛能利气，炒香尤能燥湿理脾，使气行则痛止；数者皆以泻木而益土也。"诸药合用，具有柔肝理脾，缓急止痛，疏调气机，使升降自复，痛泻可愈之功。

【制方特点】本方以补脾为主，是"扶土抑木"法的典型代表。本方寓升于补，寓疏于敛，以达柔肝理脾、缓急止痛、升阳止泻之功。

【临床应用】使用要点：①本方为治痛泻的要方。痛泻系肝旺脾虚所致，痛泻特点为因情绪影响而发作，泻必腹痛，脉弦，无乳食壅滞及肠胃湿热之证。正如《医方集解·和解之剂》云："戴氏曰：水泻腹不痛者，湿也；痛甚而泻，泻而痛减者，食积也；泻水腹痛肠鸣，痛一阵、泻一阵，火也；或泻或不泻，或多或少者，痰也；完谷不化者，气虚也。"②亦可用于肝热病肝脾不和证。

临证加减：大便呈水样者，加茯苓、车前子；脾虚著而神疲乏力明显，加党参、山药；中焦虚寒而见脘腹寒痛者，加干姜、吴茱萸；脾胃气滞而见脘腹胀满者，加厚朴、木香；兼有食滞而见呕吐嗳腐吞酸者，加焦山楂、神曲；气虚下陷而见久泻不止者，加炒升麻。

益脾镇惊散
（《医宗金鉴》）

【组成】人参、甘草各2.5g，炒白术、茯苓各10g，钩藤7.5g，朱砂1g。

【用法】上为细末，5岁小儿每服3g，灯心草煎汤调服。

【功效】健脾益气，抑木镇惊。

【主治】小儿惊泻、绿便、睡眠不宁、惊惕等症。

【制方原理】脏气不平，肝心亢盛、脾虚而致惊泻。或禀赋，或调护失宜，或其他病证影响，致成肝脾不和、脾虚肝旺，肠胃运化无度，胆汁泌别过盛，故见大便色青如苔，多泡沫；脾虚肝旺故见平素睡中惊惕，性急，面青唇淡。治宜健脾平肝，镇惊止泻。

方中人参补益元气而为君；臣以钩藤平肝镇惊，朱砂镇心安神；佐以白术、茯苓、甘草补益脾胃、助运化湿，助人参培土而抑木，灯心草清降心火。诸药合用脾健肝平心宁，惊止。

【制方特点】本方主要通过扶土以抑木，并辅以平肝之法，达到止抽、止泻、止惊之目的。

【临床应用】使用要点：①本方主要用于惊泻，症见便下色绿或青、睡中惊啼。②亦可用于佝偻病、痫证等证属脾虚肝旺者。

临证加减：若兼肝胆热盛者，加黄芩、黄连、龙胆草、栀子；若兼湿热者，加车前子、黄连。

缓肝理脾汤
（《医宗金鉴》）

【组成】桂枝、陈皮、炙甘草各2.5g，人参、白茯苓、炒扁豆各5g，炒白芍、白术、炒山药各10g。

【用法】上药加煨姜、大枣为引，水煎服（3岁小儿1日剂量）。

【功效】扶土抑木，理脾止抽。

【主治】慢惊风脾虚肝亢，症见时发缓缓抽搐、形神疲惫、睡卧露睛、大便溏薄色青、足跗及面部轻度水肿等。

【制方原理】《医宗金鉴》拟此方是为慢惊风脾虚肝亢而设。或禀赋，或急惊风伤损，或其他病证伤损，或调护不当，或治药不当，形成脾虚肝亢而生风证。脾气虚则土虚木亢、木亢化风、虚风内动，则时发抽搐、大便色青；脾虚则气血化生乏力，以致形神疲惫、面黄；脾阳虚，不能温煦四肢则见四末不温，土虚不能制水则见面肢水肿。本证土虚是本，木亢是标，故治宜以健脾、温脾为主，佐以抑肝之法。

方中以四君子汤加山药健脾益气；桂枝、煨姜、陈皮温运脾阳；山药、扁豆、大枣顾护脾胃之气。方中仅白芍一味酸甘敛阴、柔肝养肝。诸药合用，扶土而抑木、柔肝养肝，从而达到止搐、止惊、止泻目的。

【制方特点】本方是治脾虚生风的经典方剂，系通过扶土抑木、柔肝的方法来达到止搐、止惊、止泻之治疗目的的，本方不在息风而在理脾，乃治本之方。

【临床应用】使用要点：①用于慢惊风脾虚肝亢证，症见时发缓缓抽搐、抽动无力，形神疲惫，面色萎黄，睡卧露睛，大便溏薄色青，手足不温，足跗及面部轻度水肿；舌质淡、苔白润，脉象沉弱、指纹淡红。②亦可用于治疗惊泻及佝偻病脾虚肝旺证。

临证加减：若抽搐较频者，酌加天麻、僵蚕；若内寒明显者，加附子、肉桂；若兼夜寐不安者，加生牡蛎、生龙骨。

第二节　肺　证　方

1. 肺卫证方
表虚不固证方

表虚不固证是指表气虚而失其固摄、防御之能所表现的证候。其辨证要点：①有气虚肌腠不密、卫外无力的病因病机存在。②以气阳聚会处汗出明显为主证，如头部、肩背汗出明显，动则尤甚。③因卫气虚弱、腠理不固，故平素易患伤风感冒。常用的表虚不固证方如下。

玉屏风散
（《究原方》，录自《医方类聚》）

【组成】黄芪（蜜炙）、白术各10g，防风5g。

【用法】上㕮咀，每服三钱（9g），水一盏半，加大枣一枚，煎七分，去滓，食后热服。现代用法：水煎服（3岁小儿1日剂量）。

【功效】益气固表。

【主治】肺卫气虚证，症见汗出恶风、易感风邪，舌淡苔薄白，脉浮虚。

【制方原理】肺卫气虚证又称为表虚不固、肺虚表疏证，是指表气虚而失其固摄、防御之能所表现的证候，临床以自汗、时常感冒为主症的表卫气虚、肺卫不固证。本方所治之证系表气虚，失其温养、固摄、防御机能，导致肌腠不密、卫外无力所致。治当以益气实卫，固表止汗为法。

综合历代医家所述，临床补益肺卫之气的方法、措施有三方面，首先是采用培土生金的方法，达到益表气之目的，因脾为肺之母，通过补益脾气、健脾、助运的方法，使土旺、培土生金，以达到肺旺表实之目的；其次采用补气固表，通过一般补气的方法，使气旺、表实，达到益表气之目的；最后采用补肺固表，因肺主一身之气，外合皮毛，卫气之输布体表充养肌肤，全赖肺气的宣发作用，通过补肺气、益肺气的方法，使肺旺则表固卫实。

方中黄芪甘温，"入肺补气，入表实卫，为补气诸药之最"（《本草求真·卷一补剂》），内可大补脾肺之气，外可固表实卫而为君药。"大凡表虚不能卫外者，皆当先建立中气，故以白术之补脾建中""以脾旺则四脏之气皆得受荫，表自固而邪不干"（《成方便读》），臣以白术健脾益气、培土生金，助君实卫固表之力。君臣合用，使气旺表实，则汗不外泄、外邪也不易内侵。佐以少量甘温补燥、药性和缓之防风走表御风。煎药时少加大枣，意在加强本方的益气补虚之力。诸药合用，使补中寓散、固表不留邪。

【制方特点】①本方通过健脾、补肺、补气等措施以益表气，使表气足而自固。②本方少酌防风以收相反相成之妙，其配伍意义正如张秉成所言"黄芪固表益卫，得防风之善行善走者，相畏相使，其功益彰，则黄芪自不虑其固邪，防风亦不虑其散表，此散中寓补，补内兼疏，顾名思义之妙"（《成方便读》）。

【临床应用】使用要点：适用于治疗表虚不固证，症见头部、肩背汗出明显，动则益甚，平素易患伤风感冒，舌质淡、苔薄白。

临证加减：若汗出较多者，加牡蛎、浮小麦、麻黄根以收涩止汗。若平素脾胃薄弱者，可加陈皮、山楂、鸡内金、苍术等以达间接补益脾运之作用。

2. 气道证方

（1）气道挛急（肺风动发）证方：气道挛急证是指诱因致发，使维持在接近失衡状态的肺肝关系破坏，肺风发动所表现的证候。其辨证要点：①有多种原因、多种途径，致成肝气纵驰、肺气不和，使处于边缘状态的肺肝关系破坏，肺风动发、气道狭窄、肺气不利。②有定位在气道的依据：肺风发作，气道挛急、狭窄，故见突发气促、喉间哮鸣；若素有痰湿，或久病气（脾）虚、湿聚酿痰，痰阻气道，则有有形之痰（嗽痰、痰鸣、咳痰或吐痰）。③风之发动，则其发暴骤、其去迅捷，来无踪、去无影。④诱因致发，但诱因未客留者，其临床症状取决于五脏虚实、寒热；诱因客留者，其临床症状取决于诱因、体质。亦可兼有痰、瘀，甚或兼虚候。常用的气道挛急证方如下。

息风缓哮雾化吸入液

（儿科哮病基础与实验研究课题组）

【组成】地龙、僵蚕、莪术、细辛。

【用法】雾化吸收液，2mL（含生药1g）/支。按0.1~0.2mL/kg/d，分2次加入0.9%生理盐水20mL中雾化吸入。

【功效】息风缓哮。

【主治】肺风痰喘、哮喘、马脾风，症见呼吸困难、哮鸣、口吐白沫等。

【制方原理】酿成哮病的基础原因是五脏强弱不均衡性。致成肺气不和者有二：一为肺气窒塞诸因，如外来、内生一切诸邪；一为肺虚诸因，如病证伤、治药伤、四时、饮食及肾脾心肝诸脏状态；致成肝气纵驰者有三：一为气郁诸因，一为助阳诸因，一为阴伤诸因。多种原因、多种途径致成肺气不和、肝气欲纵，使处于边缘状态的肺肝相对平衡状态失衡，内酿肝风传入于肺，肺风动发，气道挛急而突发喘憋气促、喉间哮鸣，严重者持续不解可致肺气衰竭、心衰之变，故缓解肺风、舒缓气道、止哮平喘以治其标为当务之急，无论诱因客留，抑或未客留，皆当息风缓哮、缓解肺风。

方中用地龙咸寒，归肺肝脾肾经，能平肝息风、缓哮定喘，而为君；臣以僵蚕咸辛平，归肺、肝经，能入肺息风缓哮；佐以细辛辛温，能息风宣窍，既助君药缓解肺风，又制地龙之寒，莪术既下气通腑肃肺，又活血通络，以去其气道壅塞。

【制方特点】本方缓解气道挛急则以平肝息风法为主，辅以活血之法。本方不寒不热，功专息风缓哮平喘。

【临床应用】使用要点：可作为哮病发作期之基础方，用于治疗肺风哮证，症见发作性哮鸣气促、呼气延长，舌质正红、苔薄白，脉弦。

临证加减：须辨寒热虚实，随证加减，灵活运用。寒哮以温肺平哮为法，加麻黄、细辛、杏仁；热哮以清肺平哮为法，加桑白皮、枇杷叶、枳实；实哮以泻肺止哮为法，加葶苈子、白鲜皮、桃仁、川芎。

定喘息风散

（黑龙江中医药大学附属医院协定处方）

【组成】皂角、巴豆霜、白附子、白僵蚕、雄黄、南星、全蝎、朱砂、大黄、清半夏、麝香、牛黄、冰片、珍珠。

【用法】散剂，5g/瓶。新生儿每次0.05~0.1g，3~6个月0.1~0.15g，6~12个月0.15~0.2g，周岁以上酌量递增。每日服1~2次，服药不可超过2日。

【功效】化痰止抽，下气开闭。

【主治】婴儿肺风痰喘，症见呼吸极度困难、哮鸣、面唇青紫、口吐白沫、颈强抽搐等。

【制方原理】小儿肺常不足、形气未充，娇嫩（恶寒恶热、恶窒塞）更著，小儿肝常有余，从而形成肺虚肝旺，一旦某些因素干扰，则发肺风痰喘。急则治其标，当息（肺）风泻肝。

方中用皂角辛温，入肺、大肠经，开通闭塞、搜肝风、泻肝气、祛痰开窍为君药；白附子祛风止痉、化痰散结，巴豆下气开闭、定惊、涤痰利咽，南星祛风止痉化痰，三味为臣；全蝎、白僵蚕、珍珠、朱砂息风止痉、镇心定惊、解毒散结，大黄下气活血、清热解毒，半夏下气降逆、化痰散结，雄黄避秽解毒定惊，牛黄、冰片醒神开窍、清热解毒，九味为佐药。诸药合用，共奏息风泻肝、下气涤痰、开闭利喉之效。

【制方特点】本方集寒下之大黄，热下之豆霜，涌吐之皂角，豁痰之南星、白附子于一体，实为峻猛之剂，且有毒。应用本方时要慎重，中病即止。

【临床应用】使用要点：主要适用于肺风痰喘证，症见喘息呼吸极度困难、抬肩撷肚、胸高胁陷、哮鸣，或如水鸡，或如拽锯，痰声辘辘、口唇青紫、口张目吊、口吐白沫、颈强抽搐等。尤其适用于：①哮病之寒哮者尤佳；②寒痰喘嗽；③肺炎喘嗽痰热闭肺证候，小儿肺炎喘嗽；④喉痹、失音；⑤痰厥、痰食惊风。

【注意事项】本方服用后几分钟即可出现上泛痰涎，年龄越小越明显，上泛之痰涎应及时清除，以防发生窒息。较大儿童有不涌痰而大便泻者。

（2）痰阻气道证方：痰阻气道证是指内因所致，痰阻气道，气逆而咳、痰动而嗽所表现的证候。其辨证要点：①本证多因肝热心火素蕴，或肺中蕴热，或积热不散，或残食陈滞、食郁化火，炼液为痰，痰阻气道所致。②有定位在气道的依据，痰阻气道、痰动而嗽，故见咳嗽痰壅、痰白而稀；痰热壅阻气道，故见咳嗽痰稠。③肺热炽盛者，症见肺热炽盛证，如口渴烦躁、溲黄便结；痰湿者，症见脾湿证，如胸脘痞闷、纳呆、精神困倦；食滞者，症见不思乳食、口出臭气、夜卧不安。常用的痰阻气道证方如下。

清 宁 散
（《幼幼集成》）

【组成】桑白皮、赤茯苓、车前子各10g，甜葶苈5g，炙甘草2.5g。

【用法】上为细末。每服5分，生姜、大枣煎汤调服。现代用法：水煎服（5岁小儿1日剂量）。

【功效】清肺化痰，泻肺止咳。

【主治】治心肺有热之咳嗽。

【制方原理】肝热心火素蕴，或积热不散，或食滞化火，炼液为痰，逆乘于肺，发为咳嗽。故见咳嗽痰多、稠黏难咯；因气火上升，故面赤。治当以清肺化痰、下气止咳为法。

方中用桑白皮、甜葶苈清肺下气、涤痰止咳为君；臣以赤茯苓、车前子清心利湿、偏渗小便，用利法降气祛痰；炙甘草调和诸药为使。诸药合用共奏清泻肺热、化痰止咳之功。

【制方特点】本方用泻肺、分利之法来达到降肺气、肃肺止咳之目的，本方化痰以利法为主，辅以下气、肃肺之法。正如陈复正所言："治心肺有热而令咳嗽，宜从小便利出。"

【临床应用】使用要点：①主要适用于痰热咳嗽（脏气动所致），症见咳嗽痰多、稠黏难咯、面赤、口渴烦躁、小便短黄、大便干燥，舌红苔黄，脉滑数。②可用于肺热咳嗽（脏气动所致）。

临证加减：若肝热甚而见目赤目泪者，加青黛、龙胆草；若心热甚而见烦躁不宁者，加栀子、淡竹叶；若痰多者，可加陈皮、清半夏。

加味泻白散

（《医宗金鉴》）

【组成】桑白皮（蜜炙）、地骨皮各 10g，川贝母（去心）、桔梗各 7.5g，麦冬（去心）、生知母、黄芩各 5g，薄荷、生甘草各 2.5g。

【用法】水煎服（3 岁小儿 1 日剂量）。

【功效】清泻肺热，化痰止咳。

【主治】肺热、痰热咳嗽。

【制方原理】肝热心火素蕴，或积热不散，或食滞化火，炼液为痰，逆乘于肺，发为痰热（肺热）咳嗽。对于此类脏气动所致之肺热证，临证当以清泄肺经郁热之清法为主。

方中用泻肺热、下气止咳之桑白皮、地骨皮为君；臣以川贝母清热润肺化痰，桔梗宣畅肺气，知母、麦冬清热养阴、顾护稚阴；佐以黄芩增其清热泻肺之力，且有燥湿化痰之效，薄荷升散郁火、散肺经郁热；生甘草调和诸药为使。

【制方特点】①本方通过运用泻肺、下气诸法，以调整肺之宣肃功能，既利于肺经郁热的清除、又能达到降泄气机、降泄肺气之意义。②本方通过运用辛散之汗法，以疏散肺经郁热，亦是清泄肺经郁热的重要方法与措施之一。③本方通过清化、下气、泻肺诸法，使肺热灼津炼液所生之痰浊内化、内消、外泄。

【临床应用】使用要点：①适用于肺热咳嗽（脏气动所致）。②亦适用于痰热咳嗽（脏气动所致）。

临证加减：若肝热甚而见目赤目泪者，加青黛、龙胆草；若心热甚而见烦躁不宁者，加栀子、淡竹叶；若痰多者，可加胆南星、清半夏。

桃 花 散

（黑龙江中医药大学附属医院协定处方）

【组成】川贝母、生石膏各 100g，朱砂 20g。

【用法】散剂。每服 1～3g，每日 3 次，温开水送服。

【功效】清肺化痰止咳。

【主治】肺热咳嗽，症见咳嗽、痰稠、鼻干口渴。

【制方原理】肺中蕴热，灼液为痰，故有鼻干、口渴、咳嗽、痰稠。其肺热常由心火、胃热、肝火及外感而来；小儿肺娇尤著，又阴常不足。治当清肺化痰为主，兼以护阴。

方中用川贝母化痰止咳、清肺散结，又性凉而甘能润肺护阴故为君药；生石膏辛寒入肺胃经，清热泻肺、止咳为臣，辅川贝母清肺，而不伤肺阴；佐以朱砂清心镇惊安神，使心火不予刑金，用之使心热解而惊得安。

【制方特点】本方除采用直接化痰的方法外，更主要采取清肺之法，热清不再灼津而少生痰，痰亦减消，无热惊亦安。本方止咳除采用化痰止咳、清肺止咳外，更用镇惊止咳一法，尤其能减轻夜间咳嗽。本方选药之精，配伍之良，可谓楷模。

【临床应用】使用要点：主要适用于肺热咳嗽，症见咳嗽、痰稠、鼻干、口渴，舌红苔黄。

临证加减：痰盛者，可合泻白散、清宁散之类。

青 黛 丸
（《山东省药品标准》1975 年版）

【组成】青黛、胆南星、橘红、川贝母、竹沥水、黄连、薄荷、雄黄、朱砂、甘草。

【用法】蜜丸，1.5g/丸。每服 1/2 丸，每日 2～3 次，温开水送服。

【功效】清心泻肝，化痰止咳。

【主治】肝热、心火所致咳嗽。

【制方原理】小儿肝热心火素蕴，炼液成痰，逆乘于肺，气逆而咳，痰动而嗽。临证以清内热实火、化痰止咳为治痰热咳嗽之大法。

方中用胆南星清热化痰，橘红理气消痰共为君药；臣以青黛泻肝火，黄连清心火、燥湿化痰，川贝母、竹沥清热润肺、化痰止咳；佐以薄荷疏散肺热，朱砂、雄黄清热安神、镇惊止咳；甘草调和诸药为使。

【制方特点】本方主用青黛、胆南星、橘红、川贝、竹沥水、黄连等使肺热得清，除直接化痰外，热清不再灼津而少生痰，痰亦减消，肝热心火得清、肺少克抑，达到既清其生痰之源又畅其流。本方佐以疏散之汗法，其主要目的在于疏泄肺经郁热、使肺热外散，此亦是临证中清肺热的方法之一。本方止咳除采用涤痰止咳、化痰止咳、清热止咳、润肺止咳外，更用镇惊一法止咳。

【临床应用】使用要点：肝热心火所致之痰热咳嗽为本方之主治。亦可用于治疗痰热、肺热咳嗽。

泻 白 散
（《小儿药证直诀》）

【组成】地骨皮、桑白皮各 10g，粳米 7.5g，甘草 2.5g。

【用法】上药除粳米外锉散，水二小盏，煎七分，食前服。现代用法：水煎服（3岁小儿1日剂量）。

【功效】清泻肺热，止咳。

【主治】肺有伏火之咳嗽，症见肺火皮肤蒸热、洒淅恶寒、日晡益盛、喘嗽气急等症。

【制方原理】痰热咳嗽，经治痰尽、肺热未清，或肺经郁热、肺失宣肃，可见咳嗽少痰。"夫肺为娇脏而属金，主皮毛，其性以下行为顺，上行为逆，一受火逼，则以上之证见矣"（《成方便读》）。小儿肺中既有伏火郁热，又小儿为稚阴之体、肺脏娇嫩，故其治疗既应清肺热、又当顾护娇肺，其用药不宜苦寒凉遏。

方中用桑白皮甘寒入肺，清肺热、下气止咳为君，且其性不刚燥、药性平和，泻肺热而不伤娇脏；地骨皮甘寒，入肺肾经，能直入阴分，助君药泻肺中伏火，又养肺阴为臣；粳米、炙甘草既防药寒伤胃，又可养胃和中、以补肺气，而顾护后天生发之气，共为佐使。诸药合用，共奏清肺下气止咳之功。

【制方特点】本方以二皮（桑白皮、地骨皮）为主药，"二皮之用，皆在降肺，气降则火自除也"（《成方便读》），量轻性缓，尤其适用于脏腑娇嫩之小儿。本方肺脾并调，甘寒清降肺热，甘平养胃益肺，清热而不伤阴，泻肺而不伤正，俾伏火得除，则肺复清肃，咳嗽自止。李时珍注曰："此泻肺诸方之准绳，泻白散泻肺经气分之火，黄芩一物汤、丹溪清金丸，泻肺经血分之火。"

【临床应用】使用要点：①本方主要适用于肺热咳嗽、肺经郁热咳嗽；②本方亦可用于痰热（肺热）咳嗽经久不愈，痰消而肺热未清者，症见咳嗽少痰、舌红苔薄。

【比较】泻白散与加味泻白散（《医宗金鉴》）都治脏气动所致之肺热咳嗽。但泻白散泻肺止咳力小、无祛痰作用，仅适用于肺热较轻、无痰者。

二 陈 汤
（《太平惠民和剂局方》）

【组成】半夏（汤洗七次）、橘红各12.5g，白茯苓7.5g，炙甘草2.5g。

【用法】上药为末，每服四钱，用水一盏，生姜七片，乌梅一个，同煎至六分，去滓热服，不拘时候。现代用法：加生姜3片、乌梅1个，水煎服。3岁小儿日1剂，分3次服。

【功效】燥湿化痰，理气和中。

【主治】湿痰证，症见咳嗽痰多、色白而稀、易嗽出、胸膈痞闷、肢体困倦、不欲饮食，舌苔白腻，脉滑。

【制方原理】湿痰证根源于脾，表现在肺，即所谓"脾为生痰之源，肺为贮痰之器"。小儿脾胃薄弱，为乳食、生冷所伤，水谷不能化为精微而酿成痰湿，上贮于肺，壅塞气道，肺气失于宣降，故咳嗽痰壅、色白而稀，或痰声辘辘；痰湿内停、气失宣化、脾失健运，则有胸闷、食欲不振、神倦、苔腻。《幼幼集成》亦云："因痰而嗽者，痰为重，主治在脾；因咳而动痰者，咳为重，主治在肺。"根据湿痰证生成之病机，治宜燥湿运脾、化痰理气。

张秉成在《成方便读·除痰之剂》中云："湿痰者，由于湿困脾阳，水饮积而成痰，其嗽则痰多而易出，治之又当燥湿崇土，如此方是也。半夏辛温，体滑性燥，行水利痰，为治湿痰之本药，故以为君。痰因气滞，故以陈皮理气而行滞；痰因湿生，用茯苓渗湿而导下，二物为臣。湿痰之生，由于脾不和，故以甘草和中补土为佐也。"吴昆在《医方考·卷之一》中亦云："然痰之生，本于湿，半夏所以燥湿也，茯苓所以渗湿也，湿去则痰无由以生；痰之为患，本于脾虚气滞，甘草所以补脾也，陈皮所以利气也，补脾利气，则土又足以制湿，而痰且无壅滞矣，此二陈之旨也。"方中用半夏为君，取其辛苦温燥之性，既可燥湿化痰，又可降逆和胃而止呕，使胃气和降则生痰无源。由于痰随气升、气壅则痰聚、气顺则痰消，故臣以橘红，既能燥湿化痰，又能理气，既杜其源又有畅流之用，此即"治痰先治气，气顺痰自消"之理。痰浊"停积既久，如沟渠壅遏，瘀浊臭秽，无所不有，若不疏通，而欲澄治已壅之水而使之清，决无是理"（《医碥·卷二杂症·痰》），以及"痰之本水也""痰之动湿也"（《明医杂著·化痰丸论》），"魏念庭云……加茯苓者亦引饮下行之用耳"（《金匮方歌括》），故佐以茯苓、甘草调脾运湿，以杜生痰之源，其一给痰以出路、导痰从小便而出，其二分利渗湿、理脾助运，以杜生痰之源，其三除湿助运、宣展气机，亦是固本之法。煎加生姜，以其降逆化饮，既能制半夏之毒，又能助半夏、橘红行气化痰，复用少许乌梅于其中，一以收敛肺气，二以制方中燥性、防燥伤肺气。

【制方特点】本方标本兼治，以燥湿化痰之法为主，辅以健脾、利湿、理气之法，其一为标本同治，燥湿理气治已生之痰，健脾分利治生痰之本；其二为有散有收，既可使之散不伤正，又能调和肺主气司呼吸之职。陈修园在《时方歌括》中云："此方为痰饮之通剂也。痰之本，水也，茯苓制水，以治其本；痰之动，湿也，茯苓渗湿，以镇其动。"

【临床应用】使用要点：本方为治痰之基础方。但主要用于治疗痰湿咳嗽，症见咳嗽痰壅、色白稀浊，因痰而嗽，伴胸脘痞闷、纳呆、精神困倦，舌淡苔白厚而腻。

临证加减：若湿痰重者，加薏苡仁、苍术；若郁而化热而苔微黄、咯痰不利者，加瓜蒌、胆南星；若兼肺寒者，可加干姜、桂枝、细辛；若夹食而见苔腻、脘腹胀满者，可加枳实、神曲、莱菔子。

曲麦二陈汤
（《医宗金鉴》）

【组成】陈皮、半夏、山楂、神曲、麦芽各7.5g，茯苓、瓜蒌仁各5g，枳实、黄连、甘草各2.5g。

【用法】水煎服（3岁小儿1日剂量）。

【功效】消食化积，祛痰止咳。

【主治】食滞化火咳嗽，症见咳嗽痰多、五更咳甚、大便秘结或完谷不化，舌苔白厚。

【制方原理】残食壅滞，食郁化火，上蒸于肺。咳嗽标也，其本在肠胃，残食消则标自息。食滞化火，炼液灼津为痰，逆乘于气道，发为痰热咳嗽，而见咳嗽痰多、稠黏难咯或喉中痰鸣、不易咯出；残食陈滞于胃肠，故见不思乳食、口出臭气、夜卧不安、手足心热、大便秘结或完谷不化；里热壅盛，则可见心烦口渴、溲黄。治当以消食导滞、下气祛痰镇咳为法。

方中用陈皮燥湿理气、运脾理脾，半夏燥湿化痰降气，两味为君；臣以山楂、神曲、麦芽消食导滞、下气缓消；佐以茯苓健脾利湿、分利降气而化痰止咳，枳实、瓜蒌下气化痰，黄连清热燥湿、散胃中郁结之火；甘草调和脾胃为使。诸药合用共奏消食导滞、下气祛痰镇咳。

【制方特点】本方系在二陈汤的基础上，加山楂、神曲、麦芽、瓜蒌仁、枳实、黄连而成，系标本兼顾之方；本方化痰以温化、燥化为主，辅以淡渗、下气、消导、清热之法；消食以消导为主，辅以理气、燥湿、淡渗、下气诸法以减轻肠胃脾负担，直接或间接达到理脾消食之目的。

【临床应用】使用要点：本方主要适用于食滞咳嗽，症见咳嗽痰多、五更咳甚，伴不思乳食、口出臭气、夜卧不安、手足心热、大便稀溏或完谷不化，唇舌正红、苔白厚，脉沉滑。山东中医药大学儿科毕可恩教授在本方的基础上加减而研制出小儿消积止咳口服液。

临证加减：若大便稀溏或完谷不化者，加苍术、泽泻、厚朴；若大便干结者，加龙胆草、莱菔子；若低热者，加青蒿、胡黄连。

清气化痰丸
（《医方考》）

【组成】胆南星、半夏各5g，橘红、杏仁、瓜蒌仁、黄芩、茯苓各7.5g，枳实2.5g，生姜2片。

【用法】水煎服，3岁小儿1日剂量，分2次服用。

【功效】清肺涤痰，祛痰止咳。

【主治】痰热咳嗽、痰热壅盛之证。

【制方原理】邪热犯肺，肺气郁闭，灼津为痰，痰热互结，阻碍气机所致。治当清热化痰、理气止咳。

方中以胆南星为君，取其味苦性寒，能清热化痰；臣以黄芩苦寒、善清肺热，瓜蒌仁甘寒、清肺涤痰，助君药清热化痰之力；治痰先治气，气顺痰自消，故佐以枳实下气逐痰、橘红理气消痰，"脾为生痰之源，肺为贮痰之器"，故又佐以茯苓健脾利湿、以杜生痰之源，杏仁宣肺下气，半夏燥湿化痰。诸药合用共奏清热化痰、理气止咳之效。《医方考·痰门第十五》吴崑云："此痰火通用之方也""气之不清，痰之故也，能治其痰，则气清矣。是方也。"

【制方特点】《医方集解·除痰之剂》清气化痰丸方后有："热痰者，痰因火盛也。痰即有形之火，火即无形之痰，痰随火而升降，火引痰而横行，变生诸证，不可纪极，火借气于五脏，痰借液于五味，气有余则为火，液有余则为痰，故治痰者必降其火，治火者必顺其气也。"

【临床应用】使用要点：主要适用于风热郁肺邪减、肺郁渐开、痰热壅盛之证，症见咳嗽痰稠、咯之不爽，呕恶，舌红苔黄腻，脉滑数。

3. 肺气虚弱证方　肺气虚弱证是指肺气不足而致肺机能减弱，其主气、卫外功能失职所表现的虚弱证候。其辨证要点：①有素虚，或久咳久喘耗伤肺气，或他病伤肺，或因脾虚肺失充养导致肺气虚弱所致。②具有一般气虚的症状，如少气懒言、神疲乏力、面色淡白、舌淡、脉虚。③有定位在肺的依据，如由于肺气虚其呼吸机能减退，而出现咳嗽无力、气短、动则益甚，嗽痰清稀色白；若肺气虚不能宣发卫气，卫外不固，腠理不密，故见自汗、畏风易感冒。

肺阴亏虚证是指由于肺阴不足，失于润降所表现的证候。其辨证要点：①本证具有久咳伤阴，或痨虫袭肺，或温热病后期肺阴耗伤所致。②具有一般阴虚或阴虚内热的表现，如形体消瘦、咽干口燥、午后潮热、五心烦热、颧红盗汗，舌红少苔或无苔，脉细数。③有定位在肺的依据，如肺阴不足、肺失润降，故见干咳无痰或痰少而黏、难以咯出，声音嘶哑；虚火灼伤肺络则痰中带血。常用的肺气虚弱证方如下。

六君子汤
(《世医得效方》)

【组成】人参、茯苓、甘草、陈皮各5g，半夏、白术各7.5g。

【用法】上药切细，作一服，加大枣两个，生姜三片，新汲水煎服。现代用法：水煎服（3岁小儿1日剂量）。

【功效】益气健脾，燥湿化痰。

【主治】脾胃气虚兼痰湿、痞满痰多。

【制方原理】或素虚，或久病耗伤，肺气虚，其呼吸机能减退、肃降失健，故见咳嗽无力，气短、动则益甚；气虚不能布散津液、水湿滞留、蕴而生痰，故见嗽痰清稀色白；肺气虚，故见少气懒言、乏力、面白、舌淡。或素虚，或久病，或他脏累及，气虚痰蕴，发为咳嗽。治当益气化痰。

本方是在四君子汤的基础上加半夏、陈皮而成。方中用人参、白术、茯苓、甘草以补益脾肺之气、渗湿，气足则痰化、咳止；又加半夏燥湿化痰、下气，陈皮理气化痰燥湿。诸药合用，共奏健脾益肺、燥湿化痰之功。

【制方特点】本方多数药物味甘入脾，益气之中有燥湿之功，补虚之中有运脾之力，颇合脾欲甘、喜燥恶湿、喜通恶滞的生理特性，本方体现了治疗脾胃气虚兼痰湿证的基本大法。张秉成在《成方便读·补养之剂》云："若湿盛痰多者，再加半夏二钱，以行其痰，名六君子汤。"

【临床应用】使用要点：主治肺虚久咳，症见咳嗽无力、痰白清稀，伴面白、气短懒言，或纳呆便溏，舌质淡嫩，脉虚、指纹淡红。若咳甚者，加杏仁、川贝、枇杷叶；

若兼阳虚而手足不温者，加桂枝；若兼寒饮而痰稀泡沫者，加干姜。若兼肺卫不固而见多汗者，加黄芪、防风；若咳甚者，加杏仁、川贝、枇杷叶；若兼阳虚而见手足不温、畏寒者，加桂枝；若兼寒饮而痰稀泡沫者，加干姜。

益肺化痰冲剂
（儿科哮病基础与实验研究课题组）

【组成】党参 4 份，黄芪、白芍各 6 份，制半夏、桑白皮、川贝母、薄荷、赤芍各 3 份。

【用法】上药制成颗粒剂，每袋 5g。3 岁以内小儿每次 1/3～1 袋，3 岁以上小儿每次 2 袋，每日 2～3 次，温开水送服。

【功效】益气理肺，抑肝化痰。

【主治】哮病平稳期，证属肺虚痰蕴者，症见鼻流涕稀白如水、虚胖或大便稀水、喉中痰鸣或鼾鸣、睡卧不宁等。

【制方原理】哮病患儿的体质是脏气不平、肺虚肝旺，其致成途径：一为先天禀赋，一为后天生长发育、病证伤、不当治药伤，一为肾脾心诸脏状态。患儿进入平稳期，常表现为鼻流清涕、虚胖、便稀、喉中痰鸣、睡中鼾鸣等肺虚及脾胃虚弱，以及易怒、面青、脉弦等肝旺表现。正如《幼科发挥·卷之四·肺脏兼证》云："兼见肝证""如久咳嗽变风疾不治。如钱氏所谓三泻肝而肝病不退。三补肺而肺证尤虚。是也。"可见其肝旺、肺虚非一般平常之证，已明示其与遗传、体质有关，临证时宜当倍加关照、调治肺虚肝旺状态、调治痰蕴状态。

方中用黄芪、党参健脾益气、补土生金，且杜其生痰之源而为君；臣以白芍养肝柔肝，薄荷疏肝以缓肝旺；佐以制半夏温化痰湿，桑白皮泄肺热化痰，川贝母润肺化痰；赤芍通络散结化痰。诸药合用共奏健脾益肺、抑肝化痰之功。

【制方特点】根据肺虚、肝旺程度轻重、比例，当以肺虚为主，七分益肺、三分抑肝。本方益肺通过健脾、扶土、益气来实现；抑肝常采用扶土、柔肝、疏肝等方法；另佐用涤痰、通络之法以疏通气道之壅塞、瘀滞，解除肺之脉络瘀滞。

【临床应用】使用要点：适用于肺虚痰阻兼肝旺者，哮病发后，症见面白、气短懒言、倦怠乏力，舌淡苔白，脉无力，或兼咳嗽痰多等痰蕴证。

沙参麦冬汤
（《温病条辨》）

【组成】沙参、麦冬各 10g，玉竹 7.5g，桑叶、白扁豆、天花粉各 5g，生甘草 2.5g。

【用法】水五杯，煮取二杯，日再服。现代用法：水煎服（3 岁小儿 1 日剂量）。

【功效】清养肺胃，生津润燥。

【主治】肺胃阴伤，或燥伤肺胃阴分，或热或咳者。

【制方原理】或温热（邪热、痰热、积热、食火）久羁，或治药伤，津液被劫，阴虚生燥，肺失润降。阴虚肺燥、肺失润降、气逆于上，故见干咳无痰或痰少而黏、难以咯出，声音嘶哑；虚火灼伤肺络则见痰中带血；阴虚内热、虚热内扰，故见咽干口燥、烦热、颧赤，舌红少苔或无苔。治宜滋阴润燥、宣泄肺中燥热、肃降肺气为法。

张秉成在《成方便读·润燥之剂》云："夫肺与胃之气，皆以下行为顺，上行为逆，若肺胃阴伤，虚火内动，则气上逆矣。气上逆则痰涎随之，于是咽喉不利所由来也。"方中用沙参、麦冬润肺止咳、养胃生津而为君；臣以玉竹、天花粉养阴润燥、生津；佐以扁豆、甘草益气和中，桑叶轻宣肺燥。诸药合用，共奏滋阴润肺止咳之功。

【制方特点】本方沙参、麦冬用量较桑杏汤、清燥救肺汤两方为大，吴鞠通在《温病条辨·上焦篇·秋燥》中云："燥伤肺胃阴分，或热或咳者，沙参麦冬汤主之。"本方所治之证较桑杏汤证又深一层，较清燥救肺汤证燥热为轻，吴氏称本方为"甘寒救其津液"之法，功专滋养肺胃、生津润燥。

【临床应用】使用要点：本方是一首常用的养阴清肺方剂。①主治阴虚燥咳，症见干咳无痰，或痰少而黏、不易咯出，伴唇口干燥、咽干，或喉痒声嘶，舌红少苔欠润。②亦可用于麻疹、丹痧、顿咳之恢复期。

临证加减：若余热未清者，加芦根、金银花；若阴虚热盛者，加玄参、生地黄；若咳甚痰中带血者，加白茅根；潮热、盗汗、颧红者，加炙鳖甲、青蒿。

醒脾养肺散
（黑龙江中医药大学附属医院协定处方）

【组成】人参、茯苓、炙甘草、干姜、橘红、胆南星、紫菀、款冬花、瓜蒌仁、沙参、鳖甲、青蒿、酒军、神曲、鸡内金。

【用法】上药制成散剂，每瓶5g。周岁以内小儿每次0.25~0.5g，1~3岁每次0.5~1.5g，4岁以上每次2~3g，每日2~3次，温开水送服。

【功效】扶正润肺，止咳化痰。

【主治】肺炎喘嗽后期，症见喉中痰鸣、睡卧露睛、面色萎黄、鼻干唇红、低热盗汗、纳少腹胀、大便秘结或黏稠便，舌红少苔。

【制方原理】肺炎喘嗽、外感咳嗽后期，邪大减或退，正虚未复，肺脾气虚，痰湿不去，则有较长时间的咳嗽、喉中痰鸣；脾虚则可夹滞，而有手足心热、大便稠黏；或阴伤未复，或余热未清而有烦躁。治当以健脾养肺、化痰消导为法。

方中用人参、茯苓、甘草益气补脾益肺；橘红、胆南星、款冬花、紫菀及甘草温化痰湿；瓜蒌、沙参、款冬花以清化痰热而兼润肺；鳖甲、青蒿清余热；麦冬、鳖甲滋阴；干姜、神曲、鸡内金、酒军及瓜蒌以温中消食导滞通便。

【制方特点】本方用药稍杂，但以益肺、润肺之法为主，辅以化痰、消导之法，为治疗肺系病证正虚邪恋之通用方。

【临床应用】使用要点：①主要适用于肺炎喘嗽正虚邪恋证，肺脾两虚、痰湿滞留、兼有食滞者。②亦可用于咳嗽之正虚邪恋而痰湿较著者。

【讨论】①本方君臣佐使不明。②所治乃为正虚邪恋之通用方，无明显主治。③胆南星小儿不宜久服。

第三节 肠胃脾证方

1. 食滞胃肠证方　食滞胃肠证系有饮食不节、喂养不当导致残食陈滞、气滞不行，甚或伤及脾胃所致。其辨证要点：①有食滞胃肠的表现，如胃之受纳、腐熟失职，故见脘腹胀满疼痛、食欲不振；胃失和降而上逆则嗳腐吞酸或呕吐酸馊食物；胃肠气机阻滞则泻下不爽、泻下物酸腐臭秽，腹痛欲泻、泻后痛减。舌苔白厚多腻甚或白腐、脉滑为食滞之证。②食滞化热者，可有手足心热、入夜身（腹）热、口唇暗红、舌红。③脾虚夹滞者，可兼有脾胃虚弱表现，如有一定程度之面黄、精神不振、困倦乏力、食则饱胀脘闷或饭后食困。常用的食滞胃肠证方如下。

消 乳 丸
（《证治准绳》）

【组成】醋香附 10g，炙甘草、陈皮各 2.5g，砂仁、神曲、麦芽各 5g。

【用法】上药为末，制成散剂，每丸 1g。每丸 0.5g，每日 3 次，温开水送服。

【功效】理脾和胃，磨消乳食。

【主治】小儿吐乳、腹胀嗳气、睡眠不安、便秘或泻下稀烂乳片，舌苔厚腻。

【制方原理】乳食营养是生命活动必须依赖的物质基础。但如果违背了乳食的正常规律，如频乳暴食、节律失常、数量失当等，就会使这一必须依赖的物质基础变成不利条件，变成致病因素。乳食之节度有明显的差异性，它取决于每个小儿脾胃之强弱，如《备急千金要方》："视儿饥饱节度，知一日中几乳而足，以为常。"乳食壅滞，停积中焦，阻碍气机，生湿化热所致。乳食不节，难以腐熟、运化，清浊不分合污而泻。乳食不化，故排便次数稍有增加，便下乳食残渣、腥臭。治宜磨消乳食、调理胃肠为基本大法。

方中用香附理气、通利三焦、解诸郁为君；臣以砂仁、陈皮和胃健脾、行气利湿；佐以神曲消积，麦芽清热燥湿；炙甘草和中。诸药合用，共奏化乳消食、和胃导滞。

【制方特点】小儿之食有乳、谷之不同，乳者饮之类、无形之气，谷有糟粕、有形之气也。乳形变而多水，谷有糟粕而形著，故乳滞多兼湿患，食滞多有形结。本方消乳以消导法为主，辅以理气、和胃、理脾诸法。

【临床应用】使用要点：用于伤乳吐、伤乳泻、乳食壅滞证腹痛、食滞伤乳证，症见吐酸臭乳块、不思乳食、口气臭秽、腹胀、便秘或泻下稀烂乳片，舌苔厚腻。

保 和 丸
（《丹溪心法》）

【组成】山楂 15g，神曲 5g，半夏、茯苓各 7.5g，连翘、陈皮、莱菔子各 2.5g。

【用法】上药为末，炊饼丸如梧桐子大，每服七八十丸，食远白汤下。现代用法：糊丸或水丸。每服 2.5g，每日 2~3 次。或水煎服。

【功效】消食和胃。

【主治】食积证，症见大便次数稍有增加，粪质稀烂夹有乳片或消化不彻底的食物残渣，大便酸臭或臭如败卵，便前腹痛、哭闹，便后痛减。伴脘腹胀满、口臭食欲不振，或嗳腐呕吐、夜卧不安，舌苔厚腻或微黄。

【制方原理】饮食不节，超过脾胃的运化腐熟功能，导致乳食陈滞中焦。食滞客胃，胃之通降受其阻塞、伤损，故胃气上逆、反降为升见呕吐；肠胃为乳食客阻，气机壅滞，凝滞不通而见腹痛；不正常饮食客犯肠胃，使其泌别、传导、腐熟功能失健，故见泄泻。乳食不节，难以腐熟、运化，清浊不分合污而泻。乳食不化，故排便次数稍有增加，便下乳食残渣、腥臭；因乳食为有形之物，阻塞肠道，故有腹胀、腹痛、食欲不振，泻后食滞见减、气机一时得畅故泻后腹痛暂缓；食腐于内，则见舌苔白厚腐浊。因过食油腻者，其泻润滑；水谷者，其泻下多泡、腹胀、矢气；食物粗劣生硬，则便频、食少；食物贫瘠者，则便频、量少、色绿。

方中用山楂消一切饮食积滞，尤善消肉食油腻之积而为君；神曲消食健脾、善化酒食陈腐之积，莱菔子下食消积、长于消谷面之积，并为臣药；半夏、陈皮行气化滞、和胃降逆，食滞易酿湿化热，又以茯苓渗湿健脾、调整泌别功能，连翘取其散结以消食滞、清热以除食滞所生之热。

【制方特点】本方山楂、神曲、莱菔子三药并用，其消食积之功更全面，能治一切饮食积滞。本方药力缓和，药性平稳，用于食滞较轻者。方中君臣相配，消导之效专；又以二陈汤去甘草加连翘，以消因食滞而产生的湿浊气滞及所化之微热。其配伍特点正如汪昂在《医方集解·消导之剂》保和丸方后云："伤食必兼乎湿，茯苓补脾而渗湿；积久必郁为热，连翘散结而清热；半夏能温能燥，和胃而健脾；陈皮能降能升，调中而理气；此内伤而气未病者，但当消导，不须补益"之论。吴崑在《医方考·伤食门》中有"伤于饮食，故令恶食，诸方以厉药攻之，是伤而复伤也。是方药味平良，补剂之例也，故曰保和"之评价。

【临床应用】使用要点：①本方为治疗食滞之通用方，主治一切食滞。可用于伤食吐、伤食泻、乳食壅滞腹痛、乳食壅滞证食滞。②亦可与诸多方药配伍以治食滞咳嗽、感冒夹滞、痰食惊风等。

消胀保和散
（黑龙江中医药大学附属医院协定处方）

【组成】山楂、神曲、麦芽、清半夏、茯苓、连翘、陈皮、莱菔子、谷芽、枳壳、砂仁、鸡内金、焦槟榔。

【用法】散剂，每袋1g。1岁以内小儿每次0.25～0.5g，2～3岁每次1～1.5g，每日2～3次，温开水送服。

【功效】健脾和胃，消食导滞。

【主治】腹胀嗳气、吐食酸臭、大便失调，舌苔白腻。

【制方原理】乳食失节，使脾胃肠负荷过重，则不能彻底腐熟、磨消、运化、传导，而致残食陈滞胃肠所致。残食为有形之邪，陈滞于胃肠，气机郁滞，故见脘腹胀满闷痛；残食陈滞，故见有不同程度的食欲不振；气机郁滞，升降失调，则发呕吐、大便不畅或泄泻；残食未能腐熟彻底，陈滞腐败，则发为嗳腐、大便酸臭、口气酸腐臭秽、苔白厚而腻；残食不能腐熟消化，故其便下粗糙、松散。宗"有积不可安养"，故乳食壅滞当攻下，"盖浊阴不降，则清阳不升，客垢不除，则真元不复"（《医方集解·消导之剂第十六》），"伤于饮食，脾不运化，滞于肠胃，故有泄痢食疟等证。伤而未甚，不欲攻以厉剂，惟以和平之品，消而化之"（《成方切用·消导门》）。治宜和胃消食、宽中导滞之法。

针对失节之乳食种类选用消食法、药物，临证可随因、随证灵活选用，故方中用山楂、神曲、麦芽、谷芽、鸡内金、莱菔子为主，消一切饮食积滞。张景岳强调："去食莫先于理气"，徐忠可在《金匮要略论注》中有："凡积必由气结，气利则积消"之论，故辅以枳壳、焦槟榔、陈皮、清半夏与莱菔子相伍，在于行气以助消食、下气导滞以通肠腑、使残食顺应腑气下行之势，有因势利导之意。食滞可酿生湿热、亦可酿生痰浊，又以茯苓渗湿健脾、调整泌别功能，连翘取其散结以消食滞、清热以除食滞所生之热。佐以砂仁理脾助运以恢复脾胃的正常生理功能，达到消食、导滞、防复发之目的。

【制方特点】①本方系在《丹溪心法》之保和丸的基础上，加理气导滞之焦槟榔、枳壳及消食助运之鸡内金、砂仁、谷芽。其消食导滞、理气助运之力宏大。②本方应用下气法，除有"因势利导"、顺应腑气下行之用，而且能达到调理胃肠功能、下气消食等作用。③本方通过消食、导滞、化滞、下气、理气、理脾、利法等具体的治疗方法与措施，以达到和胃、助运、减轻肠胃负担、除胀、理脾、助运等治疗目的与作用。

【临床应用】使用要点：主治食滞、伤食引起的呕吐、泄泻、腹痛。

消食安中丸
（黑龙江中医药大学附属医院协定处方）

【组成】木香、莱菔子、陈皮、白术、枳实、山楂、炒麦芽、炒六神曲、连翘、胡黄连、砂仁。

【用法】丸剂，5g/丸。每次 1/2 丸，每日 3 次，温开水送服。

【功效】消食导滞，理脾助运。

【主治】过食肥甘、胃肠积滞，症见头昏腹热、大便酸臭、恶心嗳气、烦躁不安、口干而渴、手足心热。

【制方原理】残食陈滞，气机阻滞，生湿化热则致诸证。"夫食者，有形之物，伤之则宜损其谷，其次莫若消之，消之不去则攻之"（《医方集解·消导之剂第十六》），临证主用消导法消食、理气法以导滞去因。

本方系《丹溪心法》大安丸加减而成，又系保和丸去清半夏、茯苓，加白术、木香、砂仁、枳实、胡黄连、炒麦芽。方中用山楂、神曲、麦芽、莱菔子消食而为君，但其各有所长，山楂消肉积、神曲消酒腐之积、麦芽消面积、莱菔子消食下气；残食滞泣、壅滞胃肠，可致气机郁滞、气机郁滞又可进一步加重食滞，故行气法势在必行，不导滞行气，不足以去其滞泣、不足以伸其脾气，陈复正在《幼幼集成·卷三·食积证治》中云："夫饮食之积必用消导，消者散其积也，导者行其气也。"故用木香功善调畅脾胃之滞气，如《药品化义》："木香，香能通气，和合五脏，为调诸气要药。"陈皮、砂仁芳香醒脾、行气降逆，即"积之所停，气必为滞，故以香、砂理之"（《成方便读·消导之剂》香砂枳术丸方后），枳实苦寒主降行气消滞，四味为臣；佐以苦寒之胡黄连、连翘清热散结，既为食滞气滞化湿生热之用，又能监制气药温燥之性，佐以白术健脾除湿、助运，又防消导之品克伐胃气。诸药合用，食消气畅，脾运有权，则诸证自愈。

【制方特点】"所谓养正而积自除"（《幼幼集成·卷三·食积证治》），如食滞日久、气机壅滞可伤及脾胃，故本方在以消导、理气、下气诸法为主的同时，酌情应用补益脾胃、调理脾胃诸法，其目的在于通过益气健脾、运脾和胃的措施，以恢复脾胃的正常运化功能，有利于消食、导滞。本方较《丹溪心法》大安丸、保和丸作用更广、适应范围更宽。

【临床应用】使用要点：本方主要用于胃肠食滞气滞，或兼有轻微脾弱之证。

临证加减：舌红苔黄者，酌加黄连、竹茹；如大便臭秽或干结者，酌加大黄以通腑降逆。

2. 小肠实热证方　小肠实热证是指心热移于小肠所表现的证候。其辨证要点：①本证因胎禀心热，或心经蕴热，或病后心热未除，心热内蕴，心热移于小肠的病因病机。②有心火炽盛的症状，如心烦、口舌生疮、舌尖红赤、苔黄等。③有心热移于小肠的症状：如小便赤涩，尿道灼热、尿血。常用的小肠实热证方如下。

导 赤 散
（《小儿药证直诀》）

【组成】生地黄、木通、甘草梢各7.5g。

【用法】上药为末，每服三钱，水一盏，入竹叶同煎至五分，食后温服。现代用法：水煎服（3岁小儿1日剂量）。

【功效】清心导赤，利水通淋。

【主治】心经热盛证，症见心胸烦热、口渴面赤、喜冷饮、口舌生疮；或心热下移于小肠，见小溲赤涩刺痛。

【制方原理】或胎禀心热，或心经蕴热，或病后心热未除，心热内蕴，故见心烦、舌尖红赤、苔黄等；舌为心之苗，心火上炎，熏蒸于口舌，则口糜舌疮；心与小肠相表里，心火、心热移于小肠，水道不利，故见小便赤涩热痛。本方所治之证病机为心经积热或心热移于小肠，故治宜清心、利水，导热下行。

方中用生地黄甘凉而润，入心肾经，既泻心火又养心阴而为君；臣以木通味苦性寒，入心、小肠经，能清心泻火、利水通淋；佐以竹叶甘淡，能清心除烦、引热下行；甘草用梢者，取其直达茎中而止淋痛，并能调和诸药为使。汪昂在《医方集解·泻火之剂》云："此手少阴、太阳药也。生地凉血，竹叶清心气，木通降心火，入小肠，草梢达茎中而止痛，以共导丙丁之火，由小水而出也。"

【制方特点】本方不用直折其热之清法，而以既凉营清心、又养阴之生地黄为君药，其清心经积热的方法除选用凉营之法外，尚辅以分利法，给积热以出路，导心热从小便外出，以达到清心经积热、导心火下行之治疗目的。吴谦等在《医宗金鉴·删补名医方论》中云："心与小肠为表里也，然所见口糜舌疮，小便黄赤，茎中作痛，热淋不利等证，皆心热移于小肠之证，故不用黄连直泻其心，而用生地滋肾凉心，木通通利小肠，佐以甘草梢，取易泻最下之热，茎中之痛可除，心经之热可导也。"

【临床应用】使用要点：①主要适用于心经蕴热证，症见心烦、夜寐不安、口渴面赤以及口舌生疮。②亦适用于心热移于小肠证，症见小便赤涩刺痛。

泻心导赤散
（《医宗金鉴》）

【组成】木通、生地黄、黄连、灯心草、甘草。

【用法】上药共为细末，制成散剂，每袋1g。每服1~3g，每日3次，温开水送服。

【功效】清热泻心。

【主治】小便频数、溲赤茎痛、口腔糜烂等症。

【制方原理】或胎禀心热，或心经蕴热，或病后心热未除，则成心热内盛、内蕴化火，心火上炎，熏蒸于口舌，则口糜舌疮；心与小肠相表里，心火、心热移于小肠，水道不利，故见小便赤涩热痛。心火内盛伤及津液，则心烦不安、口干欲饮、小便短赤。治宜清心泻火、导热下行。

方中用黄连清泄心火、解毒燥湿而为君；臣以生地黄凉营清心、滋阴护稚；佐以灯心草泻心火而不伤阴，木通导湿下行。诸药合用清泻心热、燥湿解毒。

【制方特点】黑龙江中医药大学附属医院协定处方泻心导赤散系本方去灯心草，加淡竹叶而成。其清心经积热的方法除选用直清心火之清法外，辅以凉营、分利法以清心，并导心热从小便外出，达到清心经积热、导心火下行之治疗目的。

【临床应用】使用要点：主要适用于心经积热、心火上炎之证，症见舌上溃疡稠密、疼痛，心烦不安，面赤，口干欲饮，小便短赤，舌红尖赤、苔薄黄，脉细数、指纹紫滞。

临证加减：若大便不实者，佐用生石膏；大便干结者，加用生大黄，此即《医宗金鉴·删补名医方论》中云："若心经实热，须加黄连、竹叶，甚者更加大黄，亦釜底抽薪之法也"之意。

3. 脾胃积热证方 脾胃积热证是指脾胃实热所表现的证候。其辨证要点：①系胎热，或余热不清，或衣养过厚，或食滞化热引起脾胃积热所致。②有一般里热证的表现，如心烦、口渴、溲黄，舌红苔薄黄。③有定位在脾胃的症状，如循经上炎，熏蒸口舌，故见口疮或鹅口、口臭；热积胃中，热阻及其驱邪外出，故见呕吐频作。

泻 黄 散
（《小儿药证直诀》）

【组成】藿香叶、甘草各2.5g，防风5g，栀子、石膏各7.5g。

【用法】上药同蜜酒微炒香,为细末,每服一至二钱,水一盏,煎至五分,温服清汁,无时。现代用法:水煎服(3岁小儿1日剂量),每日3次。

【功效】泻脾胃伏火。

【主治】脾胃伏火证,症见口疮口臭、烦渴易饥、口燥唇干,舌红脉数;以及脾热弄舌、吐舌等。

【制方原理】或因胎热,或因脾胃蕴热,或余热未清,脾热循经上熏口舌则发为口疮,见局部红肿、溃疡,周围红赤,疼痛拒食,口臭流涎;脾胃积热则面红口渴、小便短黄、大便干结。本方为脾胃伏火证而设,《王旭高医书六书》有:"盖脾胃伏火,宜徐而泻却,非比实火当急泻也。"脾胃有热当用寒凉之品清泻之,辅以疏散之法。

方中用栀子、石膏泻脾胃积热、导热下行,有清上彻下之功,合而为君;然脾胃伏火仅用清降恐难彻伏火积热,故重用味辛微温之防风,疏散脾中伏火,此亦"火郁发之"之意,为臣药。君臣相伍,清降与升散并用,使清泄脾胃伏火而不伤阳,升散脾中伏火而不助焰。佐以藿香叶辛散郁遏之热,芳香醒脾调中,一以振复脾胃之气机,一以助防风疏散脾中伏火;甘草甘缓和中为使。用蜜酒微炒香诸药,皆有缓中上行,使泻脾而不伤脾,更适于脾的特性。《医方集解·泻火之剂》方后有"此足太阴、阳明药也。栀子清心肺之火,使屈曲下行,从小便出;藿香理脾肺之气,去上焦壅热,辟恶调中;石膏大寒泻热,兼能解肌;甘草甘平和中,又能泻火;重用防风者,取其升浮能发脾中伏火,又能于土中泻木也"之论。

【制方特点】本方清降与升散并用,泻火而无凉遏之弊,泻脾而不伤脾。本方清泻脾胃积热除采用直清之清法外,尚辅以淡渗分利之利法、疏散郁热之汗法,其目的在于导脾胃之积热、郁热,或从小便外出,或从肌表外散,此配伍是间接清泻脾胃积热、郁热的有效方法与措施之一。

【临床应用】使用要点:①主要适用于脾胃伏火证,症见口疮口臭、烦渴易饥、口燥唇干,舌红脉数。②亦可用于口疮、鹅口疮证属脾胃积热者。

清 胃 散
(《脾胃论》)

【组成】生地黄、当归身、黄连、升麻各10g,牡丹皮15g。

【用法】上药为末,都作一服,水一盏半,煎至七分,去滓,放冷后服之。现代用法:水煎服,5岁小儿1日剂量,分2次服用。

【功效】清胃泻火。

【主治】胃火上攻证,症见牙龈肿痛溃烂,或唇舌颊腮肿痛、口气热臭、口干舌燥,舌红苔黄,脉数。

【制方原理】胃中积热,火热循经上攻,伤及血分,而见牙龈肿痛溃烂,或唇舌颊腮肿痛、口气热臭、口干舌燥,舌红苔黄等症。治宜清胃泻火、凉血和血。

方中用苦寒的黄连,直清胃中实火,为君药。升麻辛甘微寒,入胃与大肠经,清热解毒,升而能散,可宣达郁遏之火,为臣药。君臣相伍,苦降与升散并用,黄连得升麻则泻火而无凉遏之弊，升麻得黄连则散火而无升焰之虞。胃中积热势必耗损阴血，故用生地凉血滋阴，当归养血和血、牡丹皮入血、凉血清热，共为佐药。诸药合用，共奏清胃凉血之功。《医宗金鉴·删补名医方论四》方后集注罗谦甫曰："阳明胃多气多血，又两阳合明为热盛，是以邪入而为病常实""仍用升麻之辛凉，为本经捷使引诸药直达血所，则咽喉不清，齿龈肿痛等证，廓然俱清矣。"《医方集解·泻火之剂》方后有"升麻升阳明之清阳，清升热降，则肿消而痛止矣"之论。

【制方特点】本方以直清胃热之清法为主，辅以凉血凉营之法，其一因胃为多气多血之腑，胃热每致血分亦热，应用凉血之法以清血分积热；其二亦是临证清胃热的又一措施与方法之一。

【临床应用】使用要点：①本方常用于胃热循经上攻诸证。②亦适用于鹅口疮、口疮之心脾积热证。

临证加减：若兼大便秘结者，加大黄以泻热通腑、导火下行；若胃热较甚，口渴饮冷者，可重用石膏，加玄参、天花粉以清热生津；若感邪较著，口臭甚者，可加茵陈蒿、藿香、白豆蔻、白茅根以芳香化浊、淡渗利湿。

【比较】清胃散录自《脾胃论》，其组成为生地黄、当归身、牡丹皮、黄连、升麻。清胃散和泻黄散，都是治疗脾胃积热的常用方剂，都有清脾胃热之作用。但清胃散的清热之力大，并有凉血作用，适用于胃热较重、病及血分者。

清 脾 散
（黑龙江中医药大学附属医院协定处方）

【组成】薄荷、焦栀子、枳壳、黄芩、陈皮、藿香、生石膏、防风、赤芍、升麻、甘草。

【用法】上药研末，制成散剂，每袋 1g。每服 1~2g，每日 2~3 次温开水送服。

【功效】清脾祛风。

【主治】脾胃湿热，眼睑瘀滞而水肿、睑腺炎等。

【制方原理】或因胎热，或因脾胃蕴热，或余热未清，脾经湿热循经上炎。临证清泻脾胃积热、湿热法的方法有直折其热、导热下行、导热外出等具体措施。

通过运用苦寒直折的方法与措施，以清其积热、湿热，直接达到清泄脾胃积热、泻火止痛、清胃降火、清胃降逆、清胃行滞、清热和胃之目的与作用。故方中用黄芩、生石膏清泻脾胃积热、湿热，直折其邪热、湿热，合而为君。臣以焦栀子淡渗分利，导脾胃湿热、郁热从小便而出。然脾胃伏火仅用清降恐难彻伏火积热，故佐以味辛之防风、薄荷、升麻，通过辛散、发散之作用，以发散脾胃之郁热、湿热，寓"火郁发之"之理，正如费伯雄在《医方论》"有风药以散伏火"之论，与君、臣相伍清降与升散并用，使清泄脾胃湿热而不伤阳、升散脾中湿热而不助焰；佐以藿香叶辛散郁遏之热，芳香醒脾调中，助辛散药物疏散脾中伏火、湿热；佐以枳壳、陈皮理气调中，与藿香相伍以达理脾化湿之功；佐以赤芍凉血活血，以清胃热。

【制方特点】本方清泻脾胃积热、湿热除采用直清之清法外，尚辅以淡渗分利之利法、疏散郁热之汗法、调理脾胃之理气法等，其配伍目的在于导脾胃之积热、郁热，或从小便外出，或从肌表外散。

【临床应用】使用要点：主要适用于脾胃湿热、积热所致病证。

清热泻脾散
（《医家金鉴》）

【组成】栀子、生地黄、川黄连、黄芩、生石膏、赤茯苓各10g。

【用法】引用灯心草，水煎服（5岁小儿1日剂量）。

【功效】清热泻脾。

【主治】心脾积热、湿热所致之舌赤唇裂、口腔溃疡、鹅口疮、流涎、睡眠不安等。

【制方原理】"舌为心之苗""脾之外候""脾气通于口"，故心脾积热则舌赤唇裂，口腔溃烂，或鹅口、流涎。治宜以清心泻脾，导热下行为法。

方中用栀子苦寒，入胃、心、三焦经，能泻火除烦、清热利湿、凉血解毒，川黄连苦寒，入心、胃、大肠等经，能清热燥湿、泻火解毒，共为君药；臣以黄芩苦寒入胃、大肠等经，能清热燥湿、泻火解毒，生石膏辛大寒入胃经，能清热泻火，生地黄清热凉血、养阴生津；佐以赤茯苓、灯心草入心、脾等经，能清热利湿、导热下行。诸药合用共奏清心泻脾之功。

【制方特点】本方有直清、有分利，心脾积热必去，生地之用恐热伤阴津、又有维护小儿稚阴之用。黑龙江中医药大学附属医院协定处方清热泻脾散系本方去灯心草，加朱砂而成。

【临床应用】使用要点：①主要适用于脾胃热盛而兼湿滞之滞颐。②适用于心脾积热之口腔疾病。③亦适用于湿热病热郁脾胃证候。

临证加减：若兼食滞而手足心热者，加神曲、生山楂；若大便黏滞或秘结者，加莱菔子、大黄；舌尖红赤而兼心经蕴热者，加生地黄、玄参、竹叶卷心。

4. 脾运失健证方 脾运失健证是指乳食不节、喂养不当，致使脆弱之脾胃受到困郁，而致运迟的证候。其辨证要点：①有饮食不节而致运迟所致。②有运迟的症状，如不思乳食、食而无味等。③病久，饮食衰少，生化乏源，气血化生不足，可见面色少华、形体略瘦等。常用的脾运失健证方如下。

曲麦枳术丸
（《奇效良方》）

【组成】神曲、麦芽各7.5g，枳实2.5g，白术10g。

【用法】上药为末，荷叶烧饭为丸。每服2.5g，每日2~3次。

【功效】健脾助运。

【主治】厌食、积滞、疳证、呕吐、腹痛、泄泻、嗜食症等，以及血虚、水肿等所致脾失健运之证。

【制方原理】一为小儿饮食不知自节，或过于溺爱而投其所好，或以为肥甘可使发育迅速；一为进食过频，致使脆弱之脾胃困郁。治当理脾助运。运脾法具有补中寓消、消中有补、补不碍滞、消不伤正的特点。

方中重用白术健脾助运，枳实利气除胀、宽中下气，以复中焦运化之权而为君；臣以麦芽、神曲消食和中助运；佐以荷叶气香、升发脾胃清阳之气，烧饭焦苦、和中消食。含之，则有和胃助运之功。

【制方特点】本方除用健脾法助运外，辅以消导法、下气法的目的在于通过去其肠内壅滞，减轻肠胃脾负担以间接达到理脾、运脾之目的；应用理气法之目的旨在理顺脾胃升降的正常关系，加强和恢复脾胃固有的功能。

【临床应用】使用要点：本方功专调脾助运，乃运脾之基础方，多用于厌食之脾运失健证。

临证加减：若脾气未弱者，以苍术易白术；若有情志不舒、气滞不畅者加香附、柴胡。

不换金正气散
（《太平惠民和剂局方》）

【组成】苍术 15g，厚朴、陈皮各 10g，生甘草 5g，藿香、制半夏各 7.5g。

【用法】水煎服，5 岁小儿 1 日剂量，分 2 次服用。

【功效】运脾和胃。

【主治】厌食、积滞、疳证、呕吐、腹痛、泄泻等所致脾失健运之证。

【制方原理】多种原因致使脆弱之脾胃困郁，脾失健运。因脾主"运化水谷，输布精微，分化水湿，其精华之气，经脾气之升发，散精于五脏，敷布于六腑"这一系列的过程，无一不是脾的"动而不息"的作用，"脾具坤静之德而有乾健之运"，特别对于小儿本身包括脾胃又处在不断发育健全的"动"态之中，故应注意其"动"的特点，鼓舞脾胃之气，使之生化有济。治当理脾助运、调和脾胃、扶助运化、理顺脾胃升降的正常关系，加强和恢复其固有的运转机能，达到运脾助运、运脾渗湿之目的。运脾之法贵在标本兼治，除用直接运脾的方法外，尚有去因、补益虚弱、减轻负荷等具体措施。

故欲健脾者，旨在运脾；欲使脾健，则不在补而贵在运也，故方中用苍术为君，旨在燥湿运脾，合乎脾之喜燥恶湿之性。臣以陈皮、厚朴理气助运，藿香燥湿助运，如明代贾所学《药品化义》有："香能通气，能主散，能醒脾阴，能透心气，能和合五脏"之论，因香性燥烈，而又入脾胃，故能化湿浊而醒脾胃，香入脾胃，脾胃喜芳香，则能健胃悦脾，有助运化。佐以制半夏降逆和胃助运；甘草调和诸药为使。

【制方特点】本方以燥湿法为主，以达运脾之功，辅以理气、下气、利湿之法，以达间接运脾之目的。

【临床应用】使用要点：适用于厌食之脾失健运证。

5. 脾胃气虚证方　脾胃气虚证是指气虚脾失健运、胃失受纳腐熟所表现的证候。

其辨证要点：①有禀赋不足，娇嫩之脾胃受饮食、邪气、其他病证、积热、不当治药伤损，导致脾胃之气亏虚，运化失健，受纳、腐熟功能减弱的病因病机。②有气虚、机能减退的一般症状，如少气懒言、神疲乏力、舌淡、脉弱等。③有定位在脾胃的依据，如脾虚气弱、运化失健，则见纳呆、腹虚胀、便溏，水湿泛滥可见水肿或形体肥胖；如胃虚、和降失职则见胃脘隐痛、呕吐、食久方吐、时作嗳气；生血乏力、乏源，则见面色萎黄少华、消瘦；肠胃脾虚弱，则泌别、传导、运化、腐熟失司，水谷不分、精微不布、合污而下，故见大便稀溏。常用的脾胃气虚证方如下。

四君子汤
（《太平惠民和剂局方》）

【组成】人参去芦、甘草、白术、茯苓去皮各10g。

【用法】上为末，每服二钱，水一盏，煎至七分，通口服，不拘时服。现代用法：水煎服（3岁小儿1日剂量）。

【功效】益气健脾。

【主治】脾胃气虚证，症见面色萎黄、语声低微、气短乏力、食欲不振、便溏，舌淡苔白。

【制方原理】脾为后天之本，气血生化之动力。脾胃气虚、健运失职，则见食欲不振、大便稀溏；气虚、脏腑失于温养，故见面色萎黄、神疲乏力。针对本证脾胃气虚、运化无权、气血生化乏力之病机，治宜补益中焦脾胃之气，以恢复其运化受纳之职。

方中用人参性温味甘，能益气健脾养胃而为君；臣以白术苦温，健脾燥湿、益气助运；佐以茯苓甘淡，渗湿健脾；炙甘草甘温，益气和中，调和诸药为使。诸药合用共奏益气健脾。

【制方特点】本方诸药皆味甘入脾，益气之中有健脾之功，补虚之中有运脾之力，健脾之中有燥湿之用，颇合脾欲甘、喜燥恶湿、喜通恶滞的生理特性，《成方便读·补养之剂》云："人参大补肺、脾元气为君，白术补脾燥湿为臣，以脾喜温燥，土旺即可生金，故肺脾两虚者，尤当以补脾为急。脾为后天之源，四脏皆赖其荫庇，不独肺也。而又佐以茯苓，渗肺脾之湿浊下行，然后参、术之功益彰其效。此亦犹六味丸补泻兼行之意。然必施之以甘草，而能两协其平。引以姜、枣，大和营卫，各呈其妙，是以谓之君子也。"

【临床应用】使用要点：本方为补气健脾之代表方剂。以此加味而成的异功散、六君子汤、香砂六君子汤皆是临床常用方，广泛应用于脾胃气虚诸证。

加味异功散
（黑龙江中医药大学附属医院协定处方）

【组成】人参、炙甘草、白术、茯苓、陈皮、砂仁、木香。

【用法】散剂，每袋1g。每服1~3g，每日3次，温开水送服。

【功效】益气健脾，行气化滞。

【主治】脾胃气虚兼气滞之证，症见食欲不振、大便稀溏、胸脘痞闷不舒，或呕吐泄泻等。

【制方原理】脾胃位居中焦，为后天之本，气血生化之源，人体气机升降之枢纽。脾气的作用特点是"主升"，这具体体现在脾主运化、脾主升清的功能中；胃为阳土，其主要生理功能是主受纳、腐熟水谷，主通降，以降为和。小肠主泌别清浊。大肠主传导。脾胃二者经脉互相络属，互为表里，共同完成水谷的受纳、腐熟、运化、输布、泌别、传导。脾胃气虚往往兼有气滞、湿滞，故治宜健脾、理气、化湿。

本方为《小儿药证直诀》异功散加砂仁、木香而成，而《小儿药证直诀》异功散乃四君子汤加陈皮，本方亦即香砂六君子汤去清半夏而成。方中用四君子汤益气健脾；砂仁味辛、微苦，性温，归脾胃经，能化湿醒脾、行气和胃；木香味辛、苦，性温，归脾胃大肠肝经，能行气止痛、健脾和胃；陈皮味辛苦，性温，归脾肺经，能理气健脾、和胃止呕。由此可见本方是以健脾益气为主，佐以行气和胃。张秉成在《成方便读·补养之剂》云："脾虚则湿胜，故于四君子中加陈皮燥湿利气，以顺其性之所喜，而助其流动之功。"

【制方特点】本方以甘温内寓辛燥，借甘温以鼓舞中州之气、激发化生之力，用辛温苦燥以除脾湿、辛窜调畅中焦气机、理气消导以减轻脾胃肠负担利于脾运，直接或间接达到健脾之治疗目的与意义。本方用益气、健脾之法以复脾运，辅以分利、行气之法以去肠中壅滞、减轻脾胃肠负担，利于脾之强健。

【临床应用】使用要点：本方主要用于厌食、滞颐、呕吐、泄泻、食滞、血虚等证属脾胃气虚兼气滞者。

参苓白术散
（《太平惠民和剂局方》）

【组成】人参去芦、炒甘草、白茯苓、白术、山药各 10g，莲子肉、薏苡仁、缩砂仁、桔梗各 5g，白扁豆微炒 7.5g。

【用法】上为细末。每服二钱（3g），大枣煎汤调下。现代用法：水煎服。

【功效】益气健脾，渗湿止泻。

【主治】脾胃气虚或肺脾气虚夹湿之证，症见饮食不化、胸脘痞闷，或吐或泻，或咳嗽痰多色白、面色萎黄、神疲乏力、食欲不振、便溏，舌淡苔白腻等。

【制方原理】脾胃虚弱，纳运失司，一则津液不化而凝聚成湿，二则饮食不化而气血生化乏力，致成脾虚气弱、夹湿夹滞之证。本方所治之证病机系脾胃气虚、运化失司、湿浊内生，治宜补益脾胃、兼以渗湿。

本方是在四君子汤的基础上加山药、莲子、白扁豆、薏苡仁、砂仁、桔梗而成。方中用人参、白术、茯苓益气健脾渗湿而为君；臣以山药、莲子肉助人参以益气健脾、兼能涩肠，白扁豆、薏苡仁助白术、茯苓以健脾渗湿；佐以砂仁醒脾和胃、行气化滞，既可缓解脾虚湿阻气滞引起的胸脘痞闷，又可防止滋腻壅塞之品碍运以收补而不滞，桔梗宣利肺气、以通调水道，又能载补益之品上行、以益肺气；甘草健脾和中、调和诸药为使。

【制方特点】本方补脾与利湿并行，脾健湿去则泄泻自止；补气佐以行气，则补而不滞，且气行则湿化。《医方集解·补养之剂》方后有"此足太阴、阳明药也。治脾胃者，补其虚、除其湿、行其滞、调其气而已"之论。本方为"培土生金"的典范。

【临床应用】使用要点：本方主要用于鹅口疮、滞颐、泄泻、厌食、水肿等证属脾虚湿滞者。

临证加减：若纳呆者，加山楂、麦芽、鸡内金；若舌质红，胃有蕴热者，加黄连。

加味启脾丸
（黑龙江中医药大学附属医院儿科科研处方）

【组成】红参、白术、茯苓、陈皮、木香、白扁豆、神曲、山楂、麦芽、炙甘草、莲子、鸡内金。

【用法】上药制成散剂，用蜜做成丸剂，每丸重5g。每次1/4～1丸，每日3次，温开水调服。

【功效】健脾止泻。

【主治】脾胃虚弱，症见面黄肌瘦，纳食减少，腹胀久泻。

【制方原理】脾虚运化失司，则水谷不运、内留于肠、枢机不利，胃虚则不能腐熟，小肠虚则泌别失司、清浊不分，大肠虚则不聚，故见其泻时作时止、日久不愈，泻下溏薄或水谷不化，食后作泻，吃多则便多；调护稍有不慎（乳食、寒温）则其泻加重。因脾胃肠虚，则水谷精微不布、气血不足而见神倦诸证。脾胃肠虚弱又可夹滞、夹湿，而见泻下酸臭、苔腻。治宜健脾益气，轻利调整泌浊，佐以化湿导滞。

方中用红参益气以健脾、健脾以复运化，白术燥湿运脾，以利脾之振奋和强健，两味为君；臣以茯苓、白扁豆与白术相伍，淡渗分利，既有健脾强运之功，又有调整泌别、分清泌浊作用；佐以陈皮、木香行气导滞，神曲、山楂、麦芽、鸡内金消食导滞，莲子清心抑木益脾，以去其肠内壅滞利于脾运；炙甘草既健脾以益气、又调和诸药。其配伍意义正如张秉成在《成方便读·卷之四·小儿之剂》启脾散方后有："方中党参、莲肉、冬术大补脾元，陈皮、砂仁助其健运，而以楂炭、谷虫消磨不尽之滞，兼广补药之功，真立方之妙耳。"

【制方特点】本方通过健脾、减轻脾胃肠之负担、强化小肠泌别功能，使肠中水液归于膀胱，达到止泻之目的。另本方通过健脾益气法，助运法，去肠中壅滞以减轻肠胃负担、减轻脾脏负担之分利法、消导法、理气法，来恢复脾之运化功能、调整小肠泌别清浊功能。

【临床应用】使用要点：本方主要适用于脾胃虚弱，而夹湿夹滞者。

临证加减：若便下食物残渣、手足不温者，加炮姜、砂仁以温中醒脾；若便下腥臭、舌苔白厚腻、睡卧不安者，加山楂、神曲、麦芽以消食化滞；若兼有脱肛等脾虚下陷者，加升麻、炙黄芪或合用七味白术散以升提中气；若脾虚兼湿者，合用参苓白术散以利湿止泻；若见腹胀痞塞、嗳气太息者，加佛手、白芍以舒肝止泻；若久泻不止而无积滞者，加五味子、芡实、石榴皮。

6. 脾胃阴虚证方　脾胃阴虚证是指由于脾虚阴液不足，胃失濡润、和降所表现的证候。其辨证要点：①有因禀赋，或调护，或病证，或治药，或积热，或水谷少入，导致脾胃阴液不足所致。②有定位在胃的症状，如虚热郁胃则胃脘隐痛；胃阴虚则润降不利则见少食饮多，胃失润降、阴虚则吐逆。③具一般阴虚的表现，如口燥咽干、大便干结、小便短少、皮肤干燥，舌红少津。常用的脾胃阴虚证方如下。

增 液 汤
（《温病条辨》）

【组成】玄参15g，麦冬（连心）、细生地各12g。

【用法】水八杯，煮取三杯，口干则饮，令尽，不便，再作服。现代用法：水煎服（3岁小儿1日剂量）。

【功效】增液润燥，润肠通便。

【主治】津亏肠燥证，阳明温病、津液不足或素体阴虚，症见大便秘结，或下后二三日，下证复现，脉下甚沉，或沉而无力者。

【制方原理】阳明热结，必伤阴液，若其人邪热炽盛，形证俱实，当用承气汤攻下，以泻热救阴；若其人阴血素虚，或津液大伤，津亏肠燥，无水舟停者，不可予承气汤，攻之必重竭其津。"其因阳明太热，津液枯燥，水不足以行舟，而结粪不下者，非增液不可"（《温病条辨·中焦篇》），治宜滋阴润燥通便。

方中重用玄参为君，吴鞠通云："独取元参为君者，元参味苦咸微寒，壮水制火，通二便，启肾水上潮于天，其能治液干"（《温病条辨·中焦篇》）。细生地甘苦寒，清热滋阴，壮水生津，为玄参之助，为臣药，吴鞠通云："用细者，取其补而不腻，兼能走络也"。肺与大肠相表里，故用麦冬甘寒，滋肺增液，生津润肠以润燥，为佐药。三药合用，养阴增液而清热，使肠燥得润，大便自下，故名之曰"增液汤"。

【制方特点】《温病条辨·中焦篇》云："阳明下证，峙立三法，热结液干之大实证，则用大承气；偏于热结而液不干者，旁流是也，则用调胃承气；偏于液干多而热结少者，则用增液，所以回护其虚，务存津液之心法也""此方所以代吴又可承气养荣汤法也。妙在寓泻于补，以补药之体，作泻药之用，既可攻实，又可防虚""三者合用，作增水行舟之计，故汤名增液，但非重用不为功。"

【临床应用】使用要点：适用于热病伤津，肠燥便秘之证，临证以便秘、舌干红、脉细数或沉而无力为要点。是治疗阴津亏虚证的代表方剂。

临证加减：若津亏燥热亦甚，服增液汤大便不下者，可加生大黄、芒硝，名增液承气汤，如"津液不足，无水舟停者，间服增液，再不下者，增液承气汤主之""此一腑中气血合治法也"（《温病条辨·中焦篇》）。

第四节　肝心证方

1. 脏气不平、心肝闭塞证方　脏气不平、心肝闭塞证是指脏气不平、风气隐伏欲动、阻塞心窍，以阵发性、暂时性心肝失调为主证的证候。其辨证要点：①系胎中受病，或娩时伤损，或调护失宜，或他病伤损，以致脏气不平、心肝亢用，或渐积而盛，或感触而动，阻塞心窍、元神失控所致。②有心窍阻塞、元神失控的症状，如猝然昏仆，或神识昏愦，或失常。③可兼有风动表现。常用的脏气不平、心肝闭塞证方如下。

牛黄化风散
（黑龙江中医药大学附属医院协定处方）

【组成】朱砂、琥珀、全蝎、白僵蚕、血竭、麝香、牛黄。

【用法】散剂。周岁小儿每次0.75g，1~3岁每次1g，每日2~3次，温开水送服。

【功效】镇惊安神，息风开窍。

【主治】牙关紧闭、项强、角弓反张、四肢抽搐、惊惕不安、神昏等症。

【制方原理】小儿神气怯弱，多种原因可引起心神不安，肝常有余，每欲偏亢。心肝不平，发则神昏、抽搐。故治当安神镇惊、息风开窍为法。

方中朱砂镇惊安神、清热解毒，琥珀定惊安神、活血散瘀、利尿，两味为君；臣以全蝎、僵蚕息风止痉、解毒散结、通络，助朱砂、琥珀安定心肝；佐以血竭活血散瘀，牛黄清心解毒、豁痰开窍，麝香开窍醒神、活血散结。诸药合用共奏镇惊安神、息风开窍之力。

【制方特点】本方急救时当以芳香开窍法为主，系应用芳香之品以宣闭开窍，辅用行气开闭、活血通络、镇惊安神法，以加强开窍、通络之功，以适应疾病治疗的需要。

【临床应用】使用要点：①主要适用于痫证发作之时。②亦可用于急惊风，若为外感急惊风重证肝风抽搐为主者。③诸抽搐而偏于热者可伍用此方，以达到镇惊安神、息风止痉之功。

临证加减：痰痫者合用涤痰汤；瘀血痫合用通窍活血汤；若为外感急惊风重证肝风抽搐为主者，合用清瘟败毒饮。

定 痫 散
（黑龙江中医药大学附属医院协定处方）

【组成】海螺、二丑、酒军、朱砂、琥珀、全蝎、胆南星、羚羊角、石决明。

【用法】散剂，每服1~2g，每日3次，温开水送服。

【功效】涤痰逐饮，平肝镇心，息风定痫。

【主治】痰痫抽搐，症见猝然昏倒、牙关紧闭、口吐白沫、四肢抽搐、须臾自醒、肢倦神疲。

【制方原理】痫证因脏气不平、心肝闭塞而发。小儿五脏稚弱且强弱不均，谓之"三不足""二有余"，故小儿易发痫证。肾、脾、肺不足则痰蕴，肝常有余则易风动；神气怯弱则易不宁舍而无主。治宜涤痰、息风、定惊。

方中羚羊角凉肝清心、平肝息风、清热解毒而为君；臣以海螺壳化痰止痉，全蝎息风止痉，朱砂镇心定惊；佐以胆南星、二丑、酒军泻下攻积、泻火涤痰、下气降泄、清心泻肝、活血化瘀，石决明、僵蚕平肝息风，琥珀定惊安神、活血散瘀。诸药合用共奏息风、镇惊、涤痰、活血以定痫。

【制方特点】本方清心凉肝以直清之法为主，辅以通腑泻下之法以"釜底抽薪"。本方融息风、止痉、通络于一体，以求息风定痫、清肝定痫之功；开窍与镇心合用，以求开窍定神之效。

【临床应用】使用要点：①主要适用于痫证发作期，证属于痰火蒙蔽者为最佳。②亦可用于痰火癫狂。

临证加减：若痰壅气逆、大便秘结者，可合用礞石滚痰丸；若抽搐频繁者，加天麻、白僵蚕。

化痫止抽 I 号方
（中国中医科学院西苑医院赵心波老中医经验方）

【组成】胆南星、白僵蚕、白矾、白附子、红花各120g，法半夏、全蝎、桃仁、天竺黄各60g，天麻25g，黄连30g，蜈蚣50条。

【用法】上药共研碎为细面，加黏合剂压片，每片重0.3g。周岁以内小儿每次0.15～0.3g，1～3岁每次0.3～0.45g，4岁以上每次0.6～0.9g，每日2～3次，温开水送服。

【功效】涤痰逐饮，息风定痫。

【主治】痫证，症见猝然昏倒、牙关紧闭、口吐白沫、四肢抽搐等。

【制方原理】肝心亢盛，诱因致发，脑窍阻塞，元神失控，故见猝然昏仆，或神识昏愦；肝阳上亢化风，内风扰动，走窜筋脉，则见四肢抽动有力、牙关紧闭；肝心亢盛，故见面色红赤，舌红苔厚。治宜清心泻肝，息风开窍为法。

方中用全蝎、蜈蚣、白僵蚕、天麻、白附子平肝息风、泻肝止痫，共为君药；臣以胆南星、黄连、天竺黄、法半夏、白矾清化痰热、涤痰开窍以苏神；佐以桃仁、红花活血行血、通络、通窍，取"医风先医血、血行风自灭"之意。诸药合用平肝息风、涤痰开窍之功。

【制方特点】本方集大队化痰之药于一方，以求化浊豁痰开窍之力。本方融息风、止痉、通络、活血于一体，以求息风定痫、通络定痫之功。全方药味虽多而不繁杂，主次分明，疗效尤佳。

【临床应用】使用要点：适用于肝风偏盛之痫证。

小儿牛黄清心散
（《卫生部药品标准》中药成方制剂第2册）

【组成】天麻、胆南星、黄连、赤芍、大黄、全蝎、水牛角浓缩粉、牛黄、琥珀、雄黄、冰片、朱砂、金礞石（煅）、僵蚕。

【用法】散剂，每袋0.3g。周岁以内每次1袋，1～3岁2袋/次，每日2次，温开水送服。

【功效】清热化痰，镇惊止痉。

【主治】用于小儿内热，急惊痰喘，四肢抽搐，神志昏迷。

【制方原理】小儿神气怯弱，多种原因可引起心神不安，肝常有余，每欲偏亢。邪热内陷，积热内蕴或痰湿内蕴郁久化热、蔽阻心包，发则神昏、抽搐。故治当清热化痰、镇惊止痉为法。

方中牛黄清心凉肝、清热解毒、息风止痉、化痰开窍而为君。臣以冰片、胆南星开窍醒神，臣以朱砂、金礞石、琥珀镇心定惊，开窍醒神与镇心定惊合用以复神明之职；胆南星与金礞石配伍以清化痰热。天麻、全蝎、僵蚕与牛黄相伍以息风止痉，黄连、大黄清热燥湿、泻火解毒；大黄下气活血、泻热通便，以"釜底抽薪"；雄黄避秽解毒定惊，水牛角浓缩粉、赤芍凉血以清心，八味为佐药。诸药合用有清化痰热、开窍镇心、息风解热之功。

【制方特点】本方清心主用苦寒直清之法，辅以凉血清心、镇心清心、通腑清心；开窍以涤痰开窍之法为主，辅以镇心定惊，开窍与安神并用以复神明之职。

【临床应用】使用要点：①主要适用于急惊风，邪入肝心证、痰热惊风证。②亦可用于治疗小儿脏气动所致的一系列的内热证，如积热内蕴（肝热、心热、积热）之口疮、鹅口疮、便秘、腹胀、夜啼、睡眠不安等症。

2. 痰蒙心窍、心肝闭塞证方　痰蒙心窍证是指痰浊蒙蔽心神，表现以神志异常为主证的证候。其辨证要点：①本证系湿蕴浊留，或脾肾虚弱而生痰，痰浊内停，阻塞气机升降，以致痰浊阻蔽心神、孔窍闭塞所致。②有痰浊内盛的表现，如喉中痰鸣、面色晦滞、胸闷呕恶，舌苔白腻，脉滑。③有痰浊阻蔽心神的症状，如神志不清。肝风夹伏痰上蒙心窍，可见突然仆地、不省人事、神志模糊犹如痴呆、失神、目瞪直视、四肢抽搐等。常用的痰蒙心窍、心肝闭塞证方如下。

化痫止抽Ⅱ号方
（中国中医科学院西苑医院赵心波老中医经验方）

【组成】青礞石360g，全蝎60g，地龙400g，胆南星、白矾各240g，二丑600g，天麻、沉香各100g，红花180g，钩藤、法半夏、桃仁、生大黄各120g，石菖蒲2500g，人工牛黄10g。

【用法】将石菖蒲2500g，水煎3次，去渣，合并煎液，再将其余诸药共研碎为细末，掺入药液中，制成颗粒压片，每片重0.3g。周岁小儿每次0.3g，1~3岁每次0.6g，4~7岁每次0.9g，每日2~3次，温开水送服。

【功效】涤痰开窍，息风定痫。

【主治】痰浊蒙蔽心窍，兼肝风者。

【制方原理】或湿蕴浊留，或脾肾虚弱而生痰，痰浊内停，阻塞气机升降，以致痰浊阻闭心神、孔窍闭塞，引动肝风而发痫证。肝风夹伏痰上蒙心窍，可见猝然仆倒、不省人事、神志模糊犹如痴呆、失神、目瞪直视、四肢抽搐等。治当涤痰开窍、平肝镇心、息风定痫。

方中用生大黄、二丑泻下攻积、泻火涤痰、下气泻肝而为君；臣以石菖蒲开心窍以苏神、化痰；佐以青礞石、胆南星、白矾清化痰热、息风镇惊，制半夏燥湿化痰、并制清化痰热诸药之寒滞，全蝎、天麻、地龙、钩藤平肝息风以止痫，人工牛黄与胆南星、二丑、大黄相伍以清心泻肝，沉香降气助石菖蒲开窍醒神，桃仁、红花活血通络，与息风平肝药相伍以助息风止痫之力，即"医风先医血、血行风自灭"之意。

【制方特点】本方祛痰以通腑下气逐痰为主，佐以清化、温化；涤痰开窍与芳香开窍合用以醒神苏神。

【临床应用】使用要点：适用于痫证发作期，证属痰火蒙蔽、心肝闭塞者。

定　风　散
（河南中医学院一附院儿科协定处方）

【组成】生石膏、天竺黄、大蜈蚣、胆南星、朱砂。

【用法】将生石膏、天竺黄、大蜈蚣、胆南星加工研为细面，再混入朱砂面，收贮备用。6个月以内每次0.3～0.45g，6个月～1岁每次0.45～0.75g，2～3岁每次1.2g，4～6岁每次2.4g，每日3次，温开水送服。

【功效】涤痰开窍，息风定痫。

【主治】痫证、惊风等，症见发热抽搐、牙关紧闭、痰涎壅盛、昏迷。

【制方原理】或湿蕴浊留，或脾肾虚弱而生痰，以致痰浊阻闭心神、蒙蔽心窍，引动肝风而发痫证。本着急则治其标之原则，治宜以涤痰开窍、息风定痫为法。

方中用天竺黄、胆星为君，以清化痰热、定惊开窍苏神；臣以蜈蚣平肝息风、解毒散结、通络定痫；佐以生石膏清热泻火，朱砂镇心安神与君相伍以复元神之职。诸药合用清热化痰、镇惊息风、开窍苏神。

【制方特点】本方开窍以涤痰开窍为主，涤痰开窍与镇心安神并用以达醒神苏神之目的。

【临床应用】使用要点：适用痫证、惊风等发热抽搐、牙关紧闭、痰涎壅盛、昏迷，证属痰热者。

醒　脾　散
（黑龙江中医药大学附属医院儿科科研处方）

【组成】人参、白术、茯苓、橘红、炙甘草各5份，天麻、石菖蒲、清半夏、全蝎、僵蚕各2份，木香1份，胆南星4份，石莲子6份。

【用法】上药共研极细面。周岁以内小儿每次0.25～0.5g，2～3岁每次1～1.5g，4～5岁每次1.5～2g，每日3次，温开水送服。

【功效】健脾化痰，息风定惊。

【主治】气虚夹痰、呕吐泄泻、食欲不振，以及痰作惊风等症。

【制方原理】或禀赋，或调护失宜，或其他病证伤，或痫证反复发作，致成脾虚津液上泛为痰，脾虚肝侮，痰蒙心窍，肝阳化风而致。心脾两虚而肝阳偏亢，阳亢而化风，故见四肢抽动，因虚生风则抽动无力；心脾两虚、脑神受累、元神失控则见昏仆、神识昏愦；心脾两虚，故见面黄、纳呆、舌淡胖，苔白，脉弱。治宜以补益心脾、开窍息风为主法。

方中用四君子汤为君，一为杜其生痰之源，一为治本理虚，一为扶土抑木，如《兰室秘藏·小儿门》"风木旺必克脾胃，当先实其土后泻其木"；臣以橘红、半夏温化痰浊，木香行气燥湿化痰，胆星清化痰热，四味相配条达枢机，使脾升胃降，水湿不聚，且直捣已化之痰，而达涤痰开窍苏神之目的；痫证之发作与风之动静、痰之聚散、气之顺逆有密切关系，气逆痰扰风动则作，气顺痰静风止则痫止，因而在健脾益气、理气、涤痰开窍之基础上，佐以石菖蒲、石莲子清心醒神，佐以天麻、僵蚕、全蝎以平肝息风止痫。

【制方特点】本方系四君子汤合温胆汤加减而成，益气健脾、理气、涤痰、息风四者并用，肝脾并调，虚风痰并治，乃标本兼治之方。

【临床应用】使用要点：适用于痫证发作期，证属脾虚痰盛、心肝闭塞者。

3. 瘀阻脑络证方　瘀阻脑络证是指瘀血犯头、阻滞脑络，以致阻塞气机升降、孔窍闭塞或心脑不明所表现的证候。其辨证要点：①系滞产、手术、跌仆，或他病伤损、气虚而滞，以致瘀血内停、阻塞脑络所致。②有瘀血证的一般症状，如形体消瘦，皮肤枯燥色紫，面色淡青，唇、舌、爪甲青紫，脉涩，或便如羊粪。③有定位在心脑的症状，瘀血阻滞脑络、心窍闭塞，故见头晕眩仆、神昏、抽搐；血滞心脑而主不明，可见痴呆。常用的瘀阻脑络证方如下。

化痫止抽Ⅲ号方
（中国中医科学院西苑医院赵心波老中医经验方）

【组成】当归、丹参各45g，没药、乳香各22.5g，三七、血竭各1g。

【用法】先将上药粉碎为细末，再将青阳参20g熬膏，纳入上药面拌匀，烘干后压片，每片0.3g。周岁小儿每次2片，2～3岁每次4片，4～7岁每次6片，8～14岁每次8片，每日3次，温开水送服。

【功效】活血化瘀，通络开窍。

【主治】瘀阻脑络证，症见有外伤或产伤史，发则猝然昏仆、神昏窍闭、瘈疭抽搐，或单以口角、眼角、肢体抽搐，或大便坚如羊屎，肌肤枯燥色紫，颜面口唇青紫。

【制方原理】滞产、手术、跌仆，或其他病证伤损、气虚血滞，致成血涩滞瘀，瘀血内停，诱因致发，以致血滞心窍、瘀阻脑络，阻塞气机升降、孔窍闭塞而发痫证。瘀血阻滞脑络及心，脑窍闭塞、元神失控、引动肝风，故见头晕眩仆、神昏、抽搐；瘀血内阻，故见皮肤枯燥色紫，面色淡青，唇、舌、爪甲青紫。治宜以活血化瘀、通络散结、开窍为法。

方中用没药、乳香为君，以活血化瘀、散结消肿、行气；臣以当归既助君活血散结，又养血、缓和活血药之峻烈；佐以丹参、三七、血竭活血散瘀，与君臣相伍以除脑络、心窍之血滞而达到开窍苏神之目的，青阳参益气助运、以除血涩。

【制方特点】本方集大队活血之药于一方以除脑络、心窍之血滞，达到苏神开窍之目的。本方气血兼顾，寓补益于活血之中，寓养于行散之中，使活血而无耗血之虑。

【临床应用】使用要点：适用于痫证发作期，证属瘀阻脑络者。

临证加减：若抽搐明显者，加全蝎、地龙、钩藤。

第五节　肾　证　方

肾虚证方

肾虚系先天禀赋不足，或久病伤肾以致肾主骨生髓、肾主开阖功能失调所致证候。其辨证要点：①有定位在肾的主要表现，如肾虚开阖失常，故见夜尿多、遗尿不禁、尿清色白；肾虚主骨生髓功能失常，故见囟门迟闭、发迟、立迟、行迟、筋骨软弱等生长发育迟缓的症状。②可兼有肾阳虚或肾阴虚的表现。常用的肾虚证方如下。

加味桑螵蛸散

（黑龙江中医药大学附属医院儿科科研处方）

【组成】人参、茯苓、龙骨、当归、龟甲、玉竹、补骨脂、菖蒲、远志、乌药、益智仁、山药、桑螵蛸、石斛、枸杞。

【用法】上药共研细面。周岁小儿每次 1g，2~4 岁每次 1.5~2g，5~6 岁每次 3g，每日 3 次温开水送服。

【功效】益肾缩泉，益心养神。

【主治】夜间尿频尿床、心神恍惚，或遗尿不禁。

【制方原理】或禀赋，或因调护，或因病损药伤，致成肾心虚弱。阳入于阴则睡卧，心肾"阳气衰伏"，入夜则心神不能振奋，不能制于阴，则睡中尿床、寐则懒动。命门火衰，全身失其温养，神失所养，故见神疲乏力、四肢不温；肾气不足，故见小便清长。治宗《类证治裁·闭癃遗溺论治》："睡中自遗，幼稚多有，俟其气壮乃固，或调补心肾自愈。"当以益心开窍、益肾健脾止遗溺为法。

本方系在《本草衍义》桑螵蛸散的基础上加减而成。方中用桑螵蛸甘咸入肾，以补肾助阳、固涩小便而为君；臣以龟甲、玉竹、石斛、枸杞以滋肾益阴，补骨脂、益智仁、乌药温补肾阳，阴中求阳、阳中求阴，以培其本；佐以龙骨镇心安神、收涩小便，配合茯苓、远志、菖蒲养心宁神、开心窍，人参、山药补中畅中，当归养血和血。诸药合用补肾固本、养心安神、交通心肾。《成方便读·卷之四·收涩之剂》云："其不固者，或水火不交，或脾肾气弱，时欲便而不能禁止。""桑螵蛸补肾固精，同远志入肾，能通肾气上达于心，菖蒲开心窍，使君主得受参、归之补；而用茯苓之下行者，降心气下交于肾，如是则心肾自交。龙与龟皆灵物，一则入肝而安其魂，一则入肾而宁其志，以肝司疏泄，肾主闭藏，两脏各守其职，宜乎前证皆瘳也。"

【制方特点】本方以补肾止遗、固缩小便之法为主，辅以补养心气、宁心安神之法，佐以开窍醒神，寓补于涩、养心宁神与开窍醒神并用、心肾并调，意在恢复心主神明之职。

【临床应用】使用要点：适用于遗尿、消渴、尿频、五迟、五软等属肾心虚弱者。

临证加减：若肾阳虚较著者，加附子、补骨脂以壮阳温肾；若肾阴不足者，加山萸肉、女贞子以滋肾阴；若尿床次数频繁者，加牡蛎、乌药以固涩下焦；若尿次多而尿量少者，加黄芪、升麻、柴胡以升阳益气；若伴有痰湿内蕴、困寐不醒者，重用菖蒲，加麻黄、郁金以开心窍，或加清半夏、胆南星以开窍醒神化痰。

补肾地黄丸
(《医宗金鉴》)

【组成】熟地黄15g，山萸肉10g，炒怀山药、牛膝、茯苓各8g，牡丹皮、泽泻、鹿茸各5g。

【用法】上药共为极细面，炼蜜作丸，每丸重5g。2岁小儿每次半丸，3岁以上每次1丸，日2~3次，淡盐水送服。

【功效】补肾培元。

【主治】先天不足而致筋骨软弱、发育迟缓者。

【制方原理】本方所治为禀赋不足，气血不充之证。治宜补益元气，补益先天之精。方中用六味地黄丸调肾，鹿茸温肾，牛膝补肾填精。

【制方特点】本方用六味地黄丸三补三泻，平调少阴，加牛膝、鹿茸以增强其补肾之力。黑龙江中医药大学附属医院协定处方补肾地黄丸系本方去牛膝，加枸杞而成。

【临床应用】使用要点：对患儿筋骨软弱、形气不充之发育迟缓效果显著。以猪苓、莪术、地龙、枳实诸药煎汤为引可治疗肾脾虚弱证解颅。

附　录

考试样卷

模拟考试题（一）

一、黑龙江中医药大学附属一院儿科院内协定处方众多、临床疗效可靠、为广大家长所接受，此类协定处方是我科诸多名老中医经验的总结，请你根据其药物组成，写出协定处方的名称。（本题共 10 道小题，每小题 2 分，总计 20 分）

（　　）1. 茴香、乳香、木香、砂仁。

（　　）2. 生大黄、熟大黄、胆南星、白僵蚕、蝉蜕、天竺黄、朱砂、姜黄、冰片。

（　　）3. 白术、茯苓、泽泻、猪苓、木通、滑石、车前子、竹叶、白芍药。

（　　）4. 黄连、白术、茯苓、猪苓、泽泻、车前子。

（　　）5. 香附、甘草、陈皮、砂仁、神曲、麦芽。

（　　）6. 豆豉、桑叶、薄荷、甘菊、桔梗、甘草。

（　　）7. 炙麻黄、生石膏、瓜蒌、炙紫菀、陈皮、桔梗、黄芩、炙远志、前胡、知母、生甘草。

（　　）8. 黄芩、黄连、黄柏、栀子、生地、牡丹皮、金银花、连翘、生甘草。

（　　）9. 人工牛黄、黄连、黄芩、栀子、郁金、朱砂、雄黄、水牛角、珍珠、羚羊角。

（　　）10. 白芍、黄芪、茯苓、当归、白术、柴胡、莪术、薄荷、地龙。

二、填空题，直接写在题干的括号内（本大题共 5 小题，每小题 8 分，共 40 分）

11. 治疗小儿尿频阴虚内热证（阴虚邪恋）的代表方剂为知柏地黄丸，该方针对邪恋进行治疗的方法与措施有（　　）。治疗小儿表气虚、表虚不固证汗证的代表方剂为玉屏风散，试从该方原方分析临证补表气的方法与途径（　　）。

12. 在治疗土虚木亢证慢惊风的代表方剂缓肝理脾汤中，采用了（　　）达到治疗肝旺之目的。在治疗心经积热（心火上炎）证口疮的代表方剂泻心导赤散中，主要采取（　　）以清心经积热。

13. 南京中医药大学江育仁教授在 20 世纪 80 年代提出了"脾健不在补贵在运"观点，成为脾胃疾病治疗的主要原则，临证除选用燥湿、利湿、理气诸法直接运脾外，尚可选用（　　）间接达到运脾之目的与作用。

14. 在治疗咳喘病证的经典方剂麻杏甘石汤中，其化痰的方法与措施有（　　）。

15. 黑龙江中医药大学附院协定处方牛黄利咽丹解热的方法有（　　）。分析《证治准绳》通圣消毒散，其祛除热毒的方法有（　　）。

三、方剂名称不仅与传统文化紧密相连，更直接源于中医辨证论治、理法方药的理论特点，试写出下列方剂的命名依据。（本题共 10 道小题，每小题 1 分，总计 10 分）

（　　）16. 桃花散。　　　　　　　　　（　　）17. 二陈汤。

（　　）18. 三仁汤。　　　　　　　　　（　　）19. 疏解散。

（　　）20. 五子衍宗丸。　　　　　　　（　　）21. 泻黄散。

（　　）22. 消风散。　　　　　　　　　（　　）23. 桂枝加桂汤。

（　　）24. 六一散。　　　　　　　　　（　　）25. 扶脾止泻散。

四、简答题（本题共 4 道小题，每小题 5 分，总计 20 分）

26. 肺炎喘嗽有诸多变证，其中并发脾阳虚衰证可出现腹胀、便闭、不矢气等症，试简述其中医治疗方剂及其配伍方法。

27. 简述玉屏风散、痛泻要方、娃娃宁、凉膈散、逍遥散等方剂配伍汗法药物的意义。

28. 试从药物组成、功效、主治三方面来鉴别异功散（钱乙方）、加味异功散（黑龙江中医药大学附院协定处方）的异同。

29. 在诸多止咳化痰类方剂中，均佐用镇惊安神类药，如桃花散、青黛散配伍朱砂，麻芩止咳糖浆配伍远志，试简述其配伍机制与意义。

五、论述题（10 分）

30. 通过本门课程的学习，谈谈你对成方加减化裁方面的体会。

模拟试题（二）

一、黑龙江中医药大学附属一院儿科院内协定处方众多、临床疗效可靠、为广大家长所接受，此类协定处方是我科诸多名老中医经验的总结，请你根据其药物组成，写出协定处方的名称。（本题共 10 道小题，每小题 2 分，总计 20 分）

（　　）1. 大黄、柴胡、枳实、黄芩、清半夏、白芍、六曲、大青叶、桑叶、甘草、生姜、大枣。

（　　）2. 金银花、连翘、大青叶、板蓝根、元参、赤芍药、白茅根、水牛角、黄芩、天花粉、栀子、羚羊角、蝉蜕、葛根、桑叶、荆芥、川贝母、陈皮。

（　　）3. 白术、茯苓、泽泻、猪苓、木通、滑石、车前子、竹叶、白芍药。

（　　）4. 生大黄、黑丑、白丑、槟榔、人参。

（　　）5. 香附、甘草、陈皮、砂仁、神曲、麦芽。

（　　）6. 竹沥、天竺黄、皂角、胆南星、青礞石、前胡、朱砂、琥珀、牛黄、麝香、冰片、天麻、全蝎、蜈蚣、僵蚕、钩藤、麻黄、羌活、防风、薄荷、甘草。

（　　）7. 炙麻黄、生石膏、瓜蒌、炙紫菀、陈皮、桔梗、黄芩、炙远志、前胡、知母、生甘草。

（　　）8. 黄芩、黄连、黄柏、栀子、生地、牡丹皮、金银花、连翘、生甘草。

（　　）9. 川贝母、生石膏、朱砂。

（　　）10. 白芍、黄芪、茯苓、当归、白术、柴胡、莪术、薄荷、地龙。

二、填空题，直接写在题干的括号内（本大题共 5 小题，每小题 8 分，总计 40 分）

11. 从参苓白术散、四君子汤、人参五味子汤等方剂中，总结临证补益肺气的方法与措施有（　　）。在治疗土虚木亢证慢惊风的代表方剂缓肝理脾汤中，该方采用了（　　）达到治疗肝旺之目的。

12. 在治疗心经积热证口疮的代表方剂导赤散中，主要采取（　　）以清心经积热（治法）。桃花散配伍朱砂，麻芩止咳糖浆配伍远志的目的在于（　　）。

13. 治疗厌食病的逍遥散配伍茯苓，调脾散配伍佩兰、苍术的目的与临床意义（　　）。

14. 利法在咳嗽、肺炎喘嗽、哮喘等肺系疾病治疗中亦具有重要作用与意义，亦是临证配伍的技巧之一，如在王氏连朴饮、清金化痰汤、清气化毒饮、桑白皮汤、清宁散、导痰汤等诸方，以及我院协定处方清肺百咳散中，均主以或佐以利法，其配伍利法目的与作用在于（　　）。

15. 小青龙汤配伍五味子的意义是（　　）。《证治准绳》通圣消毒散，祛除热毒的方法有（　　）。杏子汤中配伍人参的意义有（　　）。千金龙胆汤中配伍大黄、茯苓的意义有（　　）。

三、方剂名称不仅与传统文化紧密相连，更直接源于中医辨证论治、理法方药的理论特点，试写出下列方剂的命名依据。（本题共 10 道小题，每小题 1 分，总计 10 分）

（　　）16. 化痰清肺散。　　　　　　（　　）17. 泻黄汤。

（　　）18. 缩泉丸。　　　　　　　　（　　）19. 银翘散。

（　　）20. 香薷饮。　　　　　　　　（　　）21. 参附汤。

（　　）22. 二妙散。　　　　　　　　（　　）23. 大半夏汤。

（　　）24. 紫雪。　　　　　　　　　（　　）25. 当归补血汤。

四、简答题（本题共 4 道小题，每小题 5 分，总计 20 分）

26. 简述小儿回春散、小儿保元丹配伍麻黄、羌活、防风、薄荷等汗法药物的目的与意义。

27. 通过对治疗外邪所致肺热清肺散、牛黄千金散、清气化毒饮、宣白承气汤方剂的学习，请归纳出临证清泻肺热的方法与措施（治法）。

28. 黑龙江中医药大学附院协定处方加味桑螵蛸散为治疗尿床心肾不固证的常用方剂，试谈谈该方配伍茯苓、远志、节菖蒲等药物的意义与目的。

29. 试从组成、配伍特点、适应证等方面比较赵心波老中医的三个化痫止抽方。

五、论述题（10 分）

30. 通过本门课程的学习，谈谈你对临证选用成方方面的体会。

方剂索引

一　画

一捻金 ·················· 85

二　画

二陈汤 ·················· 125

三　画

三仁汤 ·················· 63
三石汤 ·················· 96
三黄石膏汤 ·············· 81
千金龙胆汤 ············· 104
卫生宝散 ··············· 109
小儿牛黄清心散 ········· 145
小儿回春散 ············· 105
小儿时症散 ·············· 97
小儿保元丹 ············· 110
小青龙汤 ················ 58
小柴胡汤 ················ 66

四　画

王氏连朴饮 ·············· 94
五消散 ················· 100
不换金正气散 ··········· 139
太极丸 ················· 111
止痢丹 ················· 89
止嗽散 ················· 59
牛黄千金散 ·············· 80

牛黄化风散 ············· 144
牛黄利咽丹 ·············· 87
牛黄散 ·················· 84
化斑汤 ················· 112
化痫止抽Ⅰ号方 ········· 145
化痫止抽Ⅱ号方 ········· 146
化痫止抽Ⅲ号方 ········· 148
化痰口服液 ·············· 64
化痰清肺散 ·············· 62
六君子汤 ··············· 128

五　画

玉女煎去牛膝熟地加细生地元参方
·················· 111
玉枢丹 ·················· 89
玉屏风散 ··············· 120
甘露消毒丹 ·············· 95
四君子汤 ··············· 140
四味香薷饮 ·············· 54
白虎汤 ·················· 83
加味平胃散 ·············· 90
加味异功散 ············· 140
加味启脾丸 ············· 142
加味泻白散 ············· 123
加味桑螵蛸散 ··········· 149
加味犀角地黄汤 ········· 113
加减升降散 ·············· 85

六 画

芍术冲剂 …………………… 116

达原饮 …………………… 72

达原散 …………………… 72

曲麦二陈汤 …………………… 126

曲麦枳术丸 …………………… 138

导赤散 …………………… 134

七 画

杏子汤 …………………… 77

杏苏散 …………………… 51

扶脾止泻散 …………………… 91

连败丸 …………………… 70

冷嗽干姜汤 …………………… 76

沙参麦冬汤 …………………… 129

补肾地黄丸 …………………… 150

驱虫散 …………………… 99

八 画

青黛丸 …………………… 124

苓甘五味姜辛汤 …………………… 59

金沸草散 …………………… 57

泻心导赤散 …………………… 135

泻白散 …………………… 124

泻黄散 …………………… 135

定风散 …………………… 147

定喘息风散 …………………… 121

定痫散 …………………… 144

参苓白术散 …………………… 141

九 画

香连化滞丸 …………………… 88

香柏散 …………………… 88

保和丸 …………………… 131

宣白承气汤 …………………… 82

宣透散 …………………… 49

宣消散 …………………… 52

宣清导浊汤 …………………… 93

十 画

蚕矢汤 …………………… 97

桃花散 …………………… 123

顿咳散 …………………… 64

柴胡葛根汤 …………………… 68

柴夏散结散 …………………… 69

逍遥散 …………………… 115

健肝丸 …………………… 74

息风缓哮雾化吸入液 …………………… 121

益肺化痰冲剂 …………………… 129

益脾镇惊散 …………………… 118

消乳丸 …………………… 131

消胀保和散 …………………… 132

消食安中丸 …………………… 133

消疬丸 …………………… 70

消疳理脾丸 …………………… 100

调元散 …………………… 107

通圣消毒散 …………………… 101

桑菊丸 …………………… 50

桑菊饮 …………………… 60

十一画

菖蒲郁金汤 …………………… 108

银翘散 …………………… 46

银翘散去豆豉加细生地丹皮大青叶
　　倍元参方 …………………… 102

银翘散加生地丹皮赤芍麦冬方 …… 103

银翘解表宣肺散 …………………… 48

猪苓汤 …………………… 92

麻芩止咳糖浆 …………………… 79

羚羊清肺散 …………………… 82

清气化毒饮 …………………… 80

清气化痰丸 …………………… 127

清宁散 …………………… 122

清金化痰汤 …………………… 61

清金宁嗽散 …………………… 61

清肺百咳散 …………………… 65

清肺散 ………………………… 78

清胃散 ………………………… 136

清咽理肺丸 …………………… 87

清热双解散 …………………… 49

清热抗炎口服液 ……………… 67

清热泻脾散 …………………… 138

清热定宫丸 …………………… 107

清热散 ………………………… 105

清热解毒散 …………………… 75

清脾散 ………………………… 137

清瘟丹 ………………………… 86

十二画

葱豉汤 ………………………… 51

葶苈散 ………………………… 65

痛泻要方 ……………………… 117

寒咳散 ………………………… 76

犀角化毒散 …………………… 102

疏解散 ………………………… 75

缓肝理脾汤 …………………… 119

十三画

蒿芩清胆汤 …………………… 73

雷氏宣透膜原法 ……………… 71

解毒散 ………………………… 93

解热镇惊散 …………………… 52

新加香薷饮 …………………… 53

十四画

赛金化毒散 …………………… 112

十五画以上

增液汤 ………………………… 143

镇惊百效散 …………………… 106

薛氏辛香解表方 ……………… 55

醒脾养肺散 …………………… 130

醒脾散 ………………………… 147

藿朴夏苓汤 …………………… 56

藿香正气散 …………………… 98

主要参考书目

［1］吴瑭．温病条辨．北京：中国书店，1994.

［2］张秉成．成方便读．北京：学苑出版社，2010.

［3］吴谦．医宗金鉴．北京：人民卫生出版社，1963.

［4］吴仪洛．成方切用．北京：中医古籍出版社，2013.

［5］罗美．古今名医方论．北京：中国中医药出版社，1994.

［6］汪昂．医方集解．上海：上海科学技术出版社，1991.

［7］吴崑．医方考．南京：江苏科学技术出版社，1985.

［8］谢鸣．21世纪课程教材·方剂学．北京：人民卫生出版社，2002.

［9］朱建平．中医方剂学发展史．北京：学苑出版社，2009.

［10］国家技术监督局．中华人民共和国国家标准·中医临床诊疗术语·治法部分．北京：中国标准出版社，1997.

［11］侯树平．儿科临床方剂学．哈尔滨：哈尔滨出版社，2003.

［12］侯树平．中医儿科学．哈尔滨：哈尔滨出版社，2003.

［13］侯树平．小儿方证直诀．北京：中国中医药出版社，2014.

［14］侯树平．临证治法备要．北京：人民卫生出版社，2014.

［15］侯树平．中医治法学．北京：中国中医药出版社，2015.